CHRISTIAN STRZODA

Gehört dieses Bein zu Ihnen?

Neues aus dem Leben eines Rettungsassistenten

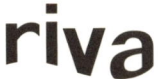

Bibliografische Information der Deutschen Nationalbibliothek:
Die Deutsche Nationalbibliothek verzeichnet diese Publikation in der Deutschen Nationalbibliografie; detaillierte bibliografische Daten sind im Internet über http://d-nb.de abrufbar.

Für Fragen und Anregungen:
info@rivaverlag.de

2. Auflage 2016

© 2015 by riva Verlag, ein Imprint der Münchner Verlagsgruppe GmbH, Nymphenburger Straße 86
D-80636 München
Tel.: 089 651285-0
Fax: 089 652096

Redaktion: Julia Jochim
Umschlaggestaltung: Maria Wittek
Umschlagabbildung: Martin Noß
Autorenfoto: Martin Noß
Satz: EDV-Fotosatz Huber/Verlagsservice G. Pfeifer, Germering
Druck: CPI books GmbH, Leck
Printed in Germany

ISBN Print: 978-3-86883-530-4
ISBN E-Book (PDF): 978-3-86413-710-5
ISBN E-Book (EPUB, Mobi) 978-3-86413-709-9

Weitere Informationen zum Verlag finden Sie unter

www.rivaverlag.de

Beachten Sie auch unsere weiteren Verlage unter
www.muenchner-verlagsgruppe.de

Für Loni

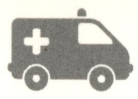

Inhalt

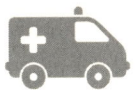

Debüt

Meinen allerersten Einsatz im Rettungsdienst erlebte ich an einem außergewöhnlich warmen Tag Anfang September. Einige Monate zuvor war mir die Zusage über den Ausbildungsplatz ins Haus geflattert. Mit Sack und Pack stand ich am Morgen meines ersten Ausbildungstages also vor der Rettungswache und hatte absolut keinen Plan, was mich erwarten würde. Ich hatte zuvor noch nie einen Rettungswagen von innen gesehen, geschweige denn eine einzige Theoriestunde in Erster Hilfe absolviert.

»Das sind Manfred und Bert«, stellte mir der Wachleiter meine beiden künftigen Kollegen vor. Manfred und Bert nickten mir zu. »Sie zeigen dir gerne die Wache.« Manni strich über seine Rotzbremse, rückte seine silberfarbene Ray Ban gerade und bedeutete mir wortlos, ihn zu begleiten. Dass er mich »gerne« herumführen wolle, stand ihm wirklich nicht ins Gesicht geschrieben. Ich glaube, er hätte in diesem Moment viel lieber auf der Couch gesessen und dabei einen Kaffee samt Zigarette gefrühstückt.

Die beiden zeigten mir zunächst die grottigen Garagen, in denen normalerweise die Krankentransportwagen standen. Ich ging auf eine der Holztüren zu, deren Farbe einmal Pastellgrün gewesen sein musste, und drückte die Klinke, die nicht richtig festgeschraubt zu sein schien. Die Tür quietschte wie ein alter Bauernschrank, der ein paar Tröpfchen Öl vertragen konnte. Sie war genau breit genug für einen VW T2. Wie viele andere sollte auch ich später an dem schmalen Tor scheitern und beim Ausparken einige Rückspiegel zerstören. Der kalte Duft von modrigem Mauerwerk kam mir

entgegen. Die Garage sah aus, als wäre sie in den Fünfziger-
jahren gebaut und seitdem niemals restauriert worden. Sie
stand leer. Alle Krankenwagen waren ausgerückt. Manni und
Bert führten mich nun zu der Garage, in der unsere beiden
Rettungswagen standen.

Kurz zur Klärung der Fachbegriffe: Der Rettungstrans-
portwagen, kurz RTW, rettet Menschen aus einer akuten
Notfallsituation. Ob es sich nun um den Bruch einer Ex-
tremität, einen Schlaganfall oder eine beginnende Geburt
handelt: Solche Situationen sind sehr dringend und erfordern zügige medizinische Unterstützung. Besteht potenzi-
ell akute Lebensgefahr, wird automatisch ein Notarzt samt
medizinisch ausgebildetem Fahrer mit an die Einsatzstelle
geschickt. Der Notarzt kommt in einem eigens dafür vor-
gesehenen Pkw mit Blaulicht – dem Notarzteinsatzfahrzeug,
kurz NEF. Er hat auch sehr viel mehr an Medikamenten dabei, als Sie in einem Rettungswagen finden würden.

Benötigt ein Mensch lediglich Hilfe beim Gehen oder
kann aufgrund seiner Erkrankung nur liegend gefahren werden und muss zum Beispiel zur Untersuchung in eine Arzt-
praxis, kommt der Krankentransportwagen, kurz KTW, zum
Einsatz. In diesem gibt es einen sehr bequemen Tragestuhl,
mit dem man nicht gehfähige Patienten wunderbar auch
engste Treppenhäuser heruntertragen kann.

Diese Unterschiede sind in der Bevölkerung allerdings
alles andere als flächendeckend bekannt. Darüber hinaus
habe ich bereits in meiner Zeit als Auszubildender gemerkt,
dass die Bürger manchmal eine sehr eigene Definition von
»akuter Notfall« haben. Der Rettungswagen wird zum Beispiel sehr häufig wegen einer »akuten Grippe« bestellt, anstatt den ärztlichen Bereitschaftsdienst anzurufen. Häufiger,
als Sie denken, kommt es auch vor, dass ein RTW auf einen
schlichten, nicht dringlichen Transport in die Klinik gerufen

wird. Und das nur, weil der Anrufer kein eigenes Fahrzeug hat. Auch eingerissene Zehennägel oder juckende Ohrläppchen waren schon Gegenstand eines Notrufs ... Dass es auch Taxiunternehmen für solche Fahrten gibt, die zudem deutlich weniger Geld kosten, interessiert die meisten Patienten leider nicht. Schließlich bittet der Rettungswagen ja nicht ihn direkt zur Kasse – wobei die Kosten natürlich letzten Endes über die entsprechenden Krankenkassenbeiträge trotzdem bei uns allen ankommen. Beim Anruf in der Rettungsleitstelle verlangen 80 Prozent der Anrufer übrigens einen »Notarzt«. Sie meinen jedoch den ärztlichen Bereitschaftdienst, der »mal eben« vorbeikommen und »eine Spritze« gegen die laufende Nase verabreichen soll. Dies führt immer wieder zu Irritationen und Fehleinsätzen.

Aber zurück zu meinem ersten Tag in der Wache. In der Umkleide staunte ich nicht schlecht. Männer und Frauen hatten ihre Spinde im selben Raum. Es gab nur eine Toilette und eine Dusche. Weiter kam ich mit meiner Besichtigung nicht. Der Wachleiter rief mich ins Büro und fragte mich nach meiner Kleidergröße. Er kramte in irgendwelchen Kartons und zog eine Hose, ein Pflegerhemd und eine müllmannfarbene Jacke mit dem Organisationslogo auf den Ärmeln hervor. Während ich mich in der Umkleide in Schale warf, betrat ein braun gebrannter Typ den Raum. Er war mir auf Anhieb sympathisch. Die eckige Brille und den mittlerweile stark ausgedünnten Schnauzbart trägt er noch heute. Wenn viele Menschen durcheinanderreden, sticht seine Stimme so hervor wie das Bellen eines Bernhardiners unter einem Rudel Chihuahuas.

»Hast du hier meine Zigaretten gesehen?«, fragte er. »Verdammt, wo zum Teufel habe ich die denn wieder hingelegt ...«

»Hinten auf der Fensterbank – falls du die rot-weiße Schachtel meinst. Ich heiße übrigens Christian und bin der neue Azubi.«

»Lennart oder einfach Lenny.« Wir reichten uns die Hände

Eigentlich hätte ich Lenny gerne gefragt, ob ich nicht irgendwie doof aussah in den Klamotten. Aber ich wollte nicht gleich dumme Fragen stellen und negativ auffallen. Also hielt ich den Mund.

»Wir sehen uns«, sagte er, griff sich die Kippenschachtel und verließ die Umkleide. Meine erste Begegnung mit Lenny gestaltete sich so unspektakulär wie das Ponyreiten auf einem Jahrmarkt. Mittlerweile sind wir ein eingespieltes Team und richtig dicke. Durch das Fenster zum Innenhof sah ich, wie er in seinen Golf stieg und davonfuhr.

Im Wachraum klingelte das rote Telefon. Das bildete den direkten Draht zur Rettungsleitstelle und wurde genutzt, bevor die Piepser eingeführt wurden, die wir heute mit uns herumtragen. Zehn Sekunden später drückte Manni die Tür auf.

»He, Neuer … wir haben einen Einsatz. Wie sieht's aus?«

»Wie meinst du das?«

»Könnte ja sein, dass du kalte Füße bekommen hast. Du bist etwas blass.« Ein kleines Grinsen.

»Keine Sorge.« Ich trottete Manni und Bert hinterher, zog am Griff der Schiebetür und setzte mich auf den Begleiterstuhl.

»Anschnallen nicht vergessen«, riet mir Manni. Wie käme ich auch dazu. Mein erster Einsatz. Mit Blaulicht, Martinshorn und einer Kippe im Mundwinkel jagte Manni die Straßen entlang und bremste den beigefarbenen Mercedes 310 einige Minuten später direkt vor dem Kaufhaus in der Altstadt. Meine Nervosität erreichte den Höhepunkt, als wir in das

Kaufhaus liefen und einen Mann am Boden liegen sahen. Er atmete komisch und war nicht ansprechbar. Die beiden Rettungsassistenten aber wussten exakt, was zu tun war. Ich hörte die Begriffe *Hirnblutung, Pupillendifferenz* und dass es nicht gut aussehe. Begriffe und Phrasen, von denen ich erst später erfahren sollte, was sie bedeuten.

Der angeforderte Rettungshubschrauber landete auf einer Festwiese in der Nähe des Kaufhauses. Er sollte den Patienten in Windeseile in ein Krankenhaus mit neurochirurgischer Fachabteilung transportieren, die unserem Krankenhaus fehlte. Der Weg hätte mit dem Rettungswagen viel zu lange gedauert. Manni hatte dem Patienten im Blitztempo einen venösen Zugang, eine Sauerstoffbrille und ein EKG angelegt. Dann trugen wir den Mann zum Helikopter.

Auf der Rückfahrt zur Wache hatte ich einen Stein im Magen. Diesen Job sollte ich die nächsten 40 Jahre machen? So viel Stress und Aufregung? Ich fürchtete, dass ich jämmerlich an den knallharten Anforderungen scheitern würde. Der Gedanke war nicht unberechtigt, da Rettungsassistenten tatsächlich zu jeder Zeit unter erheblichem Druck stehen, die korrekten Entscheidungen zu treffen. Stellen Sie sich vor, Sie werden um drei Uhr früh aus dem Tiefschlaf geweckt und müssen innerhalb weniger Minuten am Einsatzort sein. Für die meisten Menschen ist das kaum genügend Zeit, um aufzuwachen. Stellen Sie sich dann vor, Sie betreten die Wohnung, von der aus der Notruf einging. Die Ehefrau zerrt an Ihrer Jacke und schreit, ihr Mann bekomme keine Luft mehr. Sie stehen vor dem Mann, der schon blau angelaufen ist und, nach Luft ringend, auf seinen zugeschwollenen Hals deutet. Eine allergische Reaktion. Dann müssen Sie in Sekundenschnelle überlegen: Wie können Sie dem Mann überhaupt helfen? Welche Maßnahme kommt zuerst? Wann der venöse Zugang? Welche Medikamente verabreichen Sie wie und in welcher Reihenfolge? Überlebenswichtige Entscheidungen, die in kürzester Zeit getroffen werden müssen.

Reizvoll an dem Job war aber der Gedanke, während der Einsätze sein eigener Boss zu sein. Keinen Chef vor der Nase, dafür aber Teamarbeit. Kein Nine-to-five-Job, bei dem der Tageshöhepunkt darin besteht, einen Stapel Papier vom Tisch zu stoßen oder eine Tasse Kaffee in die Computertastatur zu kippen. Außerdem erschien mir die hohe Verantwortung der Retter nicht nur respekteinflößend, sondern auch verlockend. Dafür brauchte ich aber eine solide Ausbildung. Und die erhielt ich in den folgenden Jahren.

Die Arbeit beim Rettungsdienst hat sich seit meinen Anfängen damals übrigens ganz schön verändert. Nicht lange vor meinem Einstieg im Rettungsdienst verfügten die Retter nur über die beigefarbenen Autos mit Blaulichtern und ein paar Mullbinden und Pflaster. Man konnte Sanitäter in der Tat als Taxifahrer mit einem etwas besseren Erste-Hilfe-Wissen bezeichnen. Wenn einer es wagte, einem Patienten einen venösen Zugang zu legen, bekam er Ärger. Defibrillation? Fehlanzeige – dafür musste ein Arzt her. Sauerstoffgabe? War laut Gesetz ein Medikament, von dem der Sanitäter lediglich bis zu vier Liter verabreichen durfte. So wurde es zumindest damals an den Rettungsdienstschulen gelehrt. Das Problem war nur: Vier Liter Sauerstoff können Sie im Ernstfall genauso gut zum Fenster hinausblasen. Damals waren den Sanitätern in Bezug auf ärztliche Maßnahmen die Hände gebunden, sodass während des Wartens auf den Arzt wertvolle Zeit verstrich. Wiederbelebungs-Algorithmen gab es nicht. Jeder führte eine Wiederbelebung durch, wie ihm das gerade einfiel. Während der eine Arzt ein Adrenalin-Party-Fass öffnete, gab der nächste dem Patienten nur homöopathische Dosen. Zudem wurden die durchgeführten Wiederbelebungen in Deutschland nicht einmal

hinreichend evaluiert, um die Wirkung der eigenen Maßnahmen überprüfen zu können. Einen ärztlichen Leiter des
Rettungsdienstes, der dafür verantwortlich gewesen wäre,
gab es damals nicht. Es war zum Weinen.

Mir selbst blieb das Dilemma, dem Patienten nicht ausreichend helfen zu können, allerdings erspart. Als ich meine
Ausbildung im Jahr 1994 begann, waren gerade die Frühdefi-
brillation und erweiterte Maßnahmen im Rettungsdienstbe-
reich eingeführt worden – endlich. Jeder Retter durfte nun
den halb automatischen Defibrillator anwenden und venöse Zugänge legen. Das alles natürlich nur nach sehr stren-
gen Regeln. Alles wurde überwacht, und die Leute wurden
ausreichend geschult. Die erweiterten Maßnahmen durften
vom Rettungsassistenten nur nach bestandener jährlicher
Überprüfung durchgeführt werden. Obwohl auch dies keine
Rechtssicherheit für Rettungsassistenten bedeutet, befinden
wir uns seitdem auf einem kontinuierlich besseren Weg.

Auch der Gesetzgeber reagierte allmählich auf den zeitlichen Wandel. Schon vor meinem Eintritt in den Rettungsdienst bildete die Einführung des Rettungsassistentengesetzes im Jahr 1989 den Grundstein für den professionellen
medizinischen Assistenzberuf. Plötzlich wurden die Rettungsassistenten in ärztlichen Maßnahmen ausgebildet, welche
sie eigenverantwortlich am Einsatzort durchführen können
sollten. Dabei geraten sie leicht in einen juristischen Grau-
bereich. Wegen des sogenannten Heilpraktikergesetzes befindet sich der Rettungsassistent irgendwie immer an der
Grenze zur Strafbarkeit. Ob das Legen eines venösen Zu-
gangs und die Medikamentenvergabe in einer akuten Notfallsituation durch den Rettungsassistenten eine Ausübung
von Heilkunde darstellt und dies somit eine Approbation
als Arzt oder eine bestandene Heilpraktikerprüfung voraus-
setzt, kann bis heute kein Jurist sicher beantworten.

Seit Anfang 2014 gibt es die Weiterentwicklung des Rettungsassistentengesetzes: das Notfallsanitätergesetz, das hinsichtlich der Befugnisse Klarheit schaffen soll. Endlich hat der Gesetzgeber Zuständigkeiten und Kompetenzen des Rettungsdienstpersonals klar geregelt. Die Ausbildung zum Notfallsanitäter dauert jetzt ein weiteres Jahr länger und ist intensiver, als es die Ausbildung zum Rettungsassistenten war. Welche Medikamente der Notfallsanitäter verabreichen und welche Maßnahmen er durchführen darf, wird von einem verantwortlichen ärztlichen Leiter des Rettungsdienstes festgelegt. Das Rettungsdienstpersonal wird regelmäßig geschult. Niemand muss Angst haben, für etwas zuständig zu sein, das er nicht beherrscht.

Zwanzig Jahre seit meinem allerersten Notfalleinsatz hat sich auch im Fuhrpark eine Menge bewegt. Im Gegensatz zu früheren Zeiten haben wir heute eine rollende Intensivstation mit allen Finessen dabei. Modernstes Equipment hilft uns, die unterschiedlichen Notfallsituationen meistern zu können. Vom 12-Kanal-EKG für eine kompetente Herzinfarktdiagnostik bis zu Perfusoren, kraftvollen Absauggeräten und elektronisch gesteuerten Beatmungsmaschinen ist für jeden nur erdenklichen Notfall die notwendige Ausstattung an Bord. Das aus Amerika importierte Spineboard zur Stabilisierung der Wirbelsäule und ein voll automatisches Reanimationsgerät runden die Ausrüstung ab. Gerade der Einführung des erwähnten Reanimationsgerätes ist es maßgeblich zu verdanken, dass noch mehr Menschen erfolgreich wiederbelebt werden konnten. Das Gerät wird zwar nicht standardmäßig in einem Rettungswagen mitgeführt, aber im Notfall vom NEF oder einem anderen Unterstützungsfahrzeug zugebracht. Es wird dem Patienten im Fall eines Herzstillstands um den Brustkorb geschnallt und führt dann eine Herzdruckmassage mit mechanischer Präzision und hohem Wirkungsgrad durch.

Was sich seit den Anfängen des Rettungsdienstes aber wohl nicht verändert hat, sind die vielen verschiedenen Charaktere im Kollegenkreis, die immer wieder für Brüller sorgen. Manche Berufsgenossen bieten sich für den einen oder anderen Scherz förmlich an. Eines von vielen Beispielen: Der drahtige Mitstreiter Manfred, der wegen seiner quirligen Art liebevoll *Blaulicht-Manni* genannt wird, wurde einige Jahre nach meinem Einstieg im Rettungsdienst gründlich aufs Korn genommen. Über Funk hatte er damals einen Hubschrauber mit den Worten eingewiesen, der Einsatz befände sich nordsüdlich von Hohenstadt. Der Pilot solle bis zur nächsten Kreuzung fliegen und anschließend rechts abbiegen. Daraufhin herrschte zunächst eine Funkpause. Dann fragte der Pilot Manni, ob er denn an der roten Ampel stehen bleiben müsse. Nur Manni hat diesen Wink bis heute nicht verstanden. Durch diese unglaubliche Situationskomik entstehen trotz der tragischen Ereignisse, mit denen wir tagtäglich konfrontiert sind, die schönsten Geschichten und Anekdoten.

Lehnen Sie sich nun gemütlich zurück und genießen Sie die Geschichten rund um den Rettungsdienst, der nicht einfach nur ein Job, sondern auch eine Lebenseinstellung ist. Lachen, weinen oder staunen Sie beim Lesen der Geschichten über Notfall- und Notarzteinsätze, über die Kollegen und natürlich meine Patienten. Ich fände es übrigens schön, wenn wir uns vielleicht in einer Buchhandlung mal über den Weg laufen würden. Oder auf der Straße. Oder im Kino. Oder, oder, oder… Aber bitte: bloß nicht in einem Rettungswagen.

Christian Strzoda

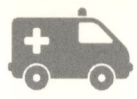

Ammoniak und
Deoroller

Es gibt ja wirklich allerlei Kuriositäten in der Einsatz- und Notfalllandschaft eines Rettungsdienstes. Allein im Bereich der autoerotischen Unfälle passiert jährlich genug, um ganze Bücher zu füllen. Gerade dieses delikate Thema sorgt immer wieder für großartige Anekdoten.

So wurden Lenny und ich eines Nachts in ein gewisses … Etablissement gerufen. Richtig – ein Bordell. Schon beim Betreten blendete mich die typisch rot blinkende Eingangsbeschilderung des »Clubs zur Rubbellandschaft«. Zuckrig-warme Luft schwappte mir entgegen und verschlug mir nicht nur die Sprache, sondern auch den Atem. Der schwere Geruch eines billigen Kaufhausparfüms lag in den Gängen. Lenny sah aus, als hätte man ihm den Kaffee gegen Zitronensäure ausgetauscht. Ich wusste gar nicht, dass ein Mensch so viele Muskeln im Gesicht besitzt.

Die schlanke Rothaarige an der Eingangstür trug etwas Durchsichtiges aus schwarzer Seide und war einen Kopf kleiner als ich. Ein Schmetterlings-Tattoo stach hervor. An der Hüfte muss das verdammt wehgetan haben.

»Kommen Sie herein – ich kriege den Typen einfach nicht wach.«

»Was ist passiert?« Gespannt wie die Flitzebogen gingen wir hinter ihr her.

»Der ist seit Mittag hier. Er hatte einiges an Champagner. Jetzt ist er fertig und belegt ein Zimmer. Ich bekomme ihn nicht wach.«

»Und wenn Sie ihn ausschlafen lassen?«, fragte Lenny.

»Der schläft schon lange. Und wir brauchen den Raum für den nächsten Gast …«

Lenny konnte ein Grinsen nicht unterdrücken.

Durch eine große, mit Intarsien versehene Holztür betraten wir das besagte Zimmer. Der langhaarige große Mittdreißiger lag nackt und in Embryonalstellung auf dem überbreiten Bett. Das Zimmer war völlig überhitzt. Vielleicht kam mir das aber auch nur so vor, schließlich hatten wir dicke Baumwoll- und Plastikklamotten an, während die Bordellbesucher in der Regel im Adamskostüm verweilen. Die ersten Schweißperlen traten auf Lennys Stirn.

»He, aufwachen«, rüttelte ich an der Schulter des Schlafenden. Keine Reaktion.

»Die Show ist zu Ende, geh nach Hause.« Der Typ nahm offenbar überhaupt nichts wahr. Ein Schmerzreiz musste her. Es gibt da mehrere Möglichkeiten; der Griff an die Schläfenhaare ist eine der geeignetsten Methoden. Er funktioniert allerdings nur bei Patienten mit ausreichendem Haarmaterial auf dem Kopf. Wenn jedoch jemand daliegt, der so viele Haare besitzt wie ein Fußball, greift man einfach beherzt zur Nasenscheidewand und zwickt diese mit aller Kraft zusammen. Dieser Griff schmerzt tränentreibend und ist obendrein unauffällig. Das hat den Vorteil, dass man in der Öffentlichkeit nicht wegen zu grober Behandlung des Patienten angemacht wird, weil es so aussieht, als würde man lediglich die Atmung überprüfen.

Doch der Typ reagierte immer noch nicht. Weder Schläfenhaare noch Nasenscheidewand bewirkten auch nur eine minimale Regung. Eine vitale Gefährdung schien jedoch ausgeschlossen. Sowohl Herzfrequenz, als auch der Blutdruck und die Atemfrequenz bewegten sich im normalen Bereich. Vermutlich war der Alkoholkonsum das Problem, und dass der Typ ausgequetscht worden war wie eine Zitrone. So ginge es mir vermutlich auch, wenn ich den ganzen Tag in einem Bordell verbringen und das machen würde, wozu man dort nun einmal einkehrt.

Mittlerweile war die Polizei eingetroffen, um uns zu unterstützen. Aber das Problem war ja nicht, dass der Typ nicht gehen *wollte*. Also, was tun? Einen Notarzt nachfordern? Aber wie sollte dieser helfen? Sanfte Schläge ins Gesicht? Nein, moralisch nicht vertretbar. Während ich meine Synapsen nach Ideen durchkramte und gleichzeitig gedankenverloren die Hände in die Jackentaschen grub, fiel mir ein winziger Glasbehälter in die Hand. Auf dem verblassten Etikett konnte ich gerade noch das Wort »Riechfläschchen« lesen. Das Fläschchen mit dem Ammoniak stammte aus den Achtzigerjahren und wurde tatsächlich früher in der Notfallmedizin verwendet. Der Verwendungszweck stand auch auf der Flasche: bei Bewusstlosigkeit und Ohnmacht. Allerdings konnte sich die Verwendung eines Riechfläschchens unter Umständen sogar als lebensgefährlich für den Bewusstlosen erweisen, denn die Anwendung von Ammoniak bei einem Kreislaufstillstand ist alles andere als wiederbelebend. Eben darum verwendet man es auch nicht mehr.

Warum ich so eine Ampulle in meiner Tasche hatte, kann ich nicht genau sagen. Sie konnte hier aber ein Glücksfall sein. Unser Patient hatte keinen Herzstillstand. Ich sah Lenny an, der mir wortlos bedeutete, ich solle es versuchen. Ich brach das Fläschchen auf und hielt es dem Herrn unter das Näschen. Es stach auch in meiner eigenen Nase.

Wie in einer voll- und dann überlaufenden Badewanne sammelten sich Tränen in den Augen des Mannes, der anfing, den Kopf zu bewegen. Sein Rhinencephalon, oder auch Riechhirn genannt, durchlitt vermutlich Höllenqualen.

Wenn der beißende Geruch des Ammoniaks wirkt, ist das, als würde man mit einem Hammer auf den olfaktorischen Cortex einprügeln und diesen anschließend auch noch anzünden.

Der Typ schlug die Augen auf. Sehen konnte er vermutlich aber wenig, da ihm ganze Sturzbäche über die Wangen liefen. Er setzte sich an den Bettrand, wischte sich die Augen und sah betreten in die Runde. In diesem Moment bemerkte er offenbar obendrein, dass er noch nackt war. Er stand hektisch auf, drehte sich und suchte irgendetwas, um sich zu bedecken. Als erstes bekam er sein Unterhemd zu greifen. Für den Schambereich reichte es.

»Schönen guten Abend«, sagte ich und hielt dem Typen auch noch die Jeans hin. »Wie geht es Ihnen?«

»Danke. Ich weiß gar nicht, was Sie alle hier wollen …«

»Anscheinend hat man Sie nicht wachbekommen. Die Chefin dieses Hauses hat sich Sorgen um Sie gemacht«, sagte ich. Dass es eigentlich um den Platz im Zimmer ging, ließ ich unerwähnt. »Geht's Ihnen so weit gut?«

»Ja. Das ist mir irgendwie unangenehm … bin ich noch etwas schuldig?«, sagte er zur Bordellchefin, die nur abwinkte. Sie sah so aus, als sei sie einfach nur froh, dass ihr das Zimmer endlich wieder zur Verfügung stand.

Der Gute entschuldigte sich nochmals und beeilte sich loszukommen. Während wir darauf warteten, dass er sich anzog, blätterte ich zwischenzeitlich in einer auf einem kleinen Tisch liegenden bekannten Männerzeitschrift. Beim Verlassen des Eroscenters nahm ich sie gedankenverloren zusammengerollt mit. Auf halbem Weg zum Rettungswagen fiel es Lenny auf. Grinsend fragte er mich, was ich denn heute Abend noch vorhätte. Peinlich berührt klingelte ich nochmals an der Tür des Clubs. Die junge Bordellchefin grinste ebenfalls und schenkte mir die Zeitschrift. Ich muss hier nicht erwähnen, dass mir diese Aktion noch immer blöde Kommentare und feixende Gesichter einbringt, wenn vom meiner Beute aus dem Puff die Rede ist.

Die meisten der Geschichten, die wir erleben, sind allerdings – ganz im Gegensatz zur Bordell-Geschichte – eher dem Bereich »Autoerotik« zuzuordnen. Der Begriff »Autoerotik« bezeichnet etwas, das Menschen in der Regel für sich allein machen: sich mit sich selbst zu vergnügen. Ob dies nun mit oder ohne Hilfsmittel passiert, ist völlig unerheblich. Und einen solchen Fall erlebten wir kurz nach unserem Bordell-Besuch.

Lenny und ich wurden in ein unscheinbares Wohnhaus gerufen, dessen Bewohner in eine unmittelbare autoerotische Zwangslage geraten war. Aus der Einsatzmeldung wurde das allerdings nicht deutlich – der Disponent verwendete die Worte »unklar erkrankt«. Unklar können viele Dinge sein. Ob man pünktlich an seinem Ziel ankommen wird, wenn man mit der Deutschen Bahn reist zum Beispiel. Oder der Ausgang eines Fußballspiels zwischen dem FC Bayern München und Borussia Dortmund. Aber eine Erkrankung? Was sagt denn der Anrufer, wenn er die 112 einer Rettungsleitstelle gewählt hat, um für sich oder jemand anderen Hilfe anzufordern? »Hallo, mein Name ist John Doe, ich brauche einen Rettungswagen, weil ich unklar erkrankt bin«? Ich habe aufgehört, mich zu fragen, warum die Telefonisten in solchen Fällen nicht genauer nachhaken.

Aber gut, wir waren nun mal dort und mussten uns um den Typen kümmern. Der Ort des Geschehens befand sich im 7. Stock eines 15-stöckigen Hochhauses ohne Aufzug. Solche sportlichen Einlagen heben die Laune … Die Wohnungstür des Anrufers öffnete sich zunächst nur einen Spalt breit. Die Uhr zeigte halb vier in der Frühe.

»Ja?« Wir konnten nur ein Auge erkennen, das aus dem Spalt hervorlugte.

»Guten Morgen. Strasser vom Rettungsdienst«, meldete sich Lenny.

»Ja?« Der Mann machte keine Anstalten, die Tür zu öffnen.

»Haben Sie uns gerufen?« Kurzes Zögern.

»Ja ... vielleicht. Ich weiß nicht.« Aha ... Der mutmaßliche Patient öffnete die Tür ein Stück weiter, runzelte die Stirn, machte einen betretenen Eindruck und wusste also nicht, ob er unsere Hilfe benötigte oder nicht. Ich verlor die Geduld. Um diese Tageszeit habe ich im Allgemeinen keinen Nerv für Spielchen.

»Lassen Sie uns kurz rein, damit wir uns selbst überzeugen können«, bestimmte ich und schob die Tür auf. Der Mann, der irgendwo in den Dreißigern sein musste, watschelte einen Schritt zurück und ließ uns hinein.

»Können Sie sich vielleicht was anziehen?«, forderte ich den Typen auf, der nackt in einer seltsam gekrümmten Haltung wie ein Fragezeichen vor uns stand.

»Äh ... das geht nicht. Leider.« Vor meinen Augen begannen nun Fragezeichen zu tanzen. Der Typ drehte sich langsam, erinnerte mich dabei an eine Ente und deutete auf sein Hinterteil.

»Es geht nicht.«

»Was?«

»Na ... es geht nicht raus.«

»Leiden Sie unter Verstopfung?« Keine Antwort. Ich wandte mich an Lenny. »Verdammt. Was zum ...« Lenny sah mich leidend an, vergrub sein zitronensauer verzogenes Gesicht in beide Hände und schüttelte dabei den Kopf. Ihm war offenbar sofort klar gewesen, worum es ging. Bei mir fiel der Groschen etwas verzögert.

Der Typ hätte einfach nichts sagen müssen, wir hätten ihn wortlos in die nächste Notaufnahme gebracht, um ihm bei seinem kleinen Malheur helfen zu lassen. Er schien aber einen unüberwindbaren Drang zur Rechtfertigung für seinen zweifelhaften Zustand zu verspüren.

»Ich bin nackt durch die Wohnung gelaufen. Dann bin ich gestolpert, konnte mich nicht mehr abfangen und bin mit dem Arsch auf der Couch gelandet.« Der Typ sah zunächst Lenny an, dann mich. Ich wiederum blickte zu Lenny, der den Typen ansah. Sein Gesichtsausdruck war mehr als skeptisch. Im Hintergrund säuselte Musik aus dem Fernseher. »Da stand der Deoroller aus der Couchritze raus. Ich habe keine Ahnung, wie der dahin gekommen ist.«

»Wohnen Sie allein?«, fragte ich, inzwischen alles andere als amüsiert.

»Ja.«

»Dann wird Ihnen wohl ein Mainzelmännchen den Roller dort in spaßiger Absicht versteckt haben. Wollen Sie uns eigentlich verarschen, Mann?«, keifte ich auch in Anbetracht der Uhrzeit in die Richtung des Mannes, dessen Kopf feuerrot leuchtete. Lenny wandte sich grinsend ab.

»Ich bekomme ihn auf jeden Fall nicht mehr raus. Das wird langsam echt unangenehm.«

Tja, blöd gelaufen …

»Ich fürchte, ich habe leider keine guten Nachrichten für Sie …«, sagte ich.

»Was heißt das? Muss ich jetzt sterben?« Ich rollte die Augen und verbiss mir gleichzeitig jetzt doch das Lachen.

»Nein, an einem Deoroller im Arsch ist sicher noch niemand gestorben. Aber Sie müssen mit in die Klinik. Hier können wir nichts für Sie tun.«

»Keine Sorge. Die Chirurgin bekommt das Ding schon raus«, grinste Lenny, der wusste, wer in dieser Nacht Dienst in der Notaufnahme hatte.

»Chirurgin?«, fragte der Patient, dessen Gesicht nun nicht

mehr röter hätte werden können. »Können wir nicht in ein anderes Krankenhaus fahren?«

»Leider nein.« Ich wies den Patienten an, sich einen Morgenmantel umzuhängen, die Versichertenkarte einzuschieben und uns zu folgen.

Was der Mann nicht wusste: Nicht nur die diensthabende Chirurgin war eine Frau, sondern auch sämtliches Assistenzpersonal und das Personal der anderen Fachabteilungen: Krankenschwestern, eine Internistin und eine Neurologin, die die Abläufe im Behandlungsraum nebenan auch mitbekommen würden. Bingo.

Der Typ watschelte in die Notaufnahme, als hätte er einen Wanderritt in einem Englisch-Sattel hinter sich. Die Reiterinnen und Reiter unter Ihnen werden wissen, dass dies für das Sitzfleisch ziemlich unangenehm sein kann und man sich danach wünscht, man wäre nie auf diese Schnapsidee gekommen. So kam es auch zur ersten Frage, die dem armen Mann von der Schwester gestellt wurde.

»Haben Sie sich den Steiß geprellt oder sind Sie zu lange im Sattel gesessen?«

»Weder noch …«

»Lass uns in den Eingriffsraum gehen«, schaltete ich mich ein. Der Typ war schon zur Genüge bloßgestellt worden. »Ich schaff das alleine«, bedeutete ich Lenny, der sich mit einem Zigarillo vor die Notaufnahme verzog. Zehn Minuten später schwenkte die Chirurgin die Beute hin und her und grinste über beide Ohren – einen grünblauen Deoroller mit gelber Aufschrift, den sie in einen durchsichtigen Beutel gepackt hatte. Der Mann verließ eiligen Schrittes die Notaufnahme, rief uns ein kaum hörbares »Danke« zu und verschwand in der Dunkelheit. Ich gehe davon aus, dass er sich zukünftig überlegen wird, welches Spielzeug er zum Ausleben seiner erotischen Fantasien verwendet.

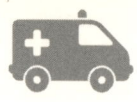

Schreck lass nach – mein Parkett

Auch im Rettungsdienst waren die Zeiten früher etwas lockerer, als dies heutzutage der Fall ist. Die Einsatzauslastung ist in den letzten Jahren dramatisch angestiegen. Das liegt nicht zuletzt am Anspruchsdenken und der schrägen Haltung der Bevölkerung, die immer öfter wegen einer juckenden Fußsohle einen Rettungswagen anfordert. Die hauptsächlichen Ursachen sind jedoch die wachsenden Städte und die damit verbundene Bevölkerungsdichte.

Die beste Dienstschicht für jeden Retter ist nach wie vor die Schicht als Fahrer des Notarztes. Der NEF-Fahrer hat weniger Einsätze, da nicht jeder Einsatz einen Notarzt erfordert. Am Einsatzort selbst hat er auch nicht sonderlich viel zu tun. Die körperliche Arbeit bleibt an der Besatzung des Rettungswagens hängen. Die Aktivitäten des Fahrers dagegen beschränken sich darauf, das Protokoll des Notarztes mit den grundsätzlich notwendigen Daten zu bestücken und gelegentlich ein Medikament in eine Spritze aufzuziehen. Häufig gibt es gar nichts zu tun, sodass man die Zeit des Leerlaufs für das eigene Wohlbefinden nutzen kann. In den Sommermonaten bietet sich der Aufenthalt an einem unserer umliegenden Seen an. Blöd nur, wenn ausgerechnet dann der Piepser geht. Insbesondere wenn sowohl der Fahrer als auch der Notarzt gerade ins kühle Nass eingetaucht sind, um sich eine Erfrischung zu gönnen.

Bruno, unser NEF-Fahrer an diesem Tag, war mit Notärztin Mariska unterwegs – ohne Einsatzauftrag, aber mit dem Vorhaben, die Wassertemperatur im See eines benachbarten Ortes am eigenen Leib zu erfühlen. Badesachen unter der Dienstkleidung boten den nötigen Komfort; Klamotten runter und rein ins Wasser. Gerade eben reingesprungen, kam es, wie es kommen musste: Der Leitstellendisponent meldete sich mit einem Notarzteinsatz. Bruno fluchte, stapfte aus dem See und zog seinen orangefarbenen Overall, an dem auch der Piepser hing, über die nasse Haut. Auch Mariska stieg aus dem See, zog die Einsatzklamotten an und machte sich auf den Weg zum Auto.

Lenny und ich trafen die beiden am Einsatzort: Ein kleines pastellgrünes Haus, das in einer etwas nobleren Gegend unseres Ortes stand. Der Patient hieß Herr Torek, hatte einen auffälligen Seitenscheitel und seine Körpergestalt erinnerte entfernt an einen Fußball. Er hatte Brustschmerzen.

»Mein Name ist Strasser«, sagte Lenny, »welche Beschwerden haben Sie?« Er packte die Blutdruckmanschette aus.

»Ich habe ein blödes Gefühl in der Brust. Es drückt so.«

»Ich messe Ihnen den Blutdruck. Können Sie das Gefühl näher beschreiben?«

»Nun ja … ein Druck halt.« Herr Torek sah Bruno und Mariska an und verzog das Gesicht.

»Haben Sie Schmerzen? Wie alt sind Sie?«, fragte ich.

»Ich wurde letzte Woche 59. Ich habe keine Schmerzen … aber …«

»Beschreiben Sie den Druck. Ist es, als wenn ein Gürtel um Ihre Brust geschnallt ist? Ist es eher wie ein Messer? Oder ganz anders?«

»Im Moment habe ich nur einen einzigen Druck.«

»Ja?«

»Wasser!«

»Wasser?«, wiederholte ich. »Sie müssen auf die Toilette?«

»Nein, zum Teufel. Ich meine das viele Wasser, das da aus den Hosenbeinen Ihrer Kollegen herauskommt.« Das Geräusch, das Herr Torek beim Atmen machte, erinnerte mich an eine schwer arbeitende Dampflokomotive. Sein Gesicht verfärbte sich zusehends. Der Schweiß lief herab und verfing sich im Schnauzbart. Mariska versuchte, Herrn Torek zu besänftigen.

»Das mit dem Wasser tut uns leid. Es ist keine Absicht.«

»Ich muss Ihnen wohl nicht sagen, dass sich Wasser und Holzparkett nicht so brillant vertragen, oder?«

»Ich lege Ihnen jetzt ein EKG an. Wir möchten sehen, ob Ihr Herz in Ordnung ist.« Lenny fummelte die Kabel auseinander und zog das Trägerpapier von den Elektroden ab.

»Herr Torek, regen Sie sich bitte nicht auf. Jede Aufregung könnte gefährlich für Sie werden.« Mariskas Blick wanderte in das Medikamenten-Ampullarium.

»Nicht aufregen? Ein verdammter Quadratmeter kostet 150 Euro, und Sie hinterlassen mir Wasser darauf, als wären Sie vorhin beim Wetttauchen gewesen.« Herr Torek griff sich an die Brust.

»Seit wann haben Sie das Druckgefühl in der Brust?«

»Vor einer halben Stunde hat es plötzlich angefangen.«

»Ab jetzt bitte nicht mehr sprechen, ruhig atmen und nicht bewegen.« Lenny drückte auf den Knopf, der den Papierstreifen mit dem EKG ausdrucken sollte. Einen kurzen Moment erstarb jede Bewegung im Raum. Dann surrte endlich der Drucker im EKG und spuckte einen rosafarbenen Streifen aus. Eine stattliche Pfütze hatte sich mittlerweile im Wohnzimmer angesammelt. Der Parkettboden schien nicht versiegelt zu sein.

»Mein Parkett …« Herr Torek wurde bleich. Kalter Schweiß stand auf seiner Stirn.

»Bruno, wisch bitte das Wasser vom Boden auf!«, sagte die Notärztin.

»Der Blutdruck liegt bei 90. Gerade so.« Lenny war das Grinsen vergangen, denn der Blutdruck war zu niedrig.

Mariskas Gesichtsausdruck wandelte sich ebenfalls. Stirnrunzelnd las sie das EKG-Ergebnis. Was auf dem Streifen zu sehen war, schien nicht nur wegen des miesen Blutdrucks wirklich bedenklich zu sein.

»Vergiss die Pfütze. Er braucht einen venösen Zugang.« Bruno sprang auf und kramte im Rucksack.

»… und das volle Programm.« Damit meinte Mariska eine Reihe bestimmter Medikamente, die im Rahmen eines Herzinfarkts standardmäßig verabreicht werden.

»Was hast du gesehen?« Ich war neugierig, was Mariska auf dem EKG entdeckt hatte.

»Herzinfarkt. Viele Extrasystolen.« Eine Extrasystole entsteht nicht im eigentlichen Taktgeber des Herzschlags, dem Sinusknoten, sondern an einer ganz anderen Stelle des Herzens. Die Extrasystole zählt zu den Herzrhythmusstörungen und verursacht einen zusätzlichen Herzschlag, den der Patient als Herzstolpern wahrnehmen kann. Bei einem gesunden Menschen ist das kein Problem. Auslöser können unter anderem Nikotin, Koffein oder auch Stress sein. Extrasystolen können aber auch auf akute ernsthafte Herzerkrankungen hinweisen. Wenn eine Extrasystole mit dem regulären Herzschlag kollidiert, kann lebensgefährliches Kammerflimmern entstehen. Kammerflimmern ist eine Form des Kreislaufstillstands und endet ohne medizinische Behandlung tödlich. Wenn die medizinische Versorgung verzögert wird, kommt es zu schweren neurologischen Schäden. Bereits ab vier Minuten nach dem Herzstillstand besitzt das Gehirn nur noch den Intelligenzquotienten einer Gemüsekaltschale. Unser Patient müsste also im Falle eines Herzkammerflimmerns so zügig wie nur möglich defibrilliert und der Herzschlag durch eine Herzdruckmassage ersetzt werden. Wenn Herr Torek jetzt kollabieren wäre, hätten wir obendrein schon allein aufgrund seiner geschätzten Masse von 130 Kilogramm ein gewichtiges Problem gehabt.

Der Zugang saß. Mariska hatte Herrn Torek die erste Spritze verabreicht. Aus der Sauerstoffmaske zischte es. Zwölf Liter pro Minute. Herrn Toreks Herzrhythmus schien momentan stabil zu sein. Hoffentlich würde das so bleiben. Erst jetzt sah ich mich ein wenig in dem Wohnzimmer um. Unser Patient hatte Bilder auf seinem Kaminsims aufgestellt. Auf einem Bild war ein junges Mädchen zu sehen. Auf einem Foto daneben war Herr Torek zusammen mit seiner Frau abgelichtet. Ob sie gestorben war? Ich wollte ihn in dieser Situation nicht danach fragen. Ein Bild zeigte, wie Herr Torek mit einem Jungen herumalberte. Der Junge schien ihn zu lieben und Spaß zu haben. Vielleicht sein Enkel. Vielleicht war Herr Torek ein gutmütiger Mensch, wer weiß.

»Er wird instabil«, warnte Mariska und stieß mich aus meinen Gedanken. Herrn Toreks Blutdruck fiel konstant. Der Herzschlag beschleunigte sich.

Lenny reagierte sofort: »Flach lagern?«

»Ja.«

Wir rutschten Herrn Torek vom Stuhl auf den Boden und lagerten ihn flach. Jetzt konnten nur noch spezielle Medikamente helfen. Der Mann hatte das Bewusstsein fast verloren. Der Blutdruck war unter eine kritische Grenze gefallen. 60 zu 40. Aber nur kurz. Ich hatte bis zuletzt gehofft, dass es nicht so kommen würde, aber die Extrasystolen hatten zum Schlimmsten geführt. Verdammt.

»Kammerflimmern. Er flimmert!« Paul Torek musste sofort defibrilliert werden. Lenny stürzte auf den Defibrillator zu, riss den Klett der Seitentasche auf und zog die speziellen Elektroden heraus. Trägerfolie ab, Elektroden auf dem mittlerweile nackten Oberkörper angebracht. Ich riss den Rucksack auf, holte den Beatmungsbeutel heraus. Sofort griff Mariska danach.

»Hier ist Bruno vom 1/76/1. Laufende Reanimation. Wir brauchen Trageunterstützung und den LUCAS.« Klick.

Der Leitstellendisponent alarmiert nach einer derartigen Lagemeldung ein Zubringerfahrzeug, das uns die automatische Reanimationshilfe namens LUCAS mit Blaulicht an den Einsatzort bringt. Die Schweden haben das System »Lund University Cardiac Assist System« oder kurz »LUCAS« entwickelt. Das Gerät übernimmt den schwierigsten Part – die mechanische Herzdruckmassage am Menschen. Ein unschätzbarer Vorteil, weil wir Retter nach einer gewissen Zeit beim Reanimieren ermüden. Die Maschine tut das nicht – außer, die Batterie ist zu Ende. Leider ist dieses Gerät keine Standardausrüstung auf einem Rettungswagen – wir mussten die Herzdruckmassage somit zunächst von Hand übernehmen. Zur Trageunterstützung nutzt die Leitstelle entweder die Feuerwehr oder, wie in diesem Fall, einen einsatzklaren Rettungswagen.

Ein anschwellender Ton signalisierte, dass sich der Kondensator des Defibrillators auflud. Ein Drücken aufs rote Knöpfchen mit der Aufschrift »Schock«. Der Körper bäumte sich auf. Nur ein kurzes Zucken als Zeichen dafür, dass die Muskulatur elektrisch reagiert und sich zusammenzieht. Es ist keinesfalls so, dass der Körper bei einer Defibrillation einen halben Meter in die Luft fliegt und mit einem BA-DAMM wieder auf dem Boden aufschlägt. Fernsehsendungen, in denen so etwas gezeigt wird, sind schlichtweg zum Wegschalten.

Die erste Defibrillation war erfolglos. Lenny übernahm nun für die nächsten Minuten die Herzdruckmassage, Mariska die Position zur Beatmung am Kopf. Ich stellte das Gerät zum Absaugen des Sekrets zwischen Mariska und Lenny und zog Medikamente auf. Bruno sorgte für einen freien Weg, stellte die Trage vor der Haustür auf und kam einige Minuten später mit einem Tragetuch wieder. Ein Milligramm

Adrenalin in die Vene. Dann der Griff nach dem spatelförmigen Instrument, mit dem man sich den Blick auf die Stimmlippen ermöglichen und den Beatmungsschlauch einführen kann. Ich entschied mich für den größten unserer Tuben, benetzte diesen mit Gel und drapierte ihn neben Mariska, die ihn zielsicher in die Luftröhre platzierte. Vier Minuten waren vergangen. Zwei kurz aufeinanderfolgende Pieptöne. Die Stimme aus dem Defibrillator meldete noch, dass der Herzrhythmus jetzt analysiert würde. Wir durften den Patienten nicht berühren, um keine Störung zu verursachen. Hochladen. Ein erneuter Schock. Wir hielten einige kurze Sekunden inne und warteten gespannt, ob sich auf dem EKG-Monitor etwas tat. Rhythmisches Piepen und ein deutlich tastbarer Puls. Endlich. Paul Torek war wieder da, und das LUCAS-Gerät kam letztlich umsonst. Und wir schafften es tatsächlich ohne weitere Zwischenfälle in die Klinik.

Paul Torek hat überlebt. Er hatte einen ausgedehnten Infarkt der Vorderwand, welcher vermutlich durch seinen fragwürdigen Ernährungsstil und den hohen Cholesterinspiegel entstanden ist. Die Körperfülle trug ihr Übriges dazu bei. Wahrscheinlich hatte eine der Herzmuskelzellen im Infarktbereich das Kammerflimmern ausgelöst. Zum Glück standen wir in dem Moment direkt daneben. Herr Torek kam sofort ins Herzkatheterlabor. Der Kardiologe setzte ihm einen Stent ein, ein Implantat zum Offenhalten des Gefäßes, das durch Kalkablagerungen verschlossen war.

Ob sich Herr Torek später noch daran erinnerte, dass wir sein Parkett beinahe kaputt gemacht hatten, weiß ich nicht. Mariska jedenfalls glaubte, dass die Pfütze auf dem Parkett der Auslöser für das Kammerflimmern Herrn Toreks gewesen sein könnte. Seither ist sie während des Dienstes nie wieder in den See gesprungen.

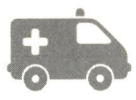

Firehorse

Vor dem Spiegel im Gang zupfte Finn den Kragen seiner Lederkombi zurecht. Er hatte so unglaublich lange auf diesen Moment gewartet. Er ging in die Küche und hielt ein Glas unter den Wasserhahn, das er in einem Zug leerte. Dann stellte er es in die Spüle, stemmte die Hände in die Hüfte und atmete hörbar aus. Er warf einen letzten Blick auf den sommerheißen Asphalt, den er bald erobern würde. Auf dem Weg zu seiner Garage fuhr er sich über seinen Dreitagebart und seine schwarzen Haare, die ihn ein wenig wie eine Manga-Figur aussehen ließen. Er fragte sich kurz, ob sein Vorhaben nicht falsch sei. Ob die Gefahr nicht einfach zu groß wäre – für sich selbst, aber vor allem für andere Menschen. Ob er vielleicht einen Unschuldigen schwer verletzen oder gar töten könnte. Der Gedanke an seine zehnjährige Erfahrung und die vielen absolvierten Sicherheitstrainings schob seine Zweifel jedoch zügig in eine der hintersten Schubladen seines Bewusstseins. Die Versuchung war nicht nur groß, sie war riesig und wahnsinnig aufregend im Vergleich zu seinem normalen Leben und seinem Job in einer weltweit operierenden Softwarefirma.

Einmal Gott spielen. Sich einmal über jede Regel hinwegsetzen. Es musste sich anfühlen wie im Traum, so als würde er die Arme ausbreiten und einfach zum Flug abheben. Und niemand konnte ihn je mehr erreichen. Finn lächelte, als er neben seine giftgrüne Suzuki trat. Er steckte den Zündschlüssel in das Schloss und schob die Maschine aus der Garage. Das Kennzeichen hatte Finn abgeschraubt und gegen ein selbst gemaltes Schild ersetzt. Feuerrote Schrift auf schwarzem Grund. *Firehorse* … in seinen Augen die perfekte Bezeichnung für seine Maschine.

Es ist noch nicht lange her, da hatten die schwedischen Medien europaweit über einen Mann in schwarzer Lederkombi berichtet. 2002 begann der Typ aus dem Ikea-Land mit seinen kriminellen Eskapaden. Auch Helm und Visier hatte er schwarz eingefärbt, um seine Person unkenntlich zu machen. Der Unbekannte hatte klare Ziele: Einerseits mit höchstmöglicher Geschwindigkeit durch Straßen zu jagen und dabei die Polizei gehörig zum Narren zu halten, andererseits anonymer Ruhm und Geld, das er mit dem Verkauf von DVDs seiner illegal durchgeführten Speed-Runs verdiente. Unerlässlich dafür: sein Motorrad – eine getunte Suzuki Hayabusa mit 499 PS und einer Endgeschwindigkeit von über 450 Kilometern pro Stunde. Die schwedische Polizei hatte aufgrund der prekären Gesetzeslage keine Chance, den Typen zu verhaften. Sie wussten, wer er war. Aber es nutzte nichts. In Schweden muss man einen Verkehrssünder auf frischer Tat stellen, wenn man ihn anklagen will – völlig egal, ob dieser Unfälle verursacht oder wie der Ghost Rider nur zu schnell unterwegs gewesen war. Sie können sich vorstellen, dass dieser Geschwindigkeitsjunkie der beschränkt motorisierten Polizei Schwedens nicht den Hauch einer Chance gelassen hatte, ihn zu fassen. Völlig klar, dass auch in der deutschen Straßenverkehrslandschaft Trittbrettfahrer auftauchten, die es dem Ghost Rider nachmachen wollten. So wie Finn.

Die Tachonadel hatte die 120 längst überschritten, als Finn gegen 18 Uhr innerorts an Autos und Lkw vorbeiflog. Links, rechts und wieder links. Dann die rote Ampel an der Kreuzung. Kein Problem – schon drüber. Zuerst auf die Stadtautobahn. Den Vierzigtonner mit 150 km/h links auf dem Randstreifen überholt. Danach auf die Hauptstraße.

175 km/h innerorts — das pure Adrenalin rauschte in Finns Blutbahn.

Vor lauter Geschwindigkeitsrausch sah er den rosafarbenen Kinderwagen viel zu spät. Eine junge Mutter schob ihn in diesem Moment über die letzte Kreuzung vor dem Ortsende. Finn bremste scharf, das Hinterrad blockierte und die Hayabusa radierte einen langen schwarzen Bremsstreifen auf den Asphalt. Zeugen beschrieben später, wie Finn seitlich in den Kinderwagen einschlug. Geschrei, das fast nicht zu ertragen war. Eine verfluchte Motorradlänge hatte ihm und seiner Maschine zum Stillstand gefehlt. Der Kinderwagen wurde durch die Wucht des Aufpralls einige Meter durch die Luft geschleudert und zerschellte in voller Wucht an einem Ampelmast. Das kleine Mädchen blieb schwer verletzt liegen.

Und jetzt? Absteigen und helfen? Das konnte er nicht machen. Man würde ihm den Lappen und das Motorrad wegnehmen. Er würde sie auch nicht wiederbekommen. Niemals. Seine Entscheidung fiel im Bruchteil einer Sekunde. Die Leute standen nur da und glotzten. Niemand sagte etwas. Niemand schrie. Niemand half. Man hörte nichts als den im Leerlauf vor sich hin tuckernden Motor. Als endlich jemand zum Telefon griff, um den Rettungsdienst zu alarmieren, gab Finn Gas und verschwand in einer Seitenstraße.

Als ich zusammen mit Lenny an der Einsatzstelle eintraf, kniete die junge Mutter laut weinend im Staub neben ihrem Kind, das längst zu schreien aufgehört hatte. Während Lenny damit begann, das Mädchen zu versorgen, forderte ich weitere Hilfe an.

»Kind, weiblich, zwei Jahre alt, Verdacht auf Polytrauma mit Schädelbeteiligung. Schickt uns einen Hubschrauber und einen zweiten RTW für die Mutter.«

»1/83/1, verstanden. Braucht ihr einen Kindernotarzt?«

»Ja.« Ich warf den Hörer des Funkgeräts in die Halterung und lief zu Lenny, der gerade die Pupillenreaktion testete.

»Pupillendifferenz. Links weit und lichtstarr, rechts normal. Hoher Blutdruck. Offene Schädelverletzung am Hinterkopf. Mehrere Brüche, darunter Schienbein, Wadenbein, Unterarm links, Oberarm rechts.« Miese Karten. Scheiße. Und auch noch die schwere Verletzung am Kopf. »Ich leg' einen Zugang«, sagte Lenny.

»Alles klar. Halskrause sitzt. Absauger steht bereit.« Ich griff in den Rucksack und legte den Beatmungsbeutel bereit. Lenny nahm sich eine der winzigen, gelben Kanülen und traf die zarte Vene auf Anhieb. Ich gab dem Mädchen Sauerstoff und begann, offene Brüche mit Kompressen abzudecken. Das Pulsoxymeter zeigte 90 % an und piepte vor sich hin. Trotz der eigentlich kühlen Abendstunden fühlte ich mich wie im Höllenfeuer. Während ich das Mädchen überwachte, streifte mein Blick einige umherstehende Passanten. Eine ältere Dame weinte. Ich vermute, dass es ihr Mann war, der sie im Arm hielt. Zwei junge Mädchen standen auf der anderen Straßenseite, an eine Fußgängerampel gelehnt. Sie erinnerten mich an eingefrorene Wachsfiguren, deren Gesichter man kalkweiß angemalt hatte. Daneben stand ein Mann, der in sein Handy hineinschrie. »Unfall, Unfall«, hörte ich ihn wie von fern immer wieder kreischen. Die Polizei hatte die Hauptstraße großräumig für den Helikopter gesperrt, der zehn Minuten später landen sollte. Mittlerweile war ein stattlicher Menschenauflauf zusammengekommen.

Als wir das Mädchen in den Hubschrauber trugen, brach die Mutter weinend zusammen. Ein dicker Polizist trat an mich heran und fragte in astreinem Amtsdeutsch, ob mit dem Ableben des Kindes zu rechnen sei. Ich starrte ihn an. War ich im falschen Film? Er meinte es sicher nicht böse. Trotzdem war ich genervt, dass sich der Polizist hinter seiner

Kladde versteckte und versuchte, durch seine Verwaltungs-
sprache emotionale Distanz zu wahren. Vielleicht aber hatte
er selbst ein Kind in diesem Alter. Ich antwortete nur kurz:
»Das Mädchen könnte an seinen Verletzungen sterben, ja.«
Der Polizist erschrak spürbar. Ich drehte mich um und stieg
in meinen RTW ein, ohne ihn weiter zu beachten.

Währenddessen bog Finn in seine Einfahrt, rollte auf seiner Maschine in die geöffnete Garage und stellte den Motor ab. Er zitterte, blickte sich nach links und rechts über
die Schulter und hoffte, dass niemand ihn identifiziert hatte
oder ihm gar gefolgt war. Eine Weile stand er am Küchen-
fenster, trank Saft und beobachtete die Straße. Er hatte seinen Laptop auf die Küchenzeile gestellt und suchte nach
den neuesten Online-Meldungen. »Schwerer Unfall: Raser
tötet Kind«. Er zuckte zusammen, als er die Schlagzeile bereits 60 Minuten später las. Erleichtert registrierte er, dass
der Täter hatte unerkannt fliehen können. Die Polizei schien
also keinerlei Hinweise zu haben.

Von da an gab es für Finn keine Grenzen mehr. In unregelmäßigen Abständen stieg er auf seine Maschine und
reagierte seinen Frust auf dem Asphalt ab. Raus aus dem
deprimierenden Job, ab auf die Straße. Dort, wo er jemand
war und etwas konnte, wozu andere nicht in der Lage sind.
Man konnte ihn und das Hochbeschleunigen seiner Maschine manchmal im ganzen Ort hören. Aber bevor die Leute
etwas unternehmen konnten, war er längst davongerast.

Als ich einige Wochen nach dem schrecklichen Unfall
auf dem Weg zur Wache war, überholte Finn mich auf der
Bundesstraße. Er muss weit über 200 Kilometer pro Stunde
draufgehabt haben. Ich konnte nur die giftgrüne Maschine
und die schwarze Lederkombi samt Helm erkennen, bevor
der Biker am Horizont verschwand. In der Zeitung und im
Internet hatte ich gelegentlich Fahndungsmeldungen und

Berichte über den großen Unbekannten gelesen, der für sein selbst hergestelltes Kennzeichen mit der Aufschrift *Firehorse* bekannt war. Finn war zum dunklen Mythos geworden.

Als ich einige Monate später nachts zum Dienst fuhr, hatte ich Firehorse längst vergessen. Lenny hatte den RTW bereits gecheckt. Wir stellten uns trotz des kühlen Oktoberwetters vor die Garage, um Kaffee zu trinken und zu quatschen. Lenny hatte sich einen Zigarillo angezündet. Alles wie immer.

20.07 Uhr. In Badehose befand ich mich gerade auf einer edlen Jacht und war im Begriff, an meiner Piña Colada zu nippen, als mich der rot gummierte Alarmmelder aus meinem Nickerchen riss und mich von der Couch staubte. Bis ich mich sortiert hatte, hatte Lenny schon den Einsatz aufgenommen und wartete mit laufendem Motor vor der Garage. »Verkehrsunfall mit Lkw. Bundesstraße«, sagte er und fuhr los, bevor ich die Tür ganz geschlossen hatte. Im Rückspiegel sah ich das Rolltor herunterfahren. Der Einsatzort war keine vier Minuten entfernt. Die Leitstelle hatte zusätzlich einen Hubschrauber alarmiert, der sich jedoch noch nicht per Funk gemeldet hatte. Wir würden auf jeden Fall die Ersten am Unfallort sein.

Der Geruch von ausgelaufenem Benzin und dem Ende eines schönen Herbstes erfüllte die Luft, als ich aus dem RTW stieg. Ich schlug die Tür hinter mir zu, öffnete die Seitentür und schnappte mir den Notfallrucksack. Die Bundesstraße verlief zwar an sich zweispurig, jedoch verengten sich zwei Spuren an dieser Stelle zu einer. Genau hier war der Unfall passiert. Ich musste nicht lange nach Zeugen oder Beteiligten suchen. Der Fahrer eines warnblinkenden Lkw kam auf uns zugelaufen. Einige Meter vor dem Laster stand ein roter Alfa. An dem Sportwagen war kein Schaden zu sehen.

Umso mehr wunderte ich mich, wo die ganzen Plastikteile und das zersplitterte Glas auf der Straße herkamen.

»Schnell … da! Kommen Sie!«, rief der Lkw-Fahrer aufgeregt.

»Was ist?« Ich wusste nicht, was der Lkw-Fahrer meinte.

»Der rote Sportwagen versuchte, vor mir einzuscheren. Es war aber zu knapp. Dadurch musste ich noch etwas nach rechts ausweichen.« Der Lkw-Fahrer deutete auf seinen 40-Tonner.

»Aber das Auto ist doch unbeschädigt. Und Ihr Lkw auch«, sagte ich. Ich konnte mir keinen Reim auf die Situation machen.

»Aber das Motorrad nicht.« Die Hände des Lkw-Fahrers zitterten. Er versuchte, sich eine Zigarette anzuzünden. Die Gefahr auslaufender Betriebsstoffe blitzte mir durch den Kopf. Ich deutete dem Lkw-Fahrer, das Feuer auszulassen.

»Motorrad?« Ich hatte plötzlich ein richtig blödes Gefühl.

»Christian? Hier! Hier rüber …« Lenny war um den Lkw herumgelaufen und befand sich an der Leitplanke auf der rechten Seite.

»Ach du Sch …« Mehr konnte ich in diesem Moment nicht sagen. An der Stelle, an der die Straße einspurig wurde, hatte ein Motorradfahrer scheinbar versucht, noch schnell auf dem Randstreifen auf der rechten Seite am Lkw vorbeizukommen. Da der Lkw durch den überholenden Alfa einen zusätzlichen Schlenker nach rechts gemacht hatte, war es zu eng geworden. Viel zu eng. Der Kradlenker touchierte zuerst die Leitplanke, bevor er das Gleichgewicht verlor. Dabei machte er einen Schlenker nach links, wo sich der Lkw befand. Der Motorradfahrer stürzte und wurde von der Zwillingsbereifung der Zugmaschine überrollt. Das Motorrad schlug hin und her, kippte über die Leitplanke und blieb zerstört hinter einer Böschung liegen – für uns zunächst nicht sichtbar. Die Wucht schlug den Fahrer unter der Leitplanke hindurch. Er lag ebenfalls an der Böschung. Die Maschine kam mir bekannt vor. Grün. Der Typ in Lederkombi. Schwarz. Firehorse.

Die Polizei hatte die Bundesstraße gesperrt. Minuten später war das Notarzteinsatzfahrzeug endlich zur Unterstützung eingetroffen. Die Notärztin lief die Böschung herunter und stolperte fast. Weiße Arzt-Sandalen sind kein geeignetes Schuhwerk, um in Glas, Blut und Öl herumzulaufen.

»Wie sieht's aus?«

»Junger Mann, 30 bis 35 Jahre alt. Ist mit hoher Geschwindigkeit unter den Lkw geraten. Vermutlich ist er auch noch gegen einen Leitplankenpfosten geprallt.«

»Verletzungen?«

»Arterienabriss im Halsbereich. Halbwegs versorgt«, sagte Lenny und hielt die Kompressen an den Hals.

»Offenes Schädel-Hirn-Trauma, Thoraxbeteiligung, alle Knochen gebrochen, die brechen können. Pupillendifferenz. Druck ist 80 zu 60, Puls 130. Sieht scheiße aus«, ergänzte ich. »Bei der Begegnung mit dem Pfosten hat er sich das Bein teilamputiert. Er hat Knochenfragmente im Hals. Die Intubation war ein Glückstreffer.«

»Noch mehr schlechte Nachrichten?«, wollte die Notärztin wissen.

»Reicht's dir nicht?« Lenny hieß einen Polizisten, die Infusion hochzuhalten.

»Eine Nachricht hätte ich noch«, sagte ich.

»Ja?«

»Der Typ ist Firehorse.«

Niemand sagte mehr etwas. Das war auch nicht nötig.

Finn hatte ein sehr schweres Hirntrauma. Und er hatte einen Organspenderausweis. Es galt also, den Mann irgendwie lebend ins Krankenhaus zu bringen, damit er zumindest noch jemandem mit seinen Organen helfen konnte. Er selbst hatte keine Überlebenschance mehr.

Wir schafften es. Knapp, aber immerhin. Eine 24-jährige Krebspatientin namens Julia bekam seine rechte Lungenhälfte. Das Herz wurde in eine innerstätische große Klinik geflogen. Dadurch überlebte ein 50-jähriger Familienvater, den eine Herzmuskelentzündung einen Großteil seiner Herzleistung gekostet hatte.

Seit dem Tag des Unglücks auf der Bundesstraße sprach niemand mehr von Firehorse, der unsere Stadt einige Monate in Atem gehalten hatte. Auch das typische hohe Beschleunigungsgeräusch einer getunten Suzuki Hayabusa haben wir seitdem nie wieder gehört.

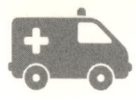

Opiumhöhle

Frau Wöbke ist eine nette ältere Dame, die der Kirche mindestens jeden Sonntag einen Besuch abstattet. Sie nimmt dann an der morgendlichen Messe teil und besucht im Anschluss noch ihren Mann auf dem Friedhof hinter der Kirche. Er ist schon vor etlichen Jahren dahingeschieden.

Frau Wöbke ging es an diesem Morgen nicht gut. Zu ihrem unerträglichen Rückenzwicken hatte sich noch eine gehörige Portion Schmerz in allen Gelenken hinzugesellt. Frau Wöbkes blasser Teint beunruhigte die anderen Teilnehmer des Gottesdienstes, die besorgt nach dem Befinden der alten Dame fragten. »Nein, nein, mir geht es gut. Ich möchte jetzt nur nach Hause«, sagte sie nur, zog ihren erdbraunen Mantel enger um ihre Schultern, rückte ihren hellgrauen Glockenhut zurecht und verließ den Kirchhof. Ein Passant, der auf den Bus gewartet hatte, reagierte blitzschnell. Er fing die alte Dame gerade noch rechtzeitig auf, als sie beim Versuch, die Straße zu überqueren, plötzlich zusammenbrach. Sie schaffte es mit seiner Hilfe gerade noch zurück bis an die Kirchenmauer.

Niemand befand sich in dem Moment in der Nähe. Die Messe war noch in vollem Gange. Der Passant hatte kein Mobiltelefon dabei. Panisch blickte er um sich und verfluchte die Situation. Mal wieder war kein Mensch da, wenn man am dringendsten jemanden bräuchte. Zwei Minuten später kam der Bus um die Ecke. Der Busfahrer erfasste die Notfallsituation sofort und rief über sein Funkgerät medizinische Hilfe.

In der Rettungswache schlug der Meldeempfänger keine zwei Minuten später Alarm und rief Lenny und mich zum

Einsatz: Wir fuhren sofort los. Die Kirche, die uns als Ort des Geschehens genannt worden war, war nicht zu übersehen. Als Lenny vom Gas ging, konnte man die alte Dame blass an die Kirchenmauer gelehnt stehen sehen.

»Mann ... was hat die denn an? Es ist viel zu warm für so einen Mantel!«

»Könnte der Grund für den Kollaps sein«, sagte ich beim Aussteigen und ärgerte mich in diesem Moment selbst über die platte Bemerkung.

»Guten Tag. Was ist denn passiert?«

»Ich hab hier auf den Bus gewartet, da kam die Dame. Anscheinend ging es ihr nicht gut. Ich bin hin und musste sie stützen – sonst wäre sie umgefallen..«

»War sie bewusstlos?«

»Das nicht. Aber reagiert hat sie auch nicht wirklich.«

»Vielen Dank für Ihre Hilfe. Es müsste mehr Menschen geben, die im Notfall Hilfe leisten«, sagte ich und packte die Blutdruckmanschette aus. Der Passant nickte und stieg in den nächsten Bus, der eine weitere Minute später eintraf.

»90 zu 70. Puls bei circa 100«, sagte ich.

»Vermutlich zu wenig getrunken und zu warm angezogen. Was meinst du?« Lenny nahm das EKG. Es war nichts Auffälliges zu sehen.

»Mir ist so schwindelig ...« Die alte Dame konnte sich kaum auf den Beinen halten. Wir betteten sie auf unsere Trage und brachten sie in den RTW.

»Haben Sie Vorerkrankungen, und nehmen Sie regelmäßig Medikamente?«

»Ach, Jungchen, ich habe das, was irgendwann alle alten Menschen bekommen. Rheuma und Rückenschmerzen.«

»Also nehmen Sie Schmerzmittel dagegen?«

»Ja. Tabletten.«

»Welche genau?«

»Ach … Sie stellen mir Fragen! Das weiß ich doch nicht. Mein Arzt sagte, die soll ich einnehmen …«

Nach wie vor verstehe ich nicht, dass Menschen Pillen schlucken, von denen sie nicht wissen, wie diese wirken. Dem Hausarzt zu vertrauen ist gut und wichtig, das stimmt. Aber gerade, wenn es um die regelmäßige Einnahme von Medikamenten geht, würde ich persönlich schon wissen wollen, worum es sich handelt. Sie nicht?

»Frau Wöbke, haben Sie Schwierigkeiten mit der Atmung?«, fragte Lenny, das Pulsoxymeter im Blick.

»Nein. Mir ist eigentlich nur schwindelig.« Frau Wöbkes Sauerstoffsättigung machte uns Sorgen. Die Sauerstoffsättigung, die man mit einem Pulxoxymeter messen kann, gibt an, wie viel Prozent des gesamten Hämoglobins mit Sauerstoff beladen ist. Der Wert war mit 85 Prozent auf ein ziemlich bedenkliches Niveau abgefallen. Nach einer starken Kettenraucherin mit einer verengten Lunge in fortgeschrittenem Stadium sah Frau Wöbke aber nicht aus. Was lief hier schief? Wir verabreichten ihr hoch dosierten Sauerstoff und knackten damit gerade einmal die 90-Prozent-Grenze.

»Haben Sie was getrunken?« Ich legte die Manschette zur automatisierten Blutdruckmessung an Frau Wöbkes linken Arm an.

»Was?«

»Getrunken. Alkohol.«

»Junger Mann … also, was erlauben Sie sich?« Frau Wöbke lief rot an.

»Beruhigen Sie sich. Mir persönlich ist es egal, ob Sie sich ab und zu einen genehmigen. Ich versuche nur herauszufinden, weshalb Ihnen schwindelig ist.« Die Sauerstoffsättigung von Frau Wöbke stieg wieder.

»Nein, ich trinke keinen Alkohol und nehme keine Drogen. Zufrieden?«

»Ich setz' mich dann schon mal ans Steuer.« Lenny stieg aus und bewegte sich in Richtung des Fahrersitzes. Die seitliche Schiebetür fiel schwer ins Schloss. Wir mussten Frau Wöbke mit ins Krankenhaus nehmen.

In der Notaufnahme ist der vorgeschriebene Ablauf eigentlich der, dass wir hineinfahren, von einem Arzt der entsprechenden, in diesem Fall internistischen, Fachrichtung empfangen werden und eine detaillierte Übergabe machen. Zur gleichen Zeit kümmern sich die Krankenschwestern oder Krankenpfleger der Notaufnahme um ein passendes Bett. Wir können dann zeitnah umlagern und das Krankenhaus wieder verlassen.

In der Realität sieht dies etwas anders aus. Treffen wir ein, kommt vom Empfang zunächst die Frage, ob wir denn ein Versichertenkärtchen dabei haben und was denn der Patient habe. Wenn wir die Frage nach der Karte verneinen, gibt es eine Rüge und ein »jetzt muss ich auch noch alles von Hand eintippen«. Ist die Antwort Ja, werden wir etwas freundlicher nach hinten durchgewunken. Zunächst kommt die Schwester oder der Pfleger und fragt ebenfalls, was denn das sei. Dann sollen wir den Patienten in ein Bett legen. Der zufällig vorbeilaufenden Schwester einer anderen Abteilung erzählen wir auf Anfrage gerne auch noch, was dem Patienten fehlt. Das Bett holen wir uns selbst und bereiten es für den Patienten vor. Irgendwann trifft dann der Internist ein. Zum vierten Mal erzählen wir nun, was der Patient hat. Viel Zeit für die Übergabe haben wir nicht – nach spätestens 10 Sekunden fängt der Arzt ungeduldig an, von einem Fuß auf den anderen zu tippeln. Das Umlagern von der Trage ins Bett übernehmen wir gerne nebenbei auch noch.

Und so lag Frau Wöbke nun im Bett, wie der berühmte Schluck Wasser in der Kurve und wartete auf den Arzt, der sich längst einem anderen Patienten gewidmet hatte.

»Frau Wöbke?«

»Mir ist nicht gut.«

»Okay.« Ich drehte mich um und erwischte eine Schwester, die zufällig vorbeilief. »Der Zustand der Patientin hat sich nochmals verschlechtert.«

»Ich hole den Aufnahmearzt«, versprach die Schwester und begab sich auf die Suche. Ich begann, Frau Wöbke zusammen mit Lennys Hilfe vom warmen Pullover zu befreien. Auch das darunter liegende Hemd rutschte etwas nach oben.

»Schau mal, was sie da hat«, sagte ich zu Lenny.

»Was ist das denn?«

»Sieht aus wie ein Wärmepflaster. Frau Wöbke? Was ist das denn?«

»Ich hatte so Rückenschmerzen und bat eine Freundin um Hilfe.«

»Nein … es sind drei Pflaster«, bemerkte ich.

Ich versuchte zu lesen, was auf den Pflastern stand.

»Meine Freundin gab mir ihre Pflaster und sagte, dass die ihr immer bestens helfen würden.«

»Lenny? Schau mal her … ich weiß, wo das Problem liegt.«

»Aha … von wegen Wärmepflaster!«

»Frau Wöbke? Sie sagten doch, dass Sie keine Drogen nehmen würden, oder?«

»Wieso? Was soll das denn schon wieder heißen?«

»Sie haben Fentanyl-Pflaster auf dem Rücken kleben – keine Wärmepflaster. Ihre Freundin ist eine sehr hochgradige Schmerzpatientin, die sogar Betäubungsmittel in Pflasterform bekommen muss.«

»Fenta … was?«

»Fentanyl ist ein sehr starkes Schmerzmittel, das in so hohen Dosen die Atmung aussetzen lassen kann. Auch sackt der Kreislauf in den Keller. Das ist, als hätten Sie einen Tag in einer Opiumhöhle verbracht.«

»Oha.«

»Aber die Schmerzen sind weg, oder?«

»Woher wissen Sie das?«

»Nur geraten. Ich bin mir sicher, dass es Ihnen bald wieder besser gehen und der Schwindel verschwunden sein wird.«

»Alles Gute, Frau Wöbke.« Lenny und ich erklärten dem Krankenhausteam die Situation und verließen die Notaufnahme mit dem Gedanken an einen Grundsatz, der einem Retter das Leben im Ernstfall wesentlich leichter macht: Erwarte das Unerwartete.

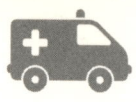

Amok

Burkhard Zollinger hastete zum Auto. Jemand folgte ihm. Er riss die Tür auf, setzte sich ans Steuer und steckte den Zündschlüssel ins Schloss seines uralten mintgrünen BMW, den der letzte Hagel mit einem gleichförmigen Dellenmuster verziert hatte. Die Agenten kamen! Sie rannten auf sein Auto zu und wollten ihn fassen. Sie hatten sein Auto schon fast erreicht. Er konnte den Motor rechtzeitig starten, parkte aus und verließ mit quietschenden Reifen die Tiefgarage.

Das Rot der Ampel prügelte auf seine Netzhaut ein. Einzelne Farben seiner Umgebung sahen für ihn aus, als wären sie völlig überbelichtet. Die Blätter erschienen ihm, als schmissen sie sich ihm in den Weg. Sie konnten ihn aber nicht aufhalten. Die vielen weißen Linien auf dem grauen Asphalt – wer hatte sie dort hingemalt? Die Regierung? Vielleicht wollten sie ihn an einen bestimmten Ort lenken und ihn am Ende töten – weil er ihren Plan durchschaut hatte. Der gelbe Baukran – er schien absichtlich auf Burkhard ausgerichtet worden zu sein. Der Kran zeigte seinen Feinden, wo er sich gerade befand. Sie alle hatten die Rechnung aber ohne ihn und seinen Raketenwagen gemacht. Ein einziger Agent hatte es geschafft und sich auf die Rücksitzbank gesetzt. Um mich zu töten, dachte Burkhard. Er gab Gas. Vollgas. Er überfuhr die erste rote Ampel und kollidierte fast mit dem Querverkehr. Autos blieben hinter ihm quer in der Kreuzung stehen. Er bremste kurz ab und sah sich um und erschrak wieder vor dem gesichtslosen Schatten auf der Rücksitzbank, der sich grün gefärbt hatte.

Doch die anderen Schemen folgten ihm weiterhin. Er musste weg und trat das Gaspedal wieder bis zum Anschlag durch. Die wartenden Autos an der nächsten roten Ampel überholte Burkhard rechts. Der Außenspiegel eines geparkten Wagens musste dran glauben. Irgendwann rauschte er an einem Streifenwagen vorbei – und an den Polizisten, die am Dönerstand ihren Döner in den Händen hielten. Sie ließen alles fallen und jagten dem grünen BMW hinterher. Währenddessen setzten sie vermutlich den Fahndungsaufruf ab und forderten Straßensperren an.

Bald waren mehrere Streifenwagen hinter Burkhard her, der unbeirrt durch den Ort jagte. Die Tachonadel stand bei 80 ... 90 ... 100 ... Bäume, Bushäuschen und Geschäfte flogen vorbei. Ein ziviles Fahrzeug der Polizei versuchte, Burkhard auf einer Landstraße zu überholen und ihm den Weg abzuschneiden. Netter Versuch, doch das würde er nicht zulassen. Die Verbrecher von der Regierung sollten ihn nicht bekommen. Ein Schlenker nach links, das Einsatzfahrzeug gerammt. Die Polizisten hielten wieder Abstand. Aber sie blieben dran.

Burkhard hielt auf eine Polizeiabsperrung zu. Sie hatten einen Streifenwagen quer aufgestellt und standen mit ausgestreckten Armen in halber Hocke da. Sie wollten ihn aufhalten, um ihn an die Agenten zu übergeben. Er zog links vorbei, über den Bordstein, rammte eine Mülltonne. Einer der Streifenpolizisten hechtete gerade noch zur Seite. Der zweite Polizist griff kopfschüttelnd seinen Funkhörer und machte Meldung.

Burkhard sah die Autobahn als seine Fluchtmöglichkeit. Hier wäre er so pfeilschnell, dass ihm niemand hinterherkäme. Der Motor brüllte. Burkhard bog mit quietschenden Reifen auf die Autobahnauffahrt ein. Dabei kamen die von der Regierung immer näher. Sie kesselten ihn ein. Er zog nach rechts und nach links und verteilte einige Beulen im Blech. Dann ein Stau, mit dem er nicht gerechnet hatte. Aber der Standstreifen war frei befahrbar. Der Tacho zeigte 180 Kilometer pro Stunde. An der nächsten Anschlussstelle wollte er noch vorbei, dann hätte er das Autobahnende erreicht und die Agenten abgeschüttelt. Aber nein. Er sah, dass er an der Anschlussstelle nicht durchkommen konnte. Zwei Lkw blockierten die Fahrbahn. Aber wieso? Er konnte nicht ausweichen oder durchbrechen. Burkhard sah die beiden Ungetüme dort stehen. Er wusste, dass es zu spät war.

Nur einige Minuten zuvor stand ich mit Lenny vor einer Eisdiele in der Altstadt. Ich hatte Stracciatella und Pistazie. Der warme Herbst warf Blätter in allen Farben von den Bäumen.

»… hat ein bislang unbekannter Autofahrer eine Polizeisperre in Ruthhausen durchbrochen. Die Verfolgung dauert an. Die Autobahn A58 ist deshalb ab der Auffahrt Ruthhausen in Richtung Broburg gesperrt. Die Autofahrer werden umgeleitet. Und nun das Wetter …« – klack. Ich schaltete das Radio mit einer knappen Handbewegung aus. Der Sprecher sollte keine Gelegenheit erhalten, mir durch die mögliche Ankündigung von Sturm und Regen die nachsommerliche Laune zu versauen. Vielleicht zwei Mal hatte ich an meinem köstlichen Eis geleckt, als uns die Leitstelle rief.

»1/83/1 oder 1/83/2.«

Irgendwie hoffte ich, dass sich der zweite RTW melden würde, bevor ich den Funkhörer aufgenommen hatte. Die hätten auch etwas arbeiten können, nachdem wir den Großteil aller Einsätze dieses Tages übernommen hatten. Aber nein. Ich nahm den Hörer, bevor der Disponent ein zweites Mal rufen oder alarmieren musste.

»1/83/1 hört und schreibt.«

»Fahren Sie: Autobahn A58, Anschlussstelle Ruthhausen: Verkehrsunfall, Notfalleinsatz. Laut Polizei ist die Autobahn gesperrt. Sie sollen in die verkehrte Richtung auffahren. Der Unfall hat sich direkt unter der Brücke ereignet.«

»Verstanden.« Ich hängte den Hörer in die Halterung. Lenny gab Gas.

Als Lenny den RTW über die Autobahnbrücke steuerte und zur Orientierung anhielt, dachte ich, wir befänden uns in irgendeinem übertriebenen Actionfilm. Bis zum Horizont sah ich Fahrzeuge mit Blaulicht – vermutlich alle von der Polizei. Streifenwagen, zivile Einsatzfahrzeuge, sechssitzige VW-Busse … zweireihig, soweit das Auge reichte. Ein Helikopter in typisch grün-weißer Lackierung kreiste in der Luft. Einen Moment lang starrte ich einfach nur mit offenem Mund in das Blaulichtgeblitze.

Die Polizisten hatten, um Burkhards BMW so schnell wie möglich zu stoppen, zwei Lkw an der Anschlussstelle beschlagnahmt, die sie v-förmig aufstellen ließen. Die Lkw zeigten wie ein überdimensionaler offener Pfeil in Fahrtrichtung – gerade so, dass ein Pkw nicht unbeschadet durchrauschen konnte. Zusätzlich veranlasste die Polizeizentrale die Sperrung der Autobahn. Auch in der anderen Richtung wurden die Autos bei den nächstmöglichen Ausfahrten ausgeleitet. So wenig Pkw wie möglich sollten sich auf der Strecke befinden, wenn es knallte. Lenny fuhr in Schrittgeschwindigkeit in die Ausfahrtsspur ein und steuerte gegen die Fahrtrichtung auf die leere Autobahn. Ein Polizist winkte mit seiner Kelle und bedeutete uns, etwas zügiger zu fahren. Es schien eilig zu sein.

Plötzlich schoss uns ein roter Punto entgegen. Sah ich nicht richtig? Die hatten doch gesagt, dass die Autobahn gesperrt sei … Der Fahrer des Punto steuerte an dem Polizisten vorbei, der ebenso erschrak wie ich. Die Polizei hatte anscheinend in der Hektik vergessen, ausgerechnet den winzigen Parkplatz kurz vor der Ausfahrt zu kontrollieren. Dort kam der Punto her. Ein Crash wäre beinahe die Folge dieser Unachtsamkeit gewesen.

Burkhards grüner BMW war nicht mit den Lkw kollidiert. Der irre Fahrer hatte rechtzeitig vor der Sperre einen schwarzen Streifen auf den Asphalt radiert und sein Fahrzeug zum Stehen gebracht. Die Beifahrertür des Wagens stand weit offen. Burkhard war überwältigt worden und lag als sorgfältig mit Kabelbindern verschnürtes Paket neben seinem Wagen auf dem Bauch. Lenny holte die Trage. Da eine Behandlung auf der Fahrbahn sinnlos war, entschieden wir, Burkhard in den RTW zu bringen. Zwei Polizisten fackelten nicht lang. Sie griffen an die Kabelbinder, hoben Burkhard hoch und wuchteten ihn wie einen Sack Mehl auf unsere Trage. Noch immer hatte ich keine Ahnung, wie schwer verletzt der Mann eigentlich war. Ich blökte einen der Polizisten an, nicht so grob mit dem Mann umzugehen.

»Er hat sich einer Kontrolle entzogen«, sagte der Oberpolizist.

»Und weiter?« Lenny überprüfte die Vitalparameter.

»Dreht ihn auf den Rücken. Er kann nicht atmen«, sagte ich, wartete und bewegte mich nicht.

Den Polizisten schien das anzukotzen. Vier seiner Kollegen trabten an, packten Burkhard und drehten ihn um. Ich forderte die vier auf, den Patienten mit jeweils einem Paar Handschellen pro Arm angemessen auf der Trage zu fixieren.

Burkhard hatte Verletzungen im Gesicht. Ein Schneidezahn fehlte. Die Unterlippe sah aus wie die eines Boxers nach der zehnten Runde. Ich vermutete eine Rangelei während der Festnahme. Burkhard Zollinger riss seine Augen auf und überstreckte seinen Kopf so, dass er nach hinten sehen konnte. Er visierte den Polizisten an, der sich hinter ihm postiert hatte. Er hyperventilierte und schien vor irgendetwas Todesangst zu haben. Drehte sich … links und rechts. Wieder links, verharrte und riss seinen lädierten Mund auf.

»KLEINE GRÜNE MÄNNCHEN… ES WERDEN IMMER MEHR … MEHR … IMMER MEHR!« Rotz lief ihm aus der Nase. Lenny visierte den Oberpolizisten an, der in seiner tannengrünen Dienstjacke und der braunen Hose am Kopfteil stand. Die ebenfalls grüne Mütze bedeckte das Gesicht.

»Die Sache mit den kleinen grünen Männchen kann ich irgendwie verstehen«, grinste Lenny.

»… aber klein sind sie nicht«, ergänzte ich und sah zu Lenny, der einen venösen Zugang klarmachte. Der Oberpolizist schien das gar nicht lustig zu finden. Vor dem RTW nahm ich die beiden beiseite.

»Der Patient ist doch nicht mit dem Lkw kollidiert, oder?«

»Nein … wieso?«

»Weil ihm ein Schneidezahn fehlt. Also?«

»Der Mann hat getobt wie ein Bekloppter. Der hat mit Absicht Autos gerammt und Menschen gefährdet. Als wir ihn endlich gestoppt hatten, ist er auf uns losgegangen. Wie irre! Der hätte uns totgeschlagen, wenn wir ihn nicht so schnell fixiert hätten.« Er sah zu seinem Kollegen. Der setzte der Erklärung ein Ende: »Dass der 'ne Schramme an der Lippe hat, ist jetzt im Moment nicht mein größtes Problem. Schau dir mal das Schlachtfeld an, das der hinterlassen hat.« Ich schüttelte den Kopf und wandte mich ab.

Spätestens seit der Patient bei uns im RTW lag, war klar: Burkhard Zollinger hatte eine schizophrene Psychose, die sich in massiven Wahnvorstellungen äußerte. Bis heute ist unklar, ob dieses psychiatrische Krankheitsbild organisch ausgelöst wird, genetisch bedingt ist oder die Ursachen bereits in frühester Kindheit liegen. Man kann nur vermuten, was bei Burkhard im Kopf passierte, als es ihm den Schalter umgelegt hatte. Die Polizei ermittelte, dass Burkhard an diesem Tag aus seiner Firma geschmissen wurde. Sein Ex-Chef beschrieb, dass er bei dem Entlassungsgespräch keinerlei Regung zeigte. Burkhard Zollinger verabschiedete sich und verließ das Büro des Verlags, um nach Hause zu fahren. Auf dem Weg zum Wagen musste ihm die Sicherung durchgeglüht sein.

Sie können sich eine Psychose ungefähr wie einen Traum ausmalen. Stellen Sie sich vor, Sie wachen morgens aus dem Tiefschlaf auf, weil Ihre Katze auf Ihnen herumtrampelt. Einen Teil Ihres surrealen Traumes nehmen Sie mit in die Realität. Sie antworten auf eine Frage, die Ihnen jemand in Ihrem Traum gestellt hat. Das, was Sie sagen, macht aber nur in Ihrem Kopf Sinn. Je mehr Sie aufwachen und über diesen Traum nachdenken, desto verworrener erscheint er Ihnen, und auch die Worte, die Sie kurz zuvor gesagt haben. Stellen Sie sich jetzt vor, Sie sind in dieser Phase gefangen. Und das war Burkhard Zollinger – ohne jede Chance, allein herauszugelangen. Er muss sich wie in einer anderen Welt gefühlt haben. Als hätte er eine göttliche Wandlung durchleben dürfen. Ab dem Zeitpunkt hatte er die Welt vermutlich wie hinter einer Milchglasscheibe wahrgenommen und versucht, das zu deuten, was sich um ihn herum abgespielt hatte.

In Begleitung der Polizei fuhren wir Burkhard Zollinger zum Amtsarzt. Mit dieser Amokfahrt hatte sich Burkhard einen Ausflug in die psychiatrische Anstalt erarbeitet. Im Krankenhaus angekommen, bestätigten Psychiater unseren Verdacht einer akuten schizophrenen Psychose. Burkhard Zollinger hatte jedoch Glück: Er gehörte zu den 25 Prozent, die so etwas nur einmal in ihrem Leben haben. Auch seinen Führerschein durfte er behalten. Die Justiz hatte es zwar versucht, jedoch konnte ihm niemand nachweisen, dass er

zu Beginn der Amokfahrt einen Hauch von Einsicht in seinen kritischen Zustand gehabt hatte. Ich erfuhr später, dass
er mit Medikamenten stabilisiert werden konnte. Die Agenten besuchten Burkhard Zollinger nie wieder.

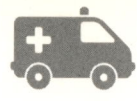

Neues von Edward Murphy

Edward Murphy war ein kluger Kopf. Nicht, dass er den Nobelpreis erhalten oder eine bahnbrechende Erfindung gemacht hätte – nein. Er hat lediglich eine Lebensweisheit begründet, mit der schon viele von uns zweifelhafte Bekanntschaft schließen durften. Murphy ist mit »Murphys Gesetz« weltbekannt geworden. Das Gesetz besagt: Was schiefgehen kann, wird auch schiefgehen – und das zum schlimmstmöglichen Zeitpunkt. Es entstand im Jahr 1949. Der Ingenieur Captain Edward A. Murphy nahm an einem Experiment der US Air Force teil. Es sollte herausgefunden werden, welche Beschleunigungen der menschliche Körper aushalten kann. Am Körper der Testperson wurden 16 Sensoren befestigt. Man konnte die Sensoren auf zwei Arten befestigen: auf die richtige und in 90° Abweichung von dieser. Das sehr kostspielige Experiment misslang, weil jemand sämtliche Sensoren falsch angeschlossen hatte. Edward Murphy formulierte sein Gesetz auf Basis dieses Experiments. Die Grundaussage ist: »Wenn es mehrere Möglichkeiten gibt, eine Aufgabe zu erledigen, und eine davon in einer Katastrophe endet oder sonstwie unerwünschte Konsequenzen nach sich zieht, dann wird es jemand genauso machen.«

Sie werden sich jetzt sicher fragen, was das mit dem Rettungsdienst zu tun haben könnte. Ganz einfach: Auch im Rettungsdienst ist Edward Murphy allgegenwärtig. Allerlei Abwandlungen und Gesetzmäßigkeiten haben sich aufgrund vieler Situationen daraus ergeben. Sie kennen das sicher auch, selbst wenn Sie nicht im Rettungsdienst beschäftigt sind. Stellen Sie sich vor: Der Chef klatscht Ihnen um

16.30 Uhr noch einen dicken Aktenordner auf den Tisch mit der Bitte, diesen in jedem Fall »noch heute« abzuarbeiten. Das war's dann mit dem pünktlichen Feierabend um 17 Uhr. Und jetzt kommt Murphys Gesetz ins Spiel: Das passiert natürlich an dem Tag, an dem Sie zwingend einen wichtigen Termin nach Feierabend einhalten müssen. Je wichtiger der Termin ist, desto unwahrscheinlicher ist die Tatsache, dass Sie ihn schaffen werden.

Im Rettungsdienst existieren zum Beispiel zwei Gleichungen für den Schichtwechsel. Frei nach Murphy heißt es: *Zeitpunkt des Eintreffens in der Rettungswache + 2 Minuten = Alarmzeit des ersten Einsatzes.* Das heißt, dass, kurz nachdem man die Wache betreten hat, garantiert sofort der Melder losschlägt und man auf einen Einsatz ausrücken muss. Hierbei ist es völlig unerheblich, ob man nun bereits 20 Minuten vor Dienstbeginn erscheint oder nicht. Wenn man dagegen wegen eines Termins selbst sehnsüchtig auf die Ablöse wartet, trifft folgende Gleichung zu: *Ablöse betritt Rettungswache – 2 Minuten = Alarmzeit.* In diesem Fall trifft der Kollege erst zwei Minuten nach meinem Ausrücken in der Wache ein.

Grundsätzlich trifft außerdem das *Gesetz über Zeit und Entfernung* zu. Je näher Sie Ihrem Feierabend bereits gekommen sind, desto weiter ist der nächste Einsatzort entfernt. Sollte der Einsatzort tatsächlich mal um die Ecke liegen, wird Ihr Fahrer den falschen Weg einschlagen. Je weiter Sie sich in den Überstunden befinden, desto größer wird die Chance darauf, von der Leitstelle auf noch einen Anschlusseinsatz geschickt zu werden.

Aber frei nach Murphy gelten noch einige andere Gesetzmäßigkeiten. Das *Gesetz der Toilette* zum Beispiel. Dass in einer Rettungswache verdammt viel Kaffee getrunken wird, wundert vermutlich niemanden. Vor diesem Hintergrund sollten Sie sich als Rettungsdienstmitarbeiter in regelmäßigen Abständen zum Lokus begeben. Wenn Sie ihr Geschäft nämlich erledigt haben, werden Sie zumindest vorerst zu keinem dringenden Einsatz alarmiert. Umgekehrt gilt der gegensätzliche Fall: Die Wahrscheinlichkeit, zu einem Einsatz gerufen zu werden, steigt direkt proportional zu Ihrem Harndrang. Daraus ergibt sich wiederum folgende Ableitung: *Je dringender Sie auf die Toilette müssen, desto länger wird der Einsatz dauern.*

Natürlich bilden die Gesetzmäßigkeiten nach Murphy auch für die Teilnehmer im Straßenverkehr keine Ausnahme. Je eiliger Sie mit Blaulicht unterwegs sind und je dringender ein Patient lebensrettende Hilfe benötigt, desto höher ist die Wahrscheinlichkeit, dass die übrigen Verkehrsteilnehmer im Straßenverkehr keine Rücksicht auf Sie nehmen.

Wenn Sie die Einsatzstelle dann erreicht haben und meinen, dass endlich alles gut sei, trifft Sie die nächste Gesetzmäßigkeit – *das Gesetz des Passanten.* Denn garantiert befindet sich ein Passant vor Ort, der seine Hilfe anbietet und zufällig auch noch Arzt ist. Jetzt werden Sie denken: »Warum beschwert sich der Strzoda deshalb denn? Das ist doch wunderbar.« Ja, wäre es auch, wenn Murphys Gesetz zufolge nicht folgende Konsequenz eintreten würde: Je mieser der Zustand des Patienten ist, desto weniger ist die Qualifikation des anwesenden Arztes von Nutzen. Bei einer Reanimation steht Ihnen folglich garantiert nur ein Gynäkologe zur Verfügung. Aber das ist natürlich nicht der Fall, wenn der Notfall gynäkologischen Ursprungs ist. Ebenso verhält es sich mit den Notarzteinsätzen. Wenn Sie einem Patienten mit einer Schnittverletzung gegenüberstehen, ist der Notarzt Internist. Hat der Patient hingegen einen Herzinfarkt oder einen Schlaganfall, handelt es sich mit Sicherheit um einen Facharzt der Chirurgie.

An einer Einsatzstelle haben Sie es oftmals mit mehreren Unfallopfern und unterschiedlichen Verletzungen zu tun. Jeder einzelne Patient muss untersucht und speziell versorgt werden. Für den faulen Retter wäre es sehr verlockend, einen Schnelldurchlauf zu machen und die Patienten nur oberflächlich einzuschätzen. Aber glauben Sie mir: Sie haben hier die Rechnung ohne das *Gesetz der Triage* gemacht. Die Schwere der Verletzung verhält sich umgekehrt proportional zur Intensität und Lautstärke der Schmerzensschreie des Patienten. Es ist nämlich keineswegs so, dass ein Patient nur leicht verletzt ist, nur weil er nicht oder nicht mehr schreit. Da kann es leicht passieren, dass Ihre Rückmeldung an die Leitstelle schlichtweg falsch ausfällt.

Das Gesetz des Einsatzleiters tut sein Übriges. Die Qualität der medizinischen Versorgung an der Einsatzstelle unterliegt der Gleichung: $X - Y$. X stellt hierbei die Hilfe durch die Rettungsassistenten dar. Y entspricht der Unterstützung, die man vom Einsatzleiter erhält. Daraus ergeben sich zwei Folgerungen: dass Einsatzleiter erstens nichts an Einsatzstellen verloren haben und dass der Grad der medizinischen Kompetenz steigt, je eher der Einsatzleiter vom Einsatz entfernt wird.

Dass alle Notfalleinsätze immer zur gleichen Zeit auflaufen, ist das *Gesetz der Gleichzeitigkeit*. Glücklicherweise betrifft dieses Gesetz eher die Leitstellenmitarbeiter, die in Schwierigkeiten kommen, wenn mehr Einsätze zusammenkommen, als Rettungswagen zur Verfügung stehen. Wir dagegen können uns schön auf unseren aktuellen Einsatz konzentrieren und Anrufe der Leitstelle geflissentlich ignorieren.

Mein absolutes Lieblingsgesetz ist das *Gesetz des Essens*. Es trifft immer und zu jeder Zeit zu. Sie können als Retter unternehmen, was Sie möchten: Es trifft Sie immer. Jeder Notfalleinsatz wartet, bis Sie mit dem Essen begonnen haben – egal, zu welcher Zeit und an welchem Ort. Ob vor der Eisdiele, im amerikanischen Schnellrestaurant oder in der netten italienischen Pizzeria nebenan. Ich muss immer schon lachen, wenn ich wieder einmal vor meinem vollen Teller in der Krankenhauskantine sitze und mich mein Piepser auf einen Einsatz jagt. Denn eigentlich hätte ich es ja wissen können. Die erste Schlussfolgerung aus dem Gesetz ist, sich Essen ausschließlich zum Mitnehmen zu bestellen. Die zweite Konsequenz ist, dass viel weniger Unfälle passieren würden, wenn der Mitarbeiter im Rettungsdienst einfach gar nichts mehr essen würde.

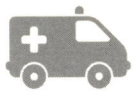

Winterträume

Als ich sie das erste Mal sah, trug sie einen meerblauen Filzmantel, der ihre ohnehin helle Haut wie milchiges Porzellan erscheinen ließ. Es ist nun schon etliche Jahre her, dass sie eines Winters zu unserem Team hinzustieß. Von Anfang an schien sie den Rettungsdienst zu lieben. Sie wurde ehrenamtliches Mitglied der Bereitschaft und fuhr ab sofort als Praktikantin mit. Bei der Vorstellung, dass sie irgendwann den schweren Notfallrucksack auf ihren Schultern trüge, musste ich damals an ein Rehkitz denken, das mit dem Packgeschirr eines Mulis beladen war. Ihre Figur schien einem filigranen Drahtgestell gleich.

»Hallo … ich bin neu hier.« Die kleine Blonde legte die rubinrote Tasche aus Polyamid mit dem schwarzen chinesischen Symbol auf den Boden. In der Wache roch es nach kaltem Rauch, ein wenig wie in einer verkommenen Bahnhofshalle. Aus dem Radio tönte die kraftvolle Stimme der Rockröhre Tina Turner.

»Makaber. Da ist ja ein Friedhof direkt hinter der Rettungswache«, sagte sie.

»Ja. Und vom Schlafraum aus kann man die Grablichter sehen. Angst?«

»Quatsch. Ich bin doch kein Kind mehr. Wenigstens ist es ruhig hier bei euch. Nicht so wie bei mir zu Hause an der Hauptstraße.«

»Wie heißt du?«

»Ich bin Valerie. Das ist meine erste Schicht als Praktikantin. Deshalb bin ich etwas aufgeregt.« Sie hielt mir die Hand hin.

»Ich heiße Christian. Der, der hinten im Rettungswagen steht, ist Lenny. Dann lass uns mal loslegen – es ist kurz nach sechs. Wir müssen die Karre checken.«

»Checken?«

»Ja. Stell dir vor, du wirst zu einer Reanimation gerufen, und die Akkus vom Defibrillator sind leer, weil du dein Auto zu Schichtbeginn nicht überprüft hast. Herzlichen Glückwunsch«

»Reanimation? Oh Gott …«

»Keine Sorge. Wir zeigen dir alles. Der Rest ist Training.«

Ich schätze, dass Valerie gerade einmal zwanzig Jahre alt war – wenn überhaupt. Sie schien die alte Wache in Nähe der Autobahn mit der grasgrünen, abgenudelten Eckcouch und dem eingestaubten Röhrenfernseher ohne Fernbedienung zu lieben. Das Gebäude mit dem kalten weißen Steingemäuer gehörte organisatorisch zu unserer Hauptwache, deckte aber einen anderen Teil des Landkreises ab. Es bestand nur aus einem Erdgeschoss und stand damals kurz vor dem Abriss zugunsten einer neuen Wache. Wenn man hineinging, betrat man zuerst die Garage mit dem provisorisch verlegten PVC-Boden, wo der Rettungswagen untergebracht war. Über einen Vorraum gelangte man in den Aufenthaltsraum der Wache. Von dort ging es direkt in den Schlafraum, von dessen beiden grauen Etagenbetten eines großen schwedischen Einrichtungshauses man bestens auf besagten Friedhof sehen konnte. In der Außenwache konnte ich mich auch mal von stressigen Schichten in der Hauptwache erholen. Kein Autolärm, keine vorbeirauschenden Lkw oder krakeelende Menschen. Ich mochte die Stille in dieser Wache – genau wie Valerie.

Valerie machte den Eindruck, als wolle sie tatsächlich irgendwann hauptberuflich im Rettungsdienst durchstarten. Immer wenn ich zu Dienstbeginn in den Hof der Wache fuhr und Valeries kobaltblauen rostigen 1987er Ford Fiesta bereits dastehen sah, wusste ich: Der Fahrzeugcheck war bereits erledigt worden. Für jemanden wie mich, der die Arbeit sicher nicht erfunden hat, war das ein willkommener Komfort.

»Wo arbeitest du im richtigen Leben?« Ich war voller Neugier, wie Valeries Alltag wohl so aussah.

»Im richtigen Leben?«

»Ja. Wo arbeitest du hauptberuflich? Vom Ehrenamt kannst du ja wohl nicht leben.«

»Unter anderem beim Friseur«, antwortete sie, »aber ich bin noch in Ausbildung. Das macht mir aber nicht annähernd so viel Spaß, wie Rettungsdienst zu fahren.«

»Unter anderem?«

»Ja. Ich bediene nebenbei im *Werk 50*. Ein Schuppen hier im Ort.«

»Kenne ich. Eine Spelunke.«

»Stimmt, aber irgendwo muss die Kohle ja herkommen.«

»Und was ist mit deinen Eltern?«

»Meine Eltern verstehen gar nichts. Sie haben anderes im Kopf, als sich mit meinen Problemen zu beschäftigen.«

»Wir können fähige Rettungsassistentinnen durchaus noch gebrauchen«, grinste ich und goss mir ein Glas Cola ein.

»Ja, daran hatte ich auch schon gedacht«, grinste sie zurück.

»Wenn es nur Menschen wie mich gäbe, wärst du als Frisörin eh arbeitslos«, lachte ich und strich mir über meine gepflegte Glatze. Wir lachten. Es blieb die ganze Nacht ruhig.

Irgendwann mitten im Sommer hatte ich wieder einmal Tagschicht in der Außenwache. Lenny und ich zogen los, um uns etwas zu essen zu besorgen. Der Friseur, bei dem Valerie noch ihre Ausbildung machte, befand sich gleich um die Ecke der Pizzeria. Ich signalisierte Lenny, dass ich schnell bei Valerie im Friseurladen vorbeisehen wollte, solange er auf die Pizza wartete. Ich war mir nicht sicher, ob ich sie dort antreffen würde. Tatsächlich saß Valerie etwas abseits vom Salon auf einer niedrigen Steinmauer. Sie hatte sich eine Zigarette angezündet und sah mich nicht. Ihr glasiger Blick fixierte den Horizont im Süden, während sie sich eine Träne wegwischte.

Erschrocken trat ich an sie heran. »Was ist los?«, fragte ich und fügte hinzu: »Entschuldige, ich wollte dich nicht überraschen.« Eigentlich wollte ich schon …

»Mir geht's manchmal einfach nicht so gut«, gab Valerie zurück. »Aber darüber will ich nicht sprechen. Nicht jetzt.« Sie stützte ihren Kopf in ihre Hände, sodass ich ihr Gesicht nicht sehen konnte. »Ich muss wieder rein. Meine Pause ist zu Ende.« Valerie drückte die nur halb gerauchte Zigarette aus und stand auf.

»Fährst du in nächster Zeit mal wieder eine Nachtschicht uns mit?«, hakte ich nach.

»Ja.«

»Lass uns da reden, in Ordnung?«

Während ich zu Lenny zurückschlenderte, überlegte ich, was der Grund für Valeries Tränen gewesen sein könnte. Hoffentlich steckte nichts Schlimmeres dahinter. Eine Depression zum Beispiel. Jemand, der an so was leidet, ist durch nichts aufzumuntern – nicht durch Zuspruch und nicht durch Witze oder sonstige Ablenkungsversuche. Im Fachjargon bezeichnet man das als den Verlust affektiver Resonanz. Wenn die Erkrankung weiter fortgeschritten ist und der Patient wirklich an einer schweren Depression leidet, verspürt er ein Gefühl anhaltender innerer Leere und empfindet oft eine völlige Sinnlosigkeit des Lebens.

Ich hatte vorerst keine wirkliche Gelegenheit, mit Valerie in Ruhe zu reden. Im Dienst ist oft einfach zu viel los für tiefsinnige Gespräche. Als ich sie jedoch kurze Zeit später dabei beobachtete, wie sie sich ein Medikament gegen eine Schilddrüsenerkrankung einwarf, war ich erleichtert. Ich sagte ihr, dass ihre Stimmungsschwankungen auch an der Schilddrüse liegen könnten. Ebenso konnte eine Anämie oder ein Vitamin-B12-Mangel für ihren Zustand verantwortlich sein. Valerie versprach, ihren Hausarzt darauf anzusprechen. Und sie gab mir ihr Wort, dass sie mich anrufen würde, wenn sie sich wieder schlimmer fühlen würde.

Ein ungutes Gefühl hatte ich trotzdem. Als Valerie bei uns anfing, war sie immer gut gelaunt gewesen, scherzte oder flirtete auch mal. Inzwischen lachte sie nicht mehr und hielt sich aus Neckereien und anderen Späßen raus. Die meiste Zeit hatte ich das Gefühl, dass sich tiefe Traurigkeit in ihr verbarg. Jeden Versuch, sie auf ihre Stimmungslage anzusprechen, blockte sie mit belanglosem Geschwafel über das Wetter oder die Nachrichten ab.

Erst einige Zeit nach unserer Begegnung am Friseurladen kam ich während einer Nachtschicht endlich an sie heran. Lenny hatte sich längst ins Bett verabschiedet, als Valerie zu weinen anfing. Endlich sprach sie – über ihre kaputte Familie, ihr verkorkstes Dasein und das Verhältnis zu ihren Eltern. Sie redete davon, wie ihre Eltern die ältere Schwester ständig bevorzugten, Valerie aber bei jeder Gelegenheit maßregelten. Aber ob so etwas ein Grund für eine schwere Depression war? Ich konnte es mir nicht vorstellen.

Valerie gestand, gelegentlich zu Alkohol und LSD zu greifen. Wenn es für sie wieder einmal besonders unerträglich wurde, verabschiedete sie sich mit dem Zeug in eine Art Winterschlaf und ließ sich in ein Meer aus Watte fallen. Immer wenn sie high war, empfand sie sich, als wäre sie in eine Eiswelt abgetaucht – in eine karge Eiswüste mit seltsam warmem und knöcheltiefem Schnee. Valerie flüchtete sich durch Drogen in ihre »Winterträume«, die sie nur durch einen irgendwo in der Landschaft aufgestellten mannshohen Spiegel aus Kristall wieder verlassen konnte. Ich bekomme noch heute Gänsehaut, wenn ich mich an diese Worte erinnere.

»War schön, wieder mit euch zu fahren«, verabschiedete sie sich nach diesem Nachtdienst und machte sich auf den Heimweg.

Ich weiß wirklich vieles über die graue Theorie depressiver Erkrankungen. Aber Theorie ist schön und gut – die Praxis sieht wie immer anders aus. Ich wusste nicht so recht, wie ich mit den Informationen und meinem Eindruck umgehen sollte.

Am übernächsten Tag nach meiner Schicht mit Valerie hatte ich wieder Dienst in der Außenwache am Rande der Autobahn. Gegen Mittag meldete uns die Leitstelle den ersten Notfall. Der Einsatz war unspektakulär. Wir wurden gerufen, um einem älteren Herrn wieder ins Bett zu helfen. Er war gestürzt und konnte nicht mehr selbstständig aufstehen. Nur noch der Druck aufs Hausnotrufknöpfchen blieb ihm übrig. Gut, dass so eine Hilfe für ältere Menschen existiert, die ihr Leben allein verbringen müssen.

Der darauffolgende Einsatz traf uns unmittelbar im Anschluss. Eine Dame kam auf dem Weg zur Arbeit mit ihrem Motorroller von der Straße ab und stürzte. Wir versorgten den Bruch des Handgelenks und brachten die Patientin in die nächste unfallchirurgische Notaufnahme.

Der dritte Einsatz fand gegen Nachmittag in der Halle eines Werkes für Automatikgetriebe statt. Ein Arbeiter hatte seine Pfote in einer Stanzmaschine eingeklemmt. Der Verletzte kam mit dem Hubschrauber in eine Handchirurgie in der Großstadt. Die Fahrt zur Klinik hätte mit dem Rettungswagen mindestens eine Dreiviertelstunde gedauert, der Helikopter benötigte nur zehn Minuten.

Als uns der Alarmempfänger um 16 Uhr erneut von der Couch fegte, war ich gedanklich eigentlich schon am Schichtende angekommen. Lenny hatte sich einen Kaffee eingeschenkt und es sich mit einer weiteren Folge »Medicopter 117« gemütlich gemacht. Er fluchte und schaltete den Fernseher aus. Jacke angezogen. Einsatzstiefel ebenfalls. Der Kaffee wird wohl wieder kalt werden. Piepser und Schlüssel eingesteckt? Auf den Beifahrersitz, Funkgerät an. Der Funkempfang war miserabel – vermutlich lag es am Wetter. Ich drückte den Status 9 auf der Tastatur des Funkgeräts. Kurze Zeit später antwortete der Disponent.

»RTW 1/83/3, fahren Sie ins Waldstück zwischen Loes und Broburg. Sie werden von einem Streifenwagen erwartet – unklarer Notarzteinsatz.« Etwas schwang in der Stimme des Disponenten. Zumindest bildete ich mir das in diesem Moment ein.

Kaum ausgerückt, gingen die Spekulationen los über das, was uns am Einsatzort erwarten würde. Lenny war der Meinung, dass es ein Fehleinsatz werden würde. Eine derartige Meldung käme nur zustande, wenn der Telefonist in der Leitstelle nicht näher nachfragte. Ich selbst hatte ein komisches Gefühl. Die ganze Zeit hatte ich die Stimme des Disponenten im Ohr.

Wir brauchten genau acht Minuten, bis wir am Notfallort eintrafen und nur fassungslose Gesichter sahen. Eine Joggerin stand weinend zwischen zwei Streifenwagen. Sie hatte das Ganze wahrscheinlich entdeckt. Ein Bauer hatte seinen Traktor daneben abgestellt, stand etwas abseits und schüttelte den Kopf. Schweiß stand auf seiner Stirn. Er war blass wie abgerahmte Milch und sah aus, als würde er gleich kollabieren.

Lenny blickte zu mir und zog am Türgriff. Der Duft von frischem Laub und Baumrinde traf unversehens meinen orbitofrontalen Cortex.

»Da hinten ist es.« Der Polizist ging schnellen Schrittes an mir vorbei und schien schwer beschäftigt. Wortfetzen drangen von weiter weg an mein Ohr, dazu das Vogelgezwitscher. Dann sah ich es. Ein schmaler Weg führte in den Wald hinein. Ich erkannte das blaue Auto. Kobaltblau. Ein Ford Fiesta, dessen Markenschild zur Hälfte abgebrochen war und dessen Farbe abblätterte wie Schneeflocken. Ich sah das Kennzeichen und fing an zu laufen.

Der Fiesta stand im Randbereich des Weges auf einer eingeebneten Fläche, wie sie zum Lagern von Baumstämmen genutzt wird. Die Beifahrertür des Wagens war einen Spalt geöffnet. Das Radio war eingeschaltet, es spielte Pink Floyd. *Wish You Were Here*. Ich fühlte mich plötzlich, als würde ich in Zeitlupe einen langen Gang entlangrennen, dessen Boden aus knetgummiartiger Masse bestand, in der ich immer weiter einsank und nicht vom Fleck kam. Langsam zog ich die Fahrertür auf.

Das blonde Mädchen hatte tiefblaue Lippen. Würde sie mir so auf der Straße begegnen, hätte ich gedacht, sie friere erbärmlich. Ihr Gesicht glich dem einer Puppe. Sie sah aus, als wäre sie aus Glas gemacht, und ihre Augen blickten ins Nichts. Ich konnte mich in ihnen spiegeln. Nur das Kajal war verwischt und verlieh ihrem Gesicht Kontrast, wie man es nur aus der Gothic-Szene kennt. Valerie war tot, und wir waren so fassungslos wie schon lange nicht mehr. Ich musste durchatmen und kniete neben dem Fahrzeugeinstieg, die Hand an ihrer ausgekühlten Schulter. Auf dem Beifahrersitz lagen Unmengen an Schachteln und leeren Blistern irgendwelcher Medikamente, deren Zusammenspiel tödlich gewesen sein musste.

»Nichts mehr zu machen, oder?« Der dicke, vollbärtige Polizist, dessen grüne Mütze verrutscht war, stand plötzlich neben mir. Ich schüttelte langsam den Kopf. »Dachte ich mir schon«, sagte er und zog seinen Schirm wieder ins Gesicht. Er wollte noch wissen, wer die Nachricht der Familie überbringen werde. Als ich nicht antwortete, ging er einfach.

Im Nachhinein fügten sich die Teile eines erschütternden Puzzles wie von selbst zusammen. Niemand hatte eingegriffen.

Als Retter sind wir häufig mit Menschen konfrontiert, die sich umbringen möchten, und wir können sie nicht aufhalten. Aber diese Menschen befinden sich woanders. In fremden, dunklen Wohnungen oder einer grell beleuchteten Tiefgarage. Oder auf der Landstraße, wenn sie planen, gegen einen Baum zu fahren. Suizid passt nicht zu den eigenen Kollegen und dem Kreis der Rettungsdienst-Mitarbeiter. Und was nicht passt, blendet man aus. Nicht, weil es einfacher ist, sondern weil es unseren Horizont übersteigt. Zumindest ging es mir letztendlich so. Auf diese brutale Lektion hätte ich ohne Bedenken verzichten können.

Einige Tage später fand die Beerdigung in einem Ort in der Landkreismitte statt. Der Friedhof lag an diesem Tag unter blauem Himmel, roch nach frischem Gras und der Wärme eines viel zu kurzen Sommers. Die Glocke klang weit entfernt und rief zum Geleit. Alle Kollegen, die keinen Dienst hatten, trafen sich an Valeries Grab. Verzerrte Gesichter versammelten sich schweigsam um einen Platz, der in ein buntes Blumenmeer getaucht war. Manche ertranken in ihren Tränen und hielten sich an ihren Taschentüchern fest. Ratlose Blicke, wohin ich sah. Ein melancholischer Abschied hilfloser Menschen, die Valerie geliebt hatten. Ich stand noch lange danach schweigend mit Lenny im Schatten einer saftigen Pinie abseits auf einem Hügel und hatte die Bilder jener schnörkellosen Eiswüste aus weißem warmem Schnee vor Augen, die mir Valerie beschrieben hatte. In meiner Vorstellung lief Valerie barfuß und nur mit einem Nachthemd bekleidet durch den knöcheltiefen Schnee und blickte immer wieder hinter sich. An der Stelle des Kristallspiegels erinnerte nur noch ein Haufen Scherben daran, dass es für sie keinen Ausgang mehr gab.

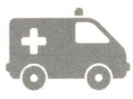

Schwanensee

»Helfer vor Ort« ist ein Prinzip, das bereits etlichen Menschen das Leben gerettet haben dürfte. Diese Helfer sind zumeist Sanitäter einer Rettungsdienstorganisation, die für die Versorgung eines abgelegenen Gebiets zuständig sind und auch dort wohnen. Wenn in diesen Gegenden ein Unfall passiert, benötigt der Rettungswagen viel zu lang, um hinzukommen. Der Helfer vor Ort überbrückt die Zeit bis zum Eintreffen des Rettungswagens mit lebensrettenden Maßnahmen, die vom Anbringen eines Druckverbands bis hin zur Reanimation und Defibrillation reichen.

Eine Ausnahme in diesem System stellte der niedergelassene Arzt Dr. Willi Mohr dar. Als Arzt war er nicht nur in der Lage, die Rolle des Helfers vor Ort zu übernehmen, er konnte auch noch zusätzlich als Notarzt eingesetzt werden.

Dr. Willi Mohr wollte sich nicht nur mit der Rolle des Notarztes zufriedengeben, nein: Er wollte mehr. Als leitender Notarzt durfte er im Großschadensfall auch andere Notärzte an einer Einsatzstelle herumkommandieren. Um dorthin zu gelangen, konnte er ein spezielles Fahrzeug sein Eigen nennen: einen roten Ford Fiesta der ersten Generation, der mit einem überdimensionalen Kojak-Light ausgestattet war – einem Magnetblaulicht.

Dr. Mohr war der typische Hausarzt, wie ich ihn mir immer vorgestellt hatte. Vermutlich weil mein Hausarzt aus Kindertagen genau so ein Typ gewesen war. Willi Mohr war untersetzt, und sein graues Haar umgab den Kopf in Form eines ausgedünnten Haarkranzes – ein sogenanntes »Schiebedach«. Nickelbrille, Schnauzbart und tiefe Furchen im Gesicht machten das Bild perfekt. Seinen Spitznamen *Dr. T* besaß er nicht umsonst. Er begleitete einen Patienten fast nie ins Krankenhaus. Dafür verabreichte er bei jeder Gelegenheit ein teuflisches Medikament, dessen Anfangsbuchstabe ihm den Spitznamen eingebracht hatte. Es handelte sich um ein sehr potentes Schmerzmittel, das jedoch in der Notfallmedizin gänzlich ungeeignet ist. Aufgrund des Wirkprofils setzt die volle Wirkung zeitlich versetzt ein, meist geschah das erst dann, wenn Dr. Mohr den Einsatzort bereits verlassen hatte. Das Resultat war immer das gleiche: Der Patient wurde beatmungspflichtig und Dr. Mohr von uns an den Einsatzort zurückgerufen. Weshalb er dieses Medikament nicht gänzlich aus seinem Medikamentenbestand gestrichen hatte, erschließt sich mir bis heute nicht.

Dr. Mohr hatte auch noch andere Freuden als die der Medizin. Er besuchte leidenschaftlich gerne die Oper. Am liebsten ging er mit seiner Frau Hilde dorthin, mit der er zum damaligen Zeitpunkt dieser Geschichte so viel Ärger hatte wie nie zuvor. Hilde machte ihm die Hölle heiß und setzte ihm die Pistole auf die Brust: »Verbringe mehr Zeit mit mir!« Sie sagte ihm klipp und klar, dass es noch andere Männer gebe und sie nicht länger bereit sei, ihn mit seinem Job als Aushilfsnotarzt zu teilen. Kurz entschlossen besorgte sie für sich und ihren Mann Eintrittskarten für einen besonderen Abend: Der *Schwanensee* sollte es sein. Sie liebte die Szene, in der der Prinz den See erreicht und Odette um Verzeihung bittet. Den *Schwanensee* mochte Dr. Mohr ebenfalls – allerdings nicht ausgerechnet an diesem Mittwoch, an dem er den Notarztdienst eines erkrankten Kollegen übernehmen sollte. »Wenn du heute Abend zu spät kommst, kannst du in der Badewanne nächtigen«, drohte seine Frau ihm und knallte die Tür ins Schloss.

Nachdem uns Dr. Mohr bereits zu Schichtbeginn vom Ärger mit seiner Frau und den abendlichen Plänen erzählt hatte, wunderte es uns nicht weiter, dass er an diesem Tag außerordentlich angespannt wirkte. Die Worte seiner Frau hallten ihm sicher im Hinterkopf nach.

15 Uhr, drei Stunden vor Dienstende: Verkehrsunfall. Unklare Lage, was auch sonst. Als Lenny und ich eintrafen, bot sich uns ein wüstes Bild. Eine junge Frau war mit ihrem Fahrzeug von der Straße abgekommen und gegen eine Begrenzungsmauer geprallt. Sie war in ihrem Fahrzeug eingeschlossen, aber ansprechbar und schien nicht schwer verletzt zu sein. Bei einem derartigen Unfall konnten wir jedoch schwere Verletzungen trotzdem nicht ausschließen.

Willi Mohr fand es nicht lustig, als sein Alarmempfänger losging. Er hatte an diesem Mittwochnachmittag zwar keine Patienten mehr in seiner Praxis, aber das Date mit seiner Frau im Kopf. »Was soll's. Es sind ja noch drei Stunden«, sagte er sich und fuhr los.

Der Einsatz zog sich in die Länge. Die Feuerwehr konnte die Patientin nicht sofort aus ihrem Fahrzeug befreien. Wenn man den Einsatz aus der Vogelperspektive hätte betrachten können, hätte man einen sich drehenden Haarkranz sehen können: Dr. Mohr lief nervös im Kreis und blickte immer wieder auf die Uhr. 17 Uhr. Mist. Um 20 Uhr begann die Vorstellung. Vorher duschen, umziehen, hinfahren. Das würde eng werden. Ein Kunstgriff musste her. Da Willi Mohr ein Arzt der alten Schule war, kannte er eine Menge dieser Art.

»Hol einen Hubschrauber«, rief er mir zu. »Anmeldung in einem Traumazentrum.« Ich wusste sofort, warum. Nun gut, die Entscheidung selbst war vertretbar, denn ein Verletzter gelangt mit dem Hubschrauber wesentlich zügiger in ein Krankenhaus. Lenny bekam den Funkspruch mit und setzte den Gesichtsausdruck eines Agenten auf, dem gerade ein konspirativer Plan eingefallen ist. Auch er hatte verstanden, dass der angedachte Besuch von *Schwanensee* die Anweisung von Dr. Mohr ausgelöst hatte. Dr. T grinste, saß im Geiste schon in der Loge und betrachtete den edlen roten Vorhang, der sich langsam nach oben…

»1/76/3?«, ploppte die Leitstelle den Gedanken an den *Schwanensee* weg. Der Arzt stapfte zu seinem Fahrzeug und nahm den Hörer auf.

»Sprechen Sie.«

»Wir haben einen Hubschrauber. Der SAR Burgenstedt 44 ist im Anflug und kurz vor der Landung.« Ein Bundeswehrhubschrauber.

»Verstanden. Besten Dank«, freute sich Willi Mohr. 17 Uhr 15. Das wurde auch höchste Zeit.

»Ihr kommt klar, oder?«, rief er uns zu, während er bereits auf dem Weg zu seinem Wagen war. Ich konnte gar nicht so schnell reagieren, wie er weg war. Willi Mohr zog die Tür ins Schloss und startete den Motor. Als ich an die Scheibe klopfte, ließ er sie widerwillig herunter.

»Was denn noch?«

»Wie machen wir das mit der Begleitung?«

»Wieso? Was für eine Begleitung?«

»Meines Wissens hat der Burgenstedter Heli keinen Arzt an Bord …«

Dr. Mohr bewegte sich keinen Millimeter – als hätte man beim Videorekorder die Pausetaste gedrückt. Nur sein Kinn sank ein kleines Stück weit herunter, sodass ich die untere Zahnreihe erkennen konnte.

»Quatsch. Die haben einen Arzt. Das weiß ich sicher. Bis dann. Ich muss weg.« Bei den letzten Worten rollte der Wagen schon los. Lenny hatte das Gespräch mitbekommen und schnappte sich den Funkhörer. Er verhandelte kurz, letztlich bestätigte die Leitstelle, was ich vermutet hatte: Der Hubschrauber hatte keinen Arzt dabei. Ich sah Dr. Mohr hinterher, der mit seinem Ford auf einer Anhöhe angekommen war. Ich konnte nur die Silhouette erkennen und sah ihn wild im Fahrzeug gestikulieren. Gleichzeitig hörte ich seinen Dialog mit dem Leitstellendisponenten über Funk. Es sah aus der Entfernung aus, als würde er dem Himmel drohen. Der Disponent blieb ungerührt, übte sein Weisungsrecht aus und befahl Dr. Mohr zurück an die Einsatzstelle. Die Reifen radierten beim Bremsen schwarze Spuren auf den grauen Asphalt.

Als die Patientin in den Helikopter gebracht wurde, stieg Dr. Mohr aus seinem Auto und sah verzweifelt aus. Ich versprach ihm, dass wir seinen Ford zu ihm nach Hause bringen würden, damit er sofort losfahren konnte, sobald er zu Hause angekommen war. Sofern er es überhaupt schaffen würde. Lenny grinste, als wir dem Hubschrauber hinterhersahen.

Kurze Zeit später klingelte ich an Dr. Mohrs Haustür. Es dauerte eine ganze Weile, bis seine Frau Hilde die Tür öffnete.

»Mein Mann ist auf einem Einsatz. Er ist nicht da.«

»Ich weiß. Ich soll Ihnen Grüße ausrichten. Er wird hoffentlich pünktlich sein …«

»Wieso? Was soll das heißen?«

»Der Hubschrauber kam ohne Arzt zur Einsatzstelle. Ihr Mann musste die Patientin in die Klinik begleiten.«

»Das ist nicht Ihr Ernst, oder?«

»Leider schon. Hier ist der Autoschlüssel, ich hab' den Wagen hergebracht. Tut mir leid. Das wird schon klappen.« Ich konnte das Wort *Scheiße* hören, obwohl Hilde Mohr die Tür längst zugeknallt hatte. Lenny und ich fuhren zur Wache zurück. Für uns war dieser Einsatz beendet. Für Dr. Mohr allerdings noch nicht ganz.

Als ich ihn irgendwann später zufällig traf, erzählte er mir, wie es damals weitergegangen war. Der Hubschrauber hatte sich um 18.30 wieder einsatzbereit gemeldet, und er hatte mit Engelszungen auf die Hubschrauberbesatzung eingeflötet, sie möge doch bitte einen Schlenker machen und ihn zu Hause absetzen. Mit einem Taxi hätte er sich den Opernabend in die Haare schmieren können. Er wusste, dass seine Frau schon losgefahren war. Willi Mohr musste aber noch nach Hause, sich umziehen und hinterherfahren.

Die Hubschrauberbesatzung willigte schließlich ein, aber auf Murphy ist ja bekanntlich immer Verlass. Nach zwei Minuten Flugzeit traf Dr. Mohr der Funkspruch wie ein Stich in die Magengrube: Die Leitstelle schickte den Hubschrauber nochmals zu einem Einsatz, und zwar ans andere Ende der Stadt. Ich kann mir bildlich vorstellen, wie Willi Mohr in seinem eigenen Arschwasser kochte und Murphy verfluchte, der ihm mit seinen Gesetzen über den Rettungsdienst in diesem Moment das Leben zur Hölle machte.

Der Einsatz dauerte nicht lange. Um 18.55 befand sich das grünweiße Lufttaxi wieder auf dem Rückweg. Der Pilot hielt seine Zusage ein und setzte seinen Passagier genau vor der Haustür ab. Dr. Mohr eilte ins Haus, ließ die Haustür offen stehen. Im Smoking kam er wieder heraus, setzte sich in seinen Ford Fiesta und fuhr mit glühenden Reifen in die Stadt. 19.50, kein Parkplatz. Im letzten Moment fand er aber dann doch einen, dem ihm beinahe noch so ein Arsch mit einem großen Mercedes weggeschnappt hätte. Aber Pustekuchen. Willi war schneller. Raus aus der Karre, die Treppen hoch. Die Eintrittskarte? Die Karte – oh Gott. Ah, gefunden. Dr. Mohr traf in der Loge ein, nahm Platz. Der rote Vorhang ging nach oben. Die ersten Klänge des *Schwanensee* erklangen aus dem Orchestergraben.

»Na also. Geht doch«, sagte seine Frau so, dass nur er es hören konnte, und sah nicht, wie sein Kopf sich vor Wut rot färbte.

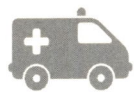

Letzter Wille

Obwohl eine Nachtschicht wesentlich belastender ist als ein Tagdienst, mag ich nächtliche Einsätze lieber. Das liegt nicht zuletzt an der Atmosphäre, die die Nachtzeit mit sich bringt. Im Sommer riecht die Nacht in der Stadt zum Beispiel nach abgekühltem Asphalt. Nachts sind die Farben der Bäume und Gräser auf den Grünflächen nahezu unsichtbar, während die Stadt nur noch durch Kunstlicht erhellt wird. Bei Regen lassen die Straßenlaternen den Teer glitzern und Häuser in kühleren Farben erscheinen. Die Nacht ist melancholischer als der Tag.

Die Müdigkeitsspitzen schlagen in der Zeit zwischen zwei und fünf Uhr zu. Wenn das Glitzern immer stärker wird und die Zementsäcke an den Augenlidern einen ins Bett befehlen.

Damals zeigte die Uhr halb zwei.

»RTW 1/83/1 für Leitstelle?«

»Sie haben Arbeit für uns?«, sprach ich ins Mikrofon.

»Gut erkannt. Fahren Sie zum Rebhuhnweg 13 bei Matthäus – ein Schlaganfall.«

Wir waren das einzige Fahrzeug auf der Straße. Ich überlegte mir, was uns an der Einsatzstelle erwarten würde und wie lange der Patient wohl bereits Symptome gehabt hatte. Ich spielte durch, wie wir vorgehen würden. Lenny würde den venösen Zugang legen und Blut abnehmen. Sauerstoffgabe, wenn die Sättigung unter den Wert von 94 Prozent abrutscht. Ich würde die Versichertenkarte gleichzeitig in unseren tragbaren Computer einlesen und den Patienten auf Knopfdruck per Funk im Krankenhaus anmelden. Vor dem Eingang zum Krankenhaus würde der neurologische Dienstarzt schon bereitstehen und den Patienten ohne weitere Verzögerung zum Computertomografen bringen. Wenn er das kritische Zeitfenster noch nicht überschritten hätte, könnte man das Gerinnsel mittels eines hoch potenten Medikaments auflösen und dabei zusehen, wie sich die Symptome des Schlaganfalls zurückbildeten. Der Patient könnte einige Tage danach zur Regeneration in eine Reha-Klinik entlassen werden. Je schneller, desto besser. Dachte ich.

Als wir vor den Eingang des ziegelroten Einfamilienhauses mit dem steilen Satteldach rollten, erwartete uns niemand. Der Rosengarten stahl uns die Sicht auf den Eingang. Licht brannte an der Hauswand und beleuchtete die Nummer 13. Der Name Matthäus leuchtete auf dem Klingelschild. Es dauerte zwei Minuten, bis wir Geräusche hörten. Eine junge Frau in der Kleidung einer Pflegedienstkraft öffnete die Tür.

»Ich glaube, er hat einen Schlaganfall«, sagte sie. Sie trat zur Seite und deutete uns den Weg in den Gang, an dessen Ende sich ein Zimmer befand. Herr Matthäus lag in einem Pflegebett, wie es üblicherweise in Krankenhäusern benutzt wird. Der Patient war offenbar pflegebedürftig und wurde deshalb von einer Fachkraft betreut.

»Guten Morgen. Herr Matthäus?«, sagte ich. Als ich ihm ins Gesicht sah, erschrak ich. Er sah nicht so alt aus, wie ich es von einem Schlaganfallpatienten erwartet hätte.

»Ich hatte vor einer halben Stunde einen Schlaganfall«, sagte er.

»Wie kommen Sie darauf?«, fragte ich und nahm die Blutdruckmanschette aus dem Rucksack.

»Ich kann meinen linken Arm nicht mehr bewegen. Es fing plötzlich an. 2006 hatte ich meinen ersten Gehirnschlag. Das hier fühlt sich genauso an«, sagte Herr Matthäus. Im

Hintergrund sprach Lenny mit der Pflegerin und bat sie um die Versichertenkarte. Herr Matthäus hatte ein rundes, faltenloses Gesicht und einen braunen Vollbart. Vermutlich hatte er stark zugenommen, weil er die ganze Zeit im Bett liegen musste und sich nicht mehr bewegen konnte.

»Wie alt sind Sie, wenn ich fragen darf?«

»53.« Ich erschrak, hielt kurz inne und nahm seine Hände. Ich bat ihn, die Augen zu schließen und die Hände mit den Handflächen nach oben von sich weg zu strecken. Wenn ein Schlaganfall vorläge und eine Seite des Gehirns betroffen war, würde einer der Arme absinken. So wie der linke Arm von Herrn Matthäus. Ich drehte mich zu Lenny:

»Wir stroken ihn.«

»In Ordnung. Die Karte habe ich schon eingelesen«, sagte Lenny. Die Pflegerin drückte mir ein Blatt in die Hand, auf dem die Vorerkrankungen von Herrn Matthäus standen. Ich erschrak erneut. Der Schlaganfall von 2006 schien noch das kleinste Problem zu sein. Ich las etwas über einen Venenverschluss und eine koronare Herzerkrankung mit lediglich 20 Prozent Restleistung des Herzens. Herr Matthäus hatte einen implantierten Schrittmacher, der gleichzeitig ein Defibrillator war. Dieser würde ihm im Falle einer lebensgefährlichen Herzrhythmusstörung rettende Stromschläge verabreichen. Gegen den Bluthochdruck nahm er einen Betablocker ein. Teile von Herrn Matthäus' Halsschlagader waren bereits gestentet – sie waren mit einem medizinischen Implantat versorgt worden, um sie offenzuhalten. Der Hausarzt hatte ihm erst vor zwei Wochen geraten, das blutverdünnende Medikament abzusetzen. Er hatte ein Aortenaneurysma festgestellt – eine dünnwandige Ausbuchtung an der Arterienwand, die jederzeit einreißen kann. Wenn das passiert, verblutet der Patient in der Regel, bevor wir überhaupt im Rettungswagen sitzen. Wenn die blutverdünnenden Medikamente jedoch abgesetzt werden, besteht erhöhte Thrombose- und damit Schlaganfallgefahr. Man hätte Herrn Matthäus durchaus als internistisches Polytrauma bezeichnen können.

Während wir mit unserer Versorgung zugange waren, lag Herr Matthäus ruhig im Bett und sah uns zu. Sein Blick folgte zunächst Lenny, der den venösen Zugang bereitlegte. Dann mir, wie ich die Reißverschlüsse der EKG-Tasche öffnete und alle Kabel herausnahm.

»Stopp. Warten Sie.«

»Herr Matthäus, wir haben nicht viel Zeit. Je schneller, desto besser ...«

»Sie verstehen nicht, meine Herren ...« Etwas an seinem Ton ließ mich innehalten. Ich sah zunächst Herrn Matthäus und dann Lenny an, der ebenfalls innehielt.

»Was meinen Sie?«, sagte ich.

»Ich möchte das nicht.«

»Sie möchten *was* nicht? Mit der Infusion können wir auch warten, bis wir im Krankenhaus sind.«

»Nein. Ich möchte, dass keinerlei medizinische Maßnahmen an mir durchgeführt werden.«

Damit hatte ich nicht gerechnet.

»Herr Matthäus ... warum? Ich verstehe nicht ...«

»Zunächst: Ich habe Sie gar nicht gerufen. Dass Sie nun hier sind, tut mir wirklich leid. Ich wollte Sie nicht von Ihrer Arbeit abhalten.«

»Herr Matthäus ... Sie *machen* uns keine Arbeit, Sie *sind* unsere Arbeit«, sagte ich.

»Ich habe es abgehakt. Sehen Sie sich die Liste meiner Krankheiten mal genauer an.«

»Ich weiß, dass Sie keine hundert Jahre alt werden.«

»Darum geht es nicht. Ich habe das komplette letzte Jahr im Krankenhaus verbracht. Ich habe eine tickende Zeitbombe in mir, die jederzeit explodieren kann. Kann mich nicht bewegen, weil es reißen könnte.« Das Aortenaneurysma, dachte ich. »Ich habe keine Lust mehr … ich sterbe sowieso bald.«

Die Pflegerin fing an zu weinen. Ich versuchte, Herrn Matthäus zu überzeugen, sich behandeln zu lassen.

»Sie können doch noch nicht sagen, wie lange Sie noch zu leben haben. Stellen Sie sich vor, Sie haben noch zehn Jahre. Wenn Sie jetzt mit uns fahren und Ihren Schlaganfall therapieren lassen, dann verringern wir das Risiko einer Lähmung.«

»Ich weiß.«

»Wenn die Hand gelähmt bleibt und Sie noch zehn Jahre leben – wie wäre das?«

»Ich schätze Ihren Einsatz. Aber ich sterbe bald. Ich habe unzählige Erkrankungen, von denen jede einzelne jederzeit zu meinem Tod führen könnte.«

»Aber …«

»Ich habe damit abgeschlossen. Mir geht es sonst soweit gut. Außer dass ich bald sterbe.«

Eine bedrückende Stille durchzog den Raum. Die Pflegerin verließ weinend das Zimmer. Ich sah Lenny an, dann wieder den Patienten.

»Ich respektiere Ihren Wunsch. Natürlich. Aber gestatten Sie mir eine Frage …«

»Ja?«

»Gibt es nicht Menschen, denen Sie fehlen werden?«

»Doch. Ich habe eine Schwester. Sie ist auf meiner Seite und unterstützt mich. Mein Wunsch ist ihr sehr wichtig.«

Ich stand eine Weile still neben Herrn Matthäus, unfähig, etwas zu sagen. Lenny hatte schon begonnen, unser Equipment zusammenzupacken.

»Wollen Sie es sich nicht noch einmal überlegen?«

»Ich möchte nicht mehr. Ich bin im Besitz meiner geistigen Kräfte – ich bin in Bezug auf Situation, Zeit und Ort sehr wohl orientiert.«

»Ich sehe, Sie kennen sich aus …« Ich atmete aus. »Ich habe Hochachtung vor Ihnen«, sagte ich. »Und vor Ihrer Entscheidung.«

»Danke.«

»Sie wissen, was Sie wollen, und ziehen es durch. Das haben Sie den meisten Menschen voraus, die ich kenne.«

Herr Matthäus musste lachen. »Wenn Sie die gleichen Krankheiten hätten, die ich habe, und nur wegen eines Augenzwinkerns sterben könnten, würden Sie ebenfalls keine Zeit verlieren.« Er blickte mich gefasst an.

Es war klar, dass wir hier nichts ausrichten konnten. Uns blieb nichts anderes übrig, als den Willen von Herrn Matthäus zu respektieren. Noch heute hat er meine Hochachtung und meinen Respekt für eine Entscheidung, die ich selbst nicht einfach so treffen könnte.

»Ich wünsche Ihnen alles Gute – was auch immer passieren wird. Sie sind ein beachtenswerter Mensch. Schön, dass ich Sie kennenlernen durfte.« Ich drückte seine Hand. Herr Matthäus nickte und lächelte.

»Danke. Und entschuldigen Sie nochmals, dass Sie hierherfahren mussten.«

Mir war hundeelend, als wir das Haus verließen. Der Reiz des Nachtdienstes hatte einen Dämpfer bekommen. Denn wir Retter sind es gewohnt, alles Denkbare für den Patienten zu unternehmen, um ihn oder dessen Gesundheit zu retten. Wir betreiben Individualmedizin und geben unser Bestes. Wir verfügen über ein Equipment, das an eine rollende Intensivstation erinnert. Trotzdem stoßen wir auf Situationen, in denen wir einfach nur zusehen müssen und nichts unternehmen können – oder eben auch dürfen. Dass

Menschen einfach sterben dürfen, weil sie das für sich selbst so entschieden haben, ist richtig.

Zwei Stunden später wurden wir übrigens erneut in den Rebhuhnweg 13 gerufen und trafen zeitgleich mit dem Notarzt ein. Herr Matthäus hatte es geschafft.

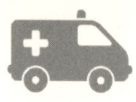

Ausgesetzt

Die junge Frau stand um drei Uhr früh mit Sorgenfalten auf der Stirn neben ihrem Mann, der mit schmerzverzerrtem Gesicht im Bett lag. Es hatte mit stechenden Schmerzen in der Seite angefangen – und der Schmerz war immer stärker geworden. Da die Leitstelle beim Patienten einen Herzinfarkt annahm, schickte sie nicht nur Lenny und mich mit dem Rettungswagen, sondern zusätzlich Notarzt Levin und dessen Fahrer Dieter.

Den Verdacht auf einen akuten Herzinfarkt hatten wir sehr schnell fallen lassen können – der Schmerz war eindeutig bewegungsabhängig. Bei einem Infarkt ist der Schmerz jedoch durchgängig vorhanden. Alles deutete auf eine Interkostalneuralgie hin – einen harmlosen, aber ekelhaften Nervenschmerz entlang eines Nervs zwischen den Rippen an der Brustwand. Wir beruhigten den Mann und beschwichtigten die Ehefrau: keine Lebensgefahr – nicht einmal annähernd. Noch schnell die Patientendaten aufgenommen, ein paar Sachen gepackt und geklärt, in welches Krankenhaus es gehen sollte, dann konnte der Patient in den Rettungswagen gebracht werden.

Gerade wenn alles scheinbar völlig ›normal‹ abläuft, schleichen sich gelegentlich klitzekleine Fehler ein. Niemand ist um drei Uhr nachts gesprächig und möchte bei einem derart trivialen Einsatz noch großartig diskutieren. Auch Notarzt Levin hatte nur einen sehnlichen Wunsch: das eigene Bett so schnell wie nur irgendwie möglich wieder zu erreichen. Levin sprach grundsätzlich nicht gerne. Auch bei Tag fallen seine ärztlichen Anweisungen so spärlich aus, dass man sich als Retter alles selbstständig zusammenreimen muss. Also wickelten Lenny, Dieter und ich den Einsatz komplett ab, ohne weiter mit Levin gesprochen zu haben.

Und genau hier kommt das Schweizer-Käse-Modell nach dem englischen Psychologen James Reason zum Tragen. Reasons Ansicht nach können viele kleinere an und für sich nicht gravierende Fälle menschlichen Versagens zu einem großen Knall führen. In jedem Ablauf oder jeder Handlung sind üblicherweise eine ganze Reihe von Sicherheitsbarrieren installiert. Diese Barrieren jedoch sind löchrig – so wie der berühmte Schweizer Käse. Einzelne Sicherheitsbarrieren können durch einen Fehler überwunden werden. Im besten Fall sorgt bereits die erste Barriere dafür, dass der Fehler nicht »durchrutscht«. Spätestens die nächste Käsescheibe sorgt meist dafür, dass ein Fehler ohne Konsequenzen bleibt. Befindet sich in jeder Käsescheibe beziehungsweise auf jeder Sicherheitsebene ein Loch, und rutscht der Fehler bis ans Ende durch, kommt es zum Debakel. Je größer die »Löcher in der Käsescheibe«, desto leichter rutscht der Fehler durch.

In unserem Fall war das Loch in der ersten Scheibe Käse Dieter, der dachte, dass Notarzt Levin den Patienten im Rettungswagen begleiten würde. Lenny und ich stellten als Besatzung des RTW das zweite Loch dar. Wir nahmen ebenso falsch an, Levin würde den Patienten nicht begleiten und im NEF wieder zurück zur Wache aufbrechen. Es gibt nämlich verschiedene Möglichkeiten: Entweder begleitet der Notarzt den Patienten ins Krankenhaus oder eben nicht, weil der Zustand des Patienten stabil genug ist. Manchmal ergänzt der Notarzt den Transport zwar, fährt aber im warmen und gemütlichen NEF hinterher. Manche Ärzte begleiten auch nur im NEF, weil ihnen beim Schreiben ihres Notarztprotokolls hinten im RTW schlecht wird. Eine

Grundvoraussetzung für einen erfolgreichen Einsatzablauf ist, dass irgendjemand klärt, was der Notarzt zu tun gedenkt. Und eben das hatte niemand von uns getan.

Nicht wirklich Einfluss auf die Angelegenheit hatte Levin. Er hielt sich nämlich zum Zeitpunkt des Transportbeginns in die Klinik noch in der Einfahrt des Hauses auf und sammelte seine hinuntergefallenen Unterlagen ein. Dies hatte eine Konsequenz: Levin befand sich zum Zeitpunkt der Abfahrt weder an Bord des RTW, noch saß er im NEF. Und niemand hatte es bemerkt.

Jetzt meinen Sie sicher: »Ach, dann ruft er halt schnell in der Leitstelle an und klärt die Sachlage auf. Das NEF dreht daraufhin um und die Sache ist gegessen. Aber Fehlanzeige.

Levin sah, dass das Team davonfuhr, bekam noch ein »Hey, wartet!« heraus, kam aber nicht so schnell vom Fleck, wie er es gerne gewollt hätte. Levin trug keine leuchtend rote Einsatzjacke, die zu diesem Zeitpunkt unter den Ärzten verpönt war. Folglich sah niemand von uns, wie er winkend in seiner schwarzen Jacke hinter den Autos herrannte. Sofern man hier von Rennen überhaupt sprechen kann, denn Levin war vom Schlanksein so weit entfernt wie ein kaukasischer Bergesel vom Fliegen.

Levins erstes Problem: Er besaß kein Mobiltelefon. Er konnte uns also nicht hinterhertelefonieren. Handys waren damals so rar wie saubere Toiletten an einer Autobahnraststätte. Um ein Haus mit Telefonanschluss zu erreichen, musste der dicke Levin schon einige Kilometerchen zurücklegen – der Hof lag mitten in der hinterländlichen Einöde fernab jeglicher Zivilisation. Auf dem Hof selbst konnte er nicht mehr telefonieren, denn die Ehefrau des Patienten war zu Lenny in den Rettungswagen eingestiegen, um ihren Mann ins Krankenhaus zu begleiten. Eine Telefonzelle existierte in diesem Ein-Haus-Ort auch nicht. Levins einzige Chance auf zügige Hilfe: ein zufällig durchfahrendes Auto. Aber Sie können sich sicherlich denken, dass um mittlerweile halb vier Uhr morgens unter der Woche nur wenig Verkehr auf der Landstraße herrschte.

Der Transport dauerte relativ lang, weil dem Patienten aufgrund der entgegengesetzten Fahrtrichtung, in der die Trage nun einmal im Fahrzeug befestigt war, immer wieder übel wurde. Lenny war gezwungen, mit niedriger Geschwindigkeit zu fahren. Gelegentlich mussten wir halten. Ohne sonstige Zwischenfälle erreichten wir das Krankenhaus 45 Minuten später. 45 Minuten, die Levin an einer finsteren Landstraße verbringen durfte. Lenny hielt an, ich stieg ebenfalls aus, öffnete die Hecktüren. Die Übergabe im Krankenhaus – kein Problem. Dieter, der kurz nach uns angekommen war, wartete im NEF.

»Den Einsatz hätten wir uns sparen können.« Ich stand in der geöffneten Beifahrertür und schrieb meine Dokumentation im Stehen, während ich Lenny meinen Unmut mitteilte.

»Ja. Der Patient hätte den ärztlichen Bereitschaftsdienst gebraucht. Der hätte ihm ein Schmerzmittel gegeben und ihn zu Hause gelassen.« Lenny zog am Zigarillo und sah zum Krankenhauseingang.

»… aber nein … Levin musste ihn ja unbedingt ins Krankenhaus einweisen.«

»Apropos: Warum ist der überhaupt hinter uns hergefahren?« Ich sah zu Dieter und erkannte, dass niemand auf dem Beifahrersitz saß. In dem Moment stieg Dieter aus und kam auf uns zu.

»Der braucht heute wieder extralang, oder? Da hat wohl 'ne schicke Internistin Dienst.« Dieter zog eine Schachtel aus der Jackentasche und pfriemelte eine Zigarette samt Feuerzeug heraus.

»Wieso? Wir dachten, ihr seid nur hinterhergefahren …«, sagte ich. Lenny sah mich an, ich sah zu Dieter.

»Ich dachte, Levin hat bei euch hinten drin begleitet …« Dieter sah mit dem zerknautschten Gesichtsausdruck eines Monchichis zum Krankenhauseingang.

»Nein, hat er nicht. Bei uns ist er nicht eingestiegen.« Lenny zog einen Mundwinkel nach oben.

»Ach du Scheiße.« Dieter machte auf dem Absatz kehrt. Die Zigarette fiel zu Boden. Er ging schnellen Schrittes zum NEF, riss die Fahrertür auf und nahm den Funkhörer in die Hand.

»Leitstelle vom 76/1. Wir haben ein Problem.«

»Das wissen wir, 76/1. Hier hat gerade einer angerufen, der behauptet, Notarzt zu sein. Er steht in einem Kaff namens Kuhbach, ungefähr drei Kilometer nördlich eurer Einsatzstelle. Und er sagt, dass ihr einfach ohne ihn weggefahren seid.«

»Er soll da bleiben, wo er jetzt ist. Ich hole ihn ab.« Dieter startete den Wagen und fuhr wortlos davon.

Levin redete zunächst kein Wort mehr mit uns. Er glaubte uns erst nicht, dass es sich um ein Versehen gehandelt hatte. Ganz abgesehen davon hätte es ihm hinsichtlich seiner Figur nicht geschadet, wenn er öfter mal zu Fuß zum Einsatz und wieder zurückgelaufen wäre. Einige Tage später hatte sich der Ärger gelegt. Ab dem Zeitpunkt konnte er auch seinen neuen Spitznamen akzeptieren: The Running Doc.

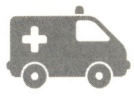

Freier Fall

Sich über Kleinigkeiten jeglicher Art aufzuregen ist schon beinahe ein Volkssport. Manchmal bringt einen eine Äußerung eines Arbeitskollegen in Rage und versaut einem den ursprünglich schönen Tag. Magenschmerzen und schlechte Laune als Resultat – für nichts und wieder nichts. Für manche ist es wiederum das größte Problem, dass das neueste Smartphone zu teuer ist. Der nächste hat daran zu knabbern, dass der unsympathische Vertickerer im Handyshop so rotzig aufgetreten ist, als wolle er überhaupt nichts verkaufen. Genauso im Straßenverkehr. In diesem Fall muss ich mir allerdings erst mal an die eigene Nase fassen: Ich lasse keine Gelegenheit aus, den Vorausfahrenden als »Esel mit Führerschein« zu bezeichnen und mich lautstark über dessen Fahrstil auszukotzen – obwohl meiner höchstwahrscheinlich kein Stück besser ist. Oder man steht im Stau und schimpft darüber, welche Napfsülze dafür verantwortlich ist, dass man wieder zu spät kommt. Dabei sollte sich jeder von uns glücklich schätzen, nicht die Ursache für das Verkehrschaos zu sein.

Merken Sie, worauf ich hinaus möchte? Genau: Tatsächlich gibt es Dinge, die wesentlich erschütternder sind, als sein neues iPhone nicht im ersehnten Eitergelb bekommen zu können. Versuchen Sie sich den entsetzlichsten Tag Ihres Lebens vorzustellen. Potenzieren Sie das Grauen dieses Tages dann mit der Zahl 100. Sie erhalten einen Tag, der Ihr Leben für immer verändern wird. Einen Tag, der so schlimm ist, dass Sie am liebsten nie wieder aufwachen möchten. Einen Tag wie ihn Ulf Mang erlebt hat.

Wir alle kannten Ulf. Nach seinem Medizinstudium arbeitete er als Assistenzarzt in der Klinik und begann dann als Notarzt bei uns. Der Job taugte ihm. Er liebte die medizinische Herausforderung und den Nervenkitzel, wenn er auf den nächsten Einsatz wartete. Ulf war ein stiller Typ und schmunzelte immer nur so in sich hinein. Er benahm sich zurückhaltend und unauffällig. Sprach leise, aber handelte umso bestimmter. Da er großes Fachwissen und ein sicheres Auftreten an den Tag legte, fühlte ich mich als Retter an seiner Seite sehr wohl. Wenn ich ihn sah, musste ich an den Neurochirurgen Dr. Derek Shepherd aus der Serie »Grey's Anatomy« denken. Die Ähnlichkeit war verblüffend.

Ein Mai im Sommer. Ulf hatte Nachtdienst. Ich muss Ihnen vermutlich nichts über einen typischen Nachtdienst in einem großen Krankenhaus erzählen. An Schlaf ist kaum zu denken. Nach einem anstrengenden Tagdienst und einem Haufen Patienten folgt der Bereitschaftsdienst. Der Arzt soll sich dann eigentlich ausruhen und nur noch für besondere Notfälle verfügbar sein. Das mit dem Ausruhen funktioniert aber häufig nicht. Zwar sollte auch der Oberarzt erreichbar sein, aber was Sie aus diversen Arztserien kennen, entspricht durchaus nicht selten der Realität. Tatsächlich sieht die eher so aus: »Rufen Sie mich nur, wenn auf der Autobahn ein vollbesetzter Reisebus umgefallen ist. Sie kommen alleine klar. Verstanden?« Widerworte oder Zuwiderhandeln könnten in so einem Fall schnell zum »Edeka«-Vermerk in der Personalakte führen, was so viel heißt wie: Ende der Karriere.

Am Morgen nach seinem Dienst war Ulf froh, endlich nach Hause fahren zu können. Dort wartete aber eigentlich noch eine Aufgabe auf ihn: Seine drei Kinder mussten in den Kindergarten. Zu Hause angekommen, steuerte Ulf jedoch nur noch umweglos in Richtung Bett. Wenn seine Frau Monica an diesem Tag nichts vorgehabt hätte, wäre das auch kein Problem gewesen. Aber sie hatten es abgesprochen: Sie wollte den Hausputz erledigen und danach zur Arbeit. Er sollte die Kinder fahren. Aber Ulf konnte sich einfach nicht aufraffen – so gern er gewollt hätte. Die Erschöpfung zog wie Blei an seinen Armen und Beinen. Und weil es nicht das erste Mal war, dass Ulf sich nicht an die Vereinbarungen hielt, entbrannte ein böser Streit zwischen ihm und Monica. Da die Diskussion ausweglos erschien, nahm Monica schließlich die Kinder und ihren Autoschlüssel und verließ das Haus, ohne sich zu verabschieden.

Ulf konnte nicht richtig schlafen, ohne die Sache aus der Welt geräumt zu haben. Es gelang ihm nicht. Nach einer Stunde schreckte er auf, weil er von draußen irgendetwas gehört hatte. Aber niemand war da. Das Haus war leer. Wo blieb Monica nur? Vielleicht hatte sie eine Panne? Die alte Kiste, an der der Lack wie Schnee abblätterte, hatte wirklich schon bessere Zeiten erlebt. Ulf nahm sich den Schlüssel seines blauen Fiats und machte sich auf den Weg.

Die Diode des abgegriffenen blaugummierten Piepsers blinkte rot und fordernd. Die Alarmdurchsage des Disponenten klang angespannt: »Zweiter Alarm für den RTW 1/83/2. Notfalleinsatz – zweite Alarmierung.« Schon schellte das Diensttelefon in der Wache.

»Ja?«

»Leitstelle, Tom hier. Wo bleibt ihr? Ich habe einen Notfalleinsatz für euch.« Ich hatte Mühe zu verbergen, dass ich gerade aus dem Tiefschlaf gerissen worden war. Den ersten Alarm des Funkempfängers hatte ich schlichtweg überschlafen.

»Ach? Komisch. Der Melder ist gar nicht gegangen …« Lenny grinste, als er mich das sagen hörte, und zog seine Jacke an. Auch er sah zerknautscht aus, als ob er um drei Uhr früh durch helles Flutlicht geweckt worden wäre. »Wir sind unterwegs«, antwortete ich dem Disponenten und legte auf.

Aus der Wache heraus ging es über den Hof in die alte, vergammelte Garage, in der sich manchmal das Regenwasser sammelte. Rolltor hoch, den Status 9 am Funkgerät für die Übernahme eines Notfalls gedrückt. Die Leitstelle gab uns einen unklaren Verkehrsunfall durch.

Die Müdigkeit verpuffte, als wir die Einsatzstelle erreichten. Ein dicklicher Lkw-Fahrer stand in schmuddeliger schwarzer Cargohose und weißem Feinripp-Hemd auf einer Verkehrsinsel an einer Kreuzung und starrte ins Nichts. Er schwitzte und zitterte. Anscheinend war ein Auto in den Randbereich der Landstraße abgekommen, hatte auf dem Weg noch drei Leitpfosten mitgenommen und war an der Kreuzung seitlich gegen den Lkw gefahren und daruntergeraten. Die Scheibe des Lasters war anscheinend durch den harten Aufprall geborsten. Das Dach des Pkw lag auf der Straße. Überall Scherben, Plastikteile, Öl und der Geruch nach Benzin. Das leuchtgrüne Zeug auf der Straße musste Kühlerflüssigkeit sein.

»Ich kann nichts dafür …«, stammelte der Lkw-Fahrer.

»Wofür? Was ist passiert?«, hakte Lenny nach.

»Ich stand nur da und wollte rausfahren …«

»Und dann?«

»Ich wollte rechts abbiegen. Der Wagen kam von links und war ziemlich schnell. 200 Meter vor der Kreuzung kam er ins Schlingern. Es sah aus, als hätte der Fahrer das Lenkrad verrissen.«

»Dann ist er mit Ihnen zusammengestoßen«, ergänzte Lenny.

»Ich konnte doch nichts machen …« Der Lkw-Fahrer sank auf der Insel weinend in sich zusammen. In der Ferne waren die Einsatzhörner der Feuerwehr zu hören, die wir dringend benötigten. Wir mussten uns einen Überblick über den Unfall verschaffen, kamen aber nicht an das weiße Auto heran, dessen Blech wie mit dem des Lkw verschmolzen war. Ich konnte einen Arm sehen. Er hing aus dem Fahrerfenster heraus. Lenny schrie, dass er im Fond die Insassen sehen könne. Wir mussten zusehen, dass die Feuerwehr den Wagen unter dem Lkw hervorholte. Bis dahin konnten wir nicht feststellen, ob in dem Wrack überhaupt noch jemand lebte. Der zerstörte Unfallwagen musste wohl einmal ein Toyota gewesen sein.

Ich rief die Leitstelle über Funk.

»Leitstelle von RTW 1/83/2, Lagemeldung.«

»Bitte kommen Sie«, krächzte der Disponent ins Telefon.

»Zwei beteiligte Fahrzeuge, ein Patient mit Schock. Ein Wagen ist unter einen Lkw geraten. Zugang zum Auto und den Insassen ist nicht möglich.«

»Was brauchen Sie?«

»Wir müssen von einem vollbesetzten Pkw mit mehreren Schwerverletzten ausgehen. Schickt uns alles, was Räder und Blaulichter hat. Hier brennt es.« Ich wunderte mich darüber, dass sich meine Stimme überschlug. Solange die Feuerwehr nicht eingetroffen war, konnten wir nichts ausrichten. Ich sah mich um. Mittlerweile hatte sich ein langer Stau in beide Richtungen gebildet. Einige Leute waren aus ihren Autos ausgestiegen und glotzten. Sie würden vermutlich nicht rechtzeitig zur Arbeit kommen.

In solchen Situationen zieht sich die Wartezeit ins Unendliche. Tatsächlich dauerte es gar nicht lange, bis die Feuerwehr eintraf. Lenny griff sich den Kommandanten und besprach mit ihm, wie wir weiter vorgehen sollten. Das Auto unter dem Lkw musste so schnell wie möglich geborgen werden.

Das viertnächste Auto in der Schlange der Wartenden kam mir bekannt vor. Der blaue Fiat –Ulf fuhr solch einen Wagen. Da stieg er auch schon aus und kam auf mich zu.

»Kann ich euch helfen? Ich komm' sowieso nicht durch.«

»Hallo, Ulf, immer gerne. Der Notarzt ist zwar auf Anfahrt, braucht aber noch ein paar Minuten.«

»Was gibt's?«

»Ein Unfall. Sieht nach was Schwerem aus. Die Feuerwehr trennt gerade das Auto vom Lkw. Bis dahin kommen wir nicht ran.« Ich sah, wie ein zweiter Rettungswagen an der Verkehrsinsel hielt und Kollege Rainer heraussprang. Lenny erklärte ihm die Lage und deutete mit dem Finger irgendwohin. Ich wandte mich wieder Ulf zu, der etwas näher an den Lkw herangetreten war.

»Wohin bist du unterwegs?« Ich versuchte, die Zeit zu überbrücken.

»Meine Frau ist nicht nach Hause gekommen. Sie wollte die Kinder in den Kindergarten bringen. Wahrscheinlich hat sie eine Panne und konnte mich noch nicht erreichen. Ihr alter Toyota ist nicht mehr so taufrisch… da ist mehr Rost dran als weiße Farbe.«

Vor meinen Augen blitzte es auf – das weiße Blech unter dem Lkw und das abgeschlagene, silberglänzende Logo, das aus drei miteinander verbundenen Ellipsen bestand. Toyota.

In diesem Moment realisierte Ulf es ebenfalls. Sein Gesichtsausdruck erstarrte wie in Erz gegossen. Er sah starr an mir vorbei und fixierte einen Teil des Pkw, den die Feuerwehr mittels einer Hydraulik vom Lkw trennte. Ulf kam mir in diesem Moment wie jemand vor, dem man die Seele geklaut und gegen etwas ersetzt hatte, das man fernsteuern kann. Seine Bewegungen waren steif, als er losging. Die Lippen um die gebleckten Zähne fingen an zu zittern. Ich lief neben ihm her, packte ihn am Arm und versuchte ihn abzuschirmen und ihn nicht zur Unfallstelle durchzulassen. Aber er ging einfach starr geradeaus, als wäre er ferngesteuert. Ich rannte an ihm vorbei und rief nach Lenny und Rainer.

»Rainer, schnapp dir deinen Kollegen. Kümmert euch um Ulf. Wir übernehmen die Leute im Auto.«

»Was macht Ulf hier? Was ist passiert?«, fragte Rainer.

»Ich glaube, dass seine Frau mit den Kindern unter dem Lkw liegt ...«

Keiner der beiden sagte etwas. Der Schock stand ihnen in die Gesichter geschrieben. Rainer lief los. Zusammen mit seinem Kollegen übernahm er die Betreuung von Ulf und schaffte ihn irgendwie in seinen RTW.

Ich hetzte unterdessen mit Lenny zum Wrack und konnte das ganze Ausmaß der Katastrophe zwar sehen, aber nicht begreifen. Die Frau lag unnatürlich verdreht und einge-klemmt zwischen Vordersitz und Mittelkonsole. Ihr glasiger Blick verlor sich im Nichts. Aus dem Brustkorb ragte ein Me-tallteil heraus und nahm uns jede Hoffnung auf Rettung. Auf der Rücksitzbank lagen die drei Kinder – alle tot. Das Dach hatte das Kind in der Mitte des Fonds zum Teil enthauptet.

Nach und nach trafen weitere Rettungswagen, Notärzte und die Polizei ein. Eine Besatzung kümmerte sich um den Lkw-Fahrer. Irgendwelche Journalisten fuhren mit gelber Warnleuchte auf dem Dach und Presseschild in der Scheibe an der Autoschlange vorbei und stellten sich in die erste Reihe. Ich wusste nicht, woher die Pressemeute so schnell Wind von dem Unfall bekommen hatte. Die Rechnung hat-te sie aber ohne uns gemacht. Ich nickte dem Kommandan-ten der Feuerwehr zu, der schon wusste, was zu tun war. Mit seinen Leuten baute er einen Sichtschutz auf. In sämtlichen Acht-Uhr-Nachrichten würde ohnehin noch reißerisch über diesen Verkehrsunfall berichtet und alles bis ins widerlichste Detail ausgeschlachtet werden. Das reichte zur Genüge. Ich stieg zu Ulf und Rainer in den RTW und löste Rainer ab, der noch immer Ulf in Obhut hatte. Rainer ging zum Funkgerät und versuchte eine Zielklinik zu organisieren.

»Ich muss doch nach Hause.« Ulf nestelte am Gurtschnapper und wollte sich wieder abschnallen. Ich setzte mich so auf den Notsitz, dass ich ihm den Ausgang versperrte.

»Wieso nach Hause?«

»Mittlerweile müsste meine Frau zurück sein. Sie hatte heute so viel vor.«

»Ulf?«

»Ja?«

»Bleib hier. Bleib sitzen.« Ulf blieb auf seinem Platz.

»Warum? Ich muss gehen …«

»Sie konnten diesen Unfall nicht überleben.«

»Nein …«

»Der Unfall da draußen …«

»Meine Frau wollte die Kinder in den Kindergarten bringen. Sie müsste schon zurück sein.«

»Es tut mir so leid …« Mir fehlten die Worte, und für einen Moment herrschte nur Schweigen. Ulf sank in sich zusammen.

»Weißt du, dass wir gestritten haben, bevor sie gegangen ist?«, flüsterte er. Ich begann zu frösteln.

»Nein. Das wusste ich nicht.« Mir versagte die Stimme. Ich war froh über Rainers Rückmeldung, eine Zielklinik gefunden zu haben. Ich warf einen letzten Blick auf Ulf, stieg aus. Rainer stieg ein und zog die Schiebetür des RTW hinter sich ins Schloss.

Lenny wartete bereits an unserem Rettungswagen auf mich und hatte sich einen Zigarillo angezündet.

»Rainer fährt Ulf in die Klinik«, sagte ich. Lenny nickte, strich sich über den Bart und fummelte an seiner Tasche.

Ich konnte nur noch die Rücklichter und den beleuchteten Innenraum sehen, bevor der RTW in Richtung Innenstadt abbog. Er brachte Ulf in eine psychiatrische Notfallambulanz.

Als wir zurück in die Wache fuhren, fing es an zu regnen. Ich fühlte mich beklommen und versuchte vergeblich, mich gedanklich in Ulfs Situation zu versetzen. Ich hätte mich gerne von ihm verabschiedet und ihm irgendetwas Positives mitgegeben. Aber ich wusste nicht, was man in so einer Situation noch hätte sagen können. Eines war klar: Für Ulf war die Stunde null angebrochen. Von einem Tag auf den anderen hatte ihm das Schicksal den Boden unter den Füßen weggezogen.

Zwei Jahre später traf ich ihn völlig überraschend in der Klinik. Mittlerweile versuchte er als Internist Fuß zu fassen. Ich sagte ihm, dass es schön sei, ihn wiederzusehen. Einen Moment lang hielt er inne und sah mich an. Lächelte so unauffällig, wie ich es von ihm gewohnt war. Dann bedankte er sich und ging. Ich habe Ulf danach nie wiedergesehen.

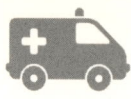

Falscher Hahn

»Was passiert, wenn die Unendlichkeit vorbei ist?« Lenny zog die Weste aus und hängte sie über den Fahrersitz des Rettungswagens.

»Was?«, fragte ich und kramte nach der Flotten-Karte. Tanken war angesagt. Die Kiste war fast leer. »Geht's dir gut?«

»Na … die Frage ist doch glasklar gestellt.«

»Bist du unter die Philosophen gegangen oder was?«

»Nein, aber das ist etwas, das mir bei unserem Job ab und zu im Kopf herumgeistert. Und jetzt ist es mir wieder eingefallen.« Lenny nahm den Zapfhahn und schob ihn in den Tankstutzen. Ein Gluckern begleitete den nachdenklichen Blick Lennys an den Horizont. Er erinnerte entfernt an die Denker-Skulptur. Irgendwie musste ich lachen.

»Gestatten: Nietzsche. Lennart Nietzsche. Hobby-Philosoph«, machte ich mich über Lenny lustig, der das gar nicht so lustig fand. »Reg dich ab. War nur Spaß.«

»Selten so gelacht. Aber jetzt mal im Ernst …«, setzte Lenny nach.

»… ich gehe dann mal ablöhnen«, unterbrach ich ihn, schnappte mir die Tankkarte und schlenderte zur Kasse. Mir war in diesem Moment nicht ganz klar, was der Satz mit unserem Job zu tun hat.

Blip. Verdammt. Eins – neun – vier – sieben. Blip – wieder eine falsche Codeeingabe. Aber es musste dieser Code sein – schließlich stand er im Mäppchen, in dem sich auch die Karte befunden hatte. Lenny kam dazu.

»Was ist?« Blip.

»Die Karte funktioniert nicht.«

»Gib mir mal das Telefon, ich rufe beim Chef an. Vielleicht hat irgendwann jemand den Code geändert.« Ein Freizeichen. Der Wachleiter hob ab und bestätigte mir den Code, der im Mäppchen aufgeschrieben war und den wir bereits probiert hatten. Mittlerweile sammelten sich immer mehr Autofahrer in der Tankstelle. Einige reihten sich hinter uns in die Schlange ein und drängten darauf, endlich ihren Sprit bezahlen zu können. Ein junges Pärchen hatte sich eine Cola und etwas zu essen genehmigt und stand abseits an einem Stehtisch. Zwei ältere Herrschaften blätterten Magazine am Zeitungsstand durch, und ein Mann in Lederjacke versuchte sein Glück an einem Kaffeeautomaten. Es roch nach Kaffee und Currywurst. Die zunächst ratlose Tankstellenpächterin tippte irgendetwas in ihren Computer. Im Hintergrund säuselte die typische Musik, die man auch aus Kaufhäusern kennt.

»... nein, der Code hat sich nicht geändert. Versuch's einfach noch einmal«, sagte der Wachleiter.

»Ich hab's schon fünf Mal versucht – nix geht«, sagte ich, als die Tankstellenpächterin von ihrem Monitor aufsah und sich einschaltete.

»Sie ... kann es eigentlich sein, dass man auf diese Karte nur Diesel tanken kann?«, fragte sie. Die Leute um uns herum verstummten, die Augen wurden größer. Der Wachleiter fuhr dazwischen.

»WAS? Ich hoffe, ich habe mich da gerade verhört!« Die Stimme kam so laut aus meinem Hörer, dass ich das Telefon weit von meinem Ohr weghielt. Auch in der hintersten Ecke des Raumes sagte niemand mehr einen Ton – anscheinend war die Stimme auch dort laut und deutlich zu verstehen. Der ältere Herr im weißen Mantel war der Einzige, der uns noch den Rücken zugedreht hatte. Das Wippen seines

Oberkörpers sagte mir allerdings, dass auch er jedes Wort verstanden haben musste und darüber unübersehbar belustigter war als Lenny und ich.

»Wer von euch hat getankt? Gib mir sofort denjenigen …«

»Ich muss mal eben was klären«, unterbrach ich den Wachleiter in seinem Zorn und legte einfach auf.

»Was zum Teufel hast du in die Karre gefüllt?«, fragte ich Lenny, der sichtbar an Farbe verloren hatte.

»Diese Frage kann ich auflösen«, mischte sich die Pächterin ein, »dieses Dieselfahrzeug wurde eindeutig mit Benzin betankt.« Ich schluckte. »Wir haben übrigens auch eine Fachwerkstatt. Fahren können Sie ja jetzt nicht mehr.«

Unübersehbar: Das leichte Grinsen auf ihren Lippen, denn bei dieser Aktion war sie die einzige Gewinnerin. Ich denke, dass sie sofort wusste, dass sie hier eine Menge Geld machen konnte. Es half nichts. Wir ließen die amüsierten Zuschauer und das Volksmusik-Gesäusel zurück und schoben den Rettungswagen in die Werkstatt direkt neben dem Tankstellengebäude. Der Werkstattmeister riet uns, auf keinen Fall den Motor zu starten, da uns sonst ein ungemütlicher Schaden drohte.

Ich muss nicht erzählen, dass wir mit dieser Aktion zum Gesprächsthema Nummer eins in der Wache wurden. Hätte es zu dem Zeitpunkt den Titel »Vollpfosten des Monats« gegeben, hätten wir diesen völlig zu Recht kassiert. Wer den Schaden hat, braucht bekanntlich für den Spott nicht auch noch sorgen – dies übernehmen andere Kollegen mit der Zuverlässigkeit einer Schweizer Taschenuhr.

Wenn Sie meinen, derartige Aktionen passieren nur alle Jubeljahre, dann irren Sie sich. Der handwerklich sehr geschickte Kollege Peter versuchte eines Sommers, etwas im Bereich des Kofferraums zu befestigen und bohrte zu diesem Zweck die Karosserie an – in der Hoffnung, er könne so die Halterung fest von innen verankern. Das klappte zwar auch, aber leider erwischte Peter dabei den Tank. Diesel sprudelte heraus. Peter wurde hektisch. Ölbindemittel musste besorgt und das Loch wieder verschlossen werden. Auch Murphys Gesetz spielte hier mit hinein – der Tank war selbstverständlich randvoll.

Aber die Geschichte war nicht so gut wie die der beiden Kollegen, die schlichtweg eines vergaßen: Nämlich, dass irgendjemand einen Anhänger hinten an das Auto angehängt hatte, welches die beiden für eine dienstliche Fahrt verwenden wollten. Nach der ersten Kurve und einem Schlenker mit dem Lenkrad riss die Hängerkupplung ab. Der Hänger schlug eine Schneise in ein Waldstück und endete zerstört an einem Baum. Wären die beiden nicht unmittelbar von einem entgegenkommenden Autofahrer gewarnt worden, hätten sie es noch nicht einmal bemerkt.

Auch Diesel-Detlef bekam den Spitznamen nicht ohne Grund. Er machte es umgekehrt: Anstatt Benzin hatte Detlef Diesel in das Notarzteinsatzfahrzeug getankt. Leider kam er damit nicht mehr bis zur Wache und blieb unterwegs einfach stehen. Der Diesel hatte das Einspritzsystem des Fahrzeugs restlos zerstört – der Motor ging aus wie eine Kerze unter einem Wasserfall.

Die Besatzung, die das Ausschalten der Standheizung vergaß, als sie das Fahrzeug in der Halle abstellte, hatte noch größeres Pech. Ein Brand richtete großen Sachschaden im Motorraum an. Aber Glück im Unglück: Wenigstens blieben umstehende Fahrzeuge und die Fahrzeughalle unbeschädigt.

So viel Glück hatte ein Mitarbeiter der Putzkolonne nicht. Beim Reinigungsvorgang in der Küche unseres Ausbildungssaals streifte der Mann mit seinem Hinterteil am Herd entlang und schaltete bei dieser Gelegenheit vermutlich eine der Herdplatten an. Das wäre an sich kein Problem gewesen. Vielleicht wäre die Herdplatte durchgebrannt und ein neuer Ofen fällig gewesen. Aber irgendein Schlauberger hatte vorher Aktenordner auf dem Herd abgelegt. Das Resultat war eine halb abgebrannte Rettungswache und ein Schaden in sechsstelliger Höhe. Auch hier wurde glücklicherweise niemand verletzt.

Drei Stunden später. Der Tank war gereinigt, die Rechnung bezahlt. Lenny und ich befanden uns auf dem Heimweg. Ich musste grinsen und setzte gerade zum Sprechen an, als Lenny mir zuvorkam.

»Sag nichts. Sag einfach nichts.«

»Doch. Während du getankt hast und bevor ich zahlen wollte, wolltest du irgendwas Philosophisches zu unserem Job anmerken ... «

»Was?«

»Du hast vorhin eindrucksvoll bewiesen, dass du mehrere Tätigkeiten gleichzeitig nicht beherrschst. Zum Beispiel ein Fahrzeug betanken und gleichzeitig philosophieren.«

Über eines können Sie sich sicher sein: Weder Lenny noch ich nahmen jemals wieder den falschen Zapfhahn auch nur in die Hände. Wer nun letztendlich den Zapfhahn in den Tankstutzen geschoben hatte, sagte ich unserem Chef nicht. Die Aktion war auch so schon Gesprächsthema Nummer eins. Jedes Mal, wenn wir seitdem an einer Tankstelle stehen, erinnere ich Lenny übrigens daran, mir die Antwort auf die Frage nach dem Ende der Unendlichkeit zu geben. Er hat es bis heute nicht geschafft.

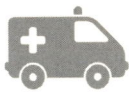

Stille Nacht

Der Rettungsdienst hat überall so etwas wie Stammkunden. Ob es nun die alte Dame ist, die jede Nacht um fast dieselbe Uhrzeit stürzt, oder der Drogenjunkie, der immer mittwochs um drei Uhr früh mit einem Atemstillstand aus den Büschen gezogen wird – wir müssen mit dem Rettungswagen dorthin ausrücken und die Menschen versorgen. So kommt es, dass wir bestimmte Patienten mit der Zeit auch etwas besser kennenlernen.

Ich begegnete Karl zum ersten Mal an einem jämmerlich kalten Tag im Februar. Man hatte uns gemeldet, dass ein Mann auf der Straße lag. Der RTW rutschte mit blockierten Reifen die Straße entlang und schlitterte einige Meter an Karl vorbei, der in einer Pfütze lag. Aus seiner weißen Plastiktüte, die den Namen einer bekannten deutschen Kaffeemarke trug, lief Bier aus. Karl hatte nur noch einen Haarkranz auf dem Kopf. Seine Halbglatze erinnerte mich entfernt an ein offenes Schiebedach. Die beigefarbene Jacke und braune Hose hatten sicher schon bessere Zeiten erlebt. Sie sahen aus, wie Klamotten nun einmal aussehen, wenn man sich damit im Winter in den Matsch legt. Er sagte nur »Isch kann nie mih«, was auf Kölsch so viel heißt wie »Ich bin völlig am Ende«.

Die Tatsache, dass ich selbst zwar schon lange in Bayern wohne, aber in Köln geboren bin, lieferte uns eine perfekte erste Gesprächsbasis. So erzählte Karl mir einiges aus seinem Leben. Aus welchem Stadtteil Kölns er stammte, was ihn in ein anderes Bundesland verschlagen hatte und dass er auf der Straße gelandet sei. Ich warf ihm vor, dass man nur auf der Straße landen würde, wenn man sich selbst aufgegeben hätte. Einen kurzen Moment verstummte er und sah mich an: »Du weißt ja gar nichts.« Auf unserem Weg in die Klinik sagte er kein Wort mehr.

Nach der Übergabe an den internistischen Dienstarzt stempelte ich meinen Transportschein und machte mich auf den Weg zurück zum RTW. Als ich an der internistischen Station vorbeikam, blieb ich bei Karl stehen:

»Und? Warum bist du auf der Straße gelandet?«, fragte ich.

»Wegen Heiligabend«, war seine Antwort.

Ich sah ihm fragend hinterher, als er in den Ambulanzraum geschoben wurde. Erst als er hinter der Tür verschwand, ging ich auch.

Meine nächsten Begegnungen mit Karl verliefen ähnlich. Nie rief er den Rettungsdienst selbst, sondern überließ dies Passanten, die zufällig vorbeikamen. In meinen Augen hatte er sich eine Masche überlegt, um an ein weiches Bett und eine warme Mahlzeit im Krankenhaus zu gelangen. Mehrere Zeugen der Vorfälle gaben an, dass Karl in Schlangenlinien angefahren kam, sein Fahrrad sorgfältig an einer Laterne absperrte und sich anschließend auf die Straße legte. Immer, wenn uns die Situation so geschildert wurde, konnten Lenny und ich aufatmen – dann mussten wir uns keine ernsthaften Sorgen machen. »In Ordnung. Steig auf die Trage, Karl. Wir fahren dich in die Klinik.« Karl stand auf, legte sich auf die Trage und ließ sich mit versteinerter Miene ins Krankenhaus fahren. Schließlich konnten wir ihn nicht einfach auf der Straße liegen lassen. Die Passanten ließen wir verdutzt zurück. Sie hatten sich eine professionelle Notfallversorgung mit Sicherheit anders vorgestellt.

Eines Tages im Sommer fuhren wir Karl erneut ins Krankenhaus. Mittlerweile konnte man sagen, dass wir alte Bekannte geworden waren. Ich hatte sogar den Eindruck, dass er sich freute, wenn Lenny und ich angefahren kamen. Ein

kurzes Grinsen huschte über seine Lippen, bevor er einen lei-
denden Gesichtsausdruck aufsetzte. Auf dieser Fahrt erzählte
mir Karl, wie es so weit mit ihm gekommen war. Ich ließ nicht
locker – konnte ich es mir doch nicht erklären, wie man im
heutigen Deutschland obdachlos werden konnte und warum
ausgerechnet Heiligabend der Grund dafür sein sollte.

Es war Weihnachten vor sieben Jahren, als Karl nur einen
schönen Festabend verbringen wollte. Seine Frau Leijla war
als Krankenschwester in der Kölner Uniklinik beschäftigt. Sie
hatte Dienst an jenem Abend, die Schicht sollte noch bis
22 Uhr gehen. Karl hatte alles vorbereitet: Essen auf einem
festlich gedeckten Tisch und Rotwein aus dem südlichsten
Italien. Er hatte die Flasche bereits geöffnet, um den Wein
atmen zu lassen. Zum ersten Mal hatte er Leijla schon um
sieben Uhr angerufen und gefragt, wo sie denn bleibe. Er
konnte es nicht abwarten und wollte den Abend nicht allein verbringen. Aber das Dienstende war für seine Frau um
diese Zeit noch weit entfernt. Sie vertröstete ihn also auf
später und legte auf. Hochbetrieb im Krankenhaus – Option
auf Überstunden. Das Krankenhaus kennt keine Feiertage
oder das Bedürfnis der Mitarbeiter auf einen pünktlichen
Feierabend. Gerade an so einem Feiertag denken erstaun-
licherweise viele Menschen, dass es nun die rechte Zeit sei,
sich die juckende Fußsohle behandeln zu lassen.

Leijla selbst hatte erst zwei Wochen zuvor einen Kollaps
erlitten. Mittlerweile ging es ihr aber wieder besser. Auch
die Brustschmerzen, die in den Rücken ausgestrahlt hatten,
waren weg.

Karl hatte das Geschenk für sie in eine rote Schachtel mit
blauer Schleife verpackt und es neben dem Teller auf den
Esstisch gelegt. Er war sich sicher, dass ihr die Silberbrosche
seiner Großmutter gefallen würde.

Gegen halb neun war es draußen längst dunkel. Beinahe durchsichtig erschienen die Schneeflocken, die vor dem neongrellen Licht der Straßenlaternen glitzerten. Um neun Uhr rief Karl Leijla wieder an. Noch zwei Stunden. In der Notaufnahme war offenbar die Hölle los. Keine Sekunde zum Durchatmen. Karl hatte sich jede Mühe gegeben, alles bis ins Detail perfekt vorzubereiten. Zum Essen die passende Musik: Bach. Als es zehn Uhr war, beschloss er, sie nicht noch einmal anzurufen. Er wusste genau, dass sie um diese Zeit Übergabe hatte und sicher sehr beschäftigt war. Karl konnte es fast nicht mehr erwarten. Um halb elf klingelte endlich das Telefon. Er stürzte hin, riss den Hörer aufgeregt von der Gabel.

Es meldete sich aber nicht seine Frau, sondern jemand von der Klinikleitung, der ihm sagte, dass Leijla nicht kommen würde. Karl wurde wütend und beschimpfte seinen Gesprächspartner am anderen Ende der Leitung. Seine Frau hätte schließlich ein Anrecht auf einen pünktlichen Feierabend. Besonders an Heiligabend. Er forderte, dass sie endlich nach Hause kommen dürfe. Dann erst registrierte er den bedrückten Unterton des Mannes am anderen Ende der Leitung. Er fragte, was passiert sei, worauf der Mann mit belegter Stimme sagte: »Wir müssen ihnen leider mitteilen, dass ihre Frau gegen halb zehn einen plötzlichen Herzstillstand hatte. Sie ist tot.«

In diesem Moment drehte sich die Welt für Karl auf den Kopf. Fassungslos fragte er, wie es sein könne, dass man ihr ausgerechnet in der Notaufnahme nicht habe helfen können. Man sagte ihm, Leijla hätte einen Herzinfarkt mit Verschluss mehrerer Koronararterien erlitten. Zu viele der lebenswichtigen Gefäße schienen gleichzeitig verstopft gewesen zu sein. Und ob er denn vorbeikommen könnte. Karl ließ den Hörer auf die Gabel sinken.

Seit diesem Abend war er nicht mehr zur Arbeit gegangen. Der Chef des Automobilsalons, in dem er beschäftigt gewesen war, hatte das nicht lange hingenommen. Nachdem Karl seinen Job verloren hatte, ging es weiter bergab. Er verlor sein Heim, das sich schließlich nicht von selbst finanzierte. Der Teufelskreis war da: ohne Wohnung kein Job und ohne Job keine Wohnung. Karl hielt sich mit Betteln und finanzieller Hilfe vom Staat über Wasser. Irgendwann setzte er sich in einen Zug. Ohne Ziel machte er sich auf den Weg und landete schließlich hier bei uns.

Nachdem ich Karls Geschichte gehört hatte, wusste ich nicht, was ich sagen sollte. Mir tat es leid, das Thema überhaupt angesprochen zu haben. Mit so etwas hatte ich nicht gerechnet. Ich hatte eher angenommen, dass Karl vielleicht Steuerbetrug begangen hatte, verurteilt worden war, darum seinen Job verloren hatte und mit der Vorstrafe keine Arbeit mehr bekommen hatte. Oder dass er einfach entlassen worden war – vielleicht aus betrieblichen Gründen. Und sich dann hatte hängen lassen und einfach keinen Fuß mehr auf den Boden bekommen hatte. Ich hatte durchaus angenommen, dass Karl ein hartes Schicksal erlitten hatte und ihm der Boden unter den Füßen weggezogen worden war – aber nicht so. Dass er sich von uns ständig in die Notaufnahme fahren ließ, rückte so auch in ein anderes Licht. Vielleicht hielt er so die Erinnerung an seine Frau Leijla am Leben, da sie zu Lebzeiten dort gearbeitet hatte. Er wollte ihr einfach näher sein. Ich konnte es plötzlich verstehen.

Nach diesem Einsatz verlor ich Karl für eine Weile aus den Augen. Aus dem Kopf ging er mir allerdings nicht.

Als der Schnee die Straßen bedeckte und Heiligabend angebrochen war, hatte ich zusammen mit Lenny Tagdienst. In den ersten Stunden war erstaunlich wenig los. Erst um vier Uhr jagte uns der Piepser auf die Straße.

»1/82/1, fahren Sie zum Westtor. Ein vorbeifahrender Autofahrer hat eine gestürzte Person gemeldet.«

»Westtor, Sturz. Verstanden.« Ich hängte den Hörer auf, sah zu Lenny und grinste.

»Karl«, erriet Lenny.

Das Westtor war das Einzugsgebiet von Karl, der vermutlich schon am Nachmittag Weihnachten begossen hatte. Wir waren erleichtert über den einfachen Einsatz. Karl war ein Patient, den wir nicht tragen mussten. Wir würden in einer halben Stunde schon wieder einsatzbereit sein und zur Wache fahren. Lenny gab Gas.

Das blaue Straßenschild an der Zufahrt war verbogen. Es sah aus, als wäre es von einem Lkw gestreift worden. Der RTW federte hin und her, als Lenny den Bordstein hochfuhr. Kurzzeitig musste ich an meine letzte Top-Spin-Fahrt auf der Kirmes denken. Ich stieß auf und bekam das verwürzte Gulasch aus der Krankenhauskantine nochmals zu schmecken. Ein Fußgänger zeigte uns den Vogel, als wir den Fußweg entlangfuhren. Unverschämtheit, dachte ich mir, konnte aber sowieso nichts dagegen unternehmen. Auf einer Rasenfläche stand ein junges Mädchen, das uns winkte. Es wirkte ziemlich mitgenommen. Da wir die matschige Rasenfläche mit dem RTW nicht befahren konnten, blieben wir davor stehen.

»Er ist da hinten!« Das Mädchen zeigte auf den Torbogen, der etwa 150 Meter von uns entfernt war. Einen kurzen Moment spielte ich mit dem Gedanken, die Ausrüstung nicht mit an die Einsatzstelle zu nehmen, da wir sie vermutlich gar nicht brauchen würden. Mir fiel aber sofort ein lange zurückliegender Einsatz ein, den ich zusammen mit Lenny erlebt hatte: Die Einsatzmeldung lautete damals, dass sich unsere damalige Stammkundin, die Trinkerin Charline, maßlos besoffen hatte und kotzend an ihrer Stammecke in einem Park in den Büschen lag. Als wir losfuhren, hatten wir eine exakte Vorstellung davon, was uns erwarten würde. Wir hatten den Einsatz im Geiste bereits abgearbeitet, noch bevor wir überhaupt die Einsatzstelle erreicht hatten. Dort angekommen, verließen wir unseren an der Straße geparkten RTW und machten uns zu Fuß auf den Weg. Sie können sich sicher vorstellen, dass unsere Gesichter ganz schön lang wurden, als wir feststellten, dass es sich bei unserem Patienten gar nicht um Charline handelte. Wir hatten uns vollkommen auf die Einsatzmeldung der Leitstelle verlassen und waren einem klassischen Fixierungsfehler unterlegen. Wir hatten uns durch unsere Voreingenommenheit auf eine Situation versteift und keinerlei Equipment mitgenommen. Unser Patient war aber ein Rentner, der einen Herzstillstand erlitten hatte und kollabiert war. Er lag auf dem Asphalt. Ich begann die Herzdruckmassage, während Lenny zurück zum RTW spurtete. Er forderte einen Notarzt an und schleppte dann in Rekordzeit Rucksack, Absauger, Sauerstoff und Defibrillator her. Wie er das ohne Hilfe bewerkstelligt hat, weiß ich bis heute nicht.

Als ich an diesen Einsatz zurückdachte, beschloss ich also, die komplette Ausrüstung gleich mitzunehmen.

Das Mädchen ging neben uns her und begann zu weinen: »Er ist direkt vor meine Füße gesprungen.«

»Wer?«, fragte ich und beschleunigte meinen Schritt.

Sie zeigte auf das 20 Meter hohe Westtor. Davor lag jemand in einer Blutlache auf dem Boden.

Ich blieb wie angewurzelt stehen, als ich die beigefarbene Jacke sah, in der ein verdrehter Körper steckte. Der Kopf erinnerte mich an eine aufgebrochene Walnuss. Karl musste mit dem Kopf voran aufgeschlagen sein. Ich blieb stehen, stellte meinen Kram ab und sah zu dem jungen Mädchen.

»Tut mir leid, dass Sie das mit ansehen mussten«, flüster- te ich. Das Mädchen vergrub das Gesicht in den Händen. Mittlerweile waren noch mehr Passanten dazugekommen. Eine ältere Dame hielt sich die Hand vor den Mund. Mit aufgerissenen Augen starrte sie auf den toten Menschen, der direkt vor ihr lag. Eine Mutter zog ihr Kind an der Hand hinter sich her und versuchte so schnell wie möglich an der Unfallstelle vorbeizukommen. Ein Jogger blieb stehen. Auch er konnte anscheinend nicht fassen, was er zu sehen bekam.

Wir bedeckten Karl mit einem Laken und forderten die Polizei an. Mir fiel ein, dass wir Karl vorletztes Weihnachten gefahren hatten. Er hatte sich mit einem rostigen Küchen- messer vom Sperrmüll in den Unterarm geschnitten. Da- mals behauptete er, beim Brotschneiden abgerutscht zu sein. Auch letztes Weihnachten glaubte ich ihm, dass er sich beim Rasieren versehentlich und nur leicht in den Hals geschnit- ten hatte. Dass es komisch gewesen war, Karl das ganze Jahr nur zum Aufwärmen ins Krankenhaus zu fahren und nur an Heiligabend jeweils eine chirurgische Verletzung zu haben, kapierte ich erst jetzt. Er wollte jedes Jahr an Heiligabend zu seiner Frau Leijla – geschafft hatte er es allerdings erst jetzt.

Irgendwie war Karl für mich nicht nur ein Patient wie jeder andere gewesen. Ich hatte seine Geschichte kennen- gelernt. Aber niemand hatte ihm in seiner Situation helfen können. Auch ich nicht, obwohl ich das so gerne gewollt hätte.

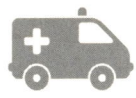

Gefahr im Verzug

Es gibt Tage, an denen alles schiefläuft. Ein Notfall jagt den anderen. Von einem Einsatz, bei dem ein Mensch ums Leben gekommen ist, weggepiepst, fahren wir zur Abwechslung direkt zu einer schiefgegangenen Hausgeburt. Kaum ist man dort, kommt die nächste Meldung. Die ganze Anfahrt zur Nothilfe steht voller Rettungs- und Polizeifahrzeuge. Patienten drehen durch und beschimpfen uns. In solchen Situationen gerät man auch als Retter immer wieder in Gefahr.

Das Gefahrenpotenzial im Rettungsdienst ist ganz subtil vorhanden und kommt schon bei alltäglichen Einsätzen vor. Vor einiger Zeit war ich als Retter bei einer Hausgeburt. Die Eltern waren Junkies gewesen, die in einer kleinen zugemüllten Messiewohnung gelebt hatten. Die werdende Mutter hatte das Bewusstsein für die Situation aufgrund ihres Entzugs gänzlich verloren und rief uns erst, als der Kopf des Kindes bereits zu sehen war. Die Lage: wie erwartet sehr hektisch. Wir mussten die Geburt einleiten, ein geeignetes Krankenhaus suchen lassen und einen Kindernotarzt nachholen. Alles war voller Blut. Die junge Frau griff mit ihren blutigen Händen alles, was sie greifen konnte. Sie bekam meinen Arm dort zu fassen, wo er nicht von meinem Gummihandschuh bedeckt war. Ich hatte ihr Blut an meiner Haut kleben. Das Problem an dieser Sache: Die Frau hatte Hepatitis C. Auch das ist grundsätzlich nicht so schlimm, wenn man keine Verletzung hat. Am Tag zuvor hatte sich meine Katze jedoch an mir ausgetobt und mir einige feine Kratzwunden an den Armen verpasst. Sie können sich vorstellen, dass ich Angst hatte, mir etwas geholt zu haben … Bei der

Nachuntersuchung stellte sich glücklicherweise heraus, dass ich mich nicht angesteckt hatte.

Konkreter wird die Gefahr, wenn wir zu Konfliktsituationen in Wohnungen gerufen werden. Ich erinnere mich gut, wie uns die Leitstelle einmal zu einem unklaren Einsatz geschickt hat. Als wir die Wohnung betraten, standen wir mitten in einem mediterranen Familienzwist. Einer der Streitteilnehmer hat ein Messer in der Hand und drohte uns, wir sollten verschwinden. Er schrie, dass er uns nicht gerufen habe. Wir konnten die Wohnung verlassen und die Polizei hinzuziehen, die den Mann festnahm.

Dieser Montag begann zunächst ruhig. Keine Notfälle, was bedeutet: Allen geht es gut. Zehn Uhr vormittags, brillantes Sommerwetter und nichts zu tun – was will man als Retter mehr? Solche Montage besitzen den Seltenheitswert von Plutonium. Wir haben einige Möglichkeiten, uns in so einem Fall schön die Zeit zu vertreiben. Im Hof vor der Wache stehen gemütliche Liegestühle und eine Sitzbank. Die jeweiligen Besatzungen treffen sich zum Beispiel mit ihrer Kaffeetasse und plauschen über diesen und jenen Einsatz, und was Kollege XY denn nun wieder für eine Affäre laufen hat – natürlich nur, wenn der betreffende Kollege gerade nicht anwesend ist. Fußballspielen ist auch beliebt. Man tut etwas für die Gesundheit und merkt nicht, wie die Stunden vergehen.

Durch den Alarm der Leitstelle endete die Pause abrupt für Lenny und mich. Der Meldung zufolge hatte der Disponent wieder einmal nicht die geringste Ahnung, was sich am Einsatzort abgespielt hatte. Es ging um irgendeinen unklaren Streit und Halsschmerzen bei einem der beiden Streithähne. Halsschmerzen? Vom gegenseitigen Anschreien oder wie? Was zum Henker sollten wir dort? Wäre ein Polizeieinsatz da nicht angebrachter gewesen? Aber gut. Es half nichts. Wir mussten uns die Lage selbst ansehen. Einige Minuten später gelangten wir ans Ziel.

»Da ist es«, sagte Lenny. Das Martinshorn jagte einen dicken Kater aus dem Weg.

»Nett. Die pure Dekadenz«, grinste ich. Die beiden Marmorlöwen vor der Eingangstür signalisierten mir, dass hier der Adel des Ortes wohnte. Das Gebäude sah aber nur von außen aus wie ein Königspalast. Ein roter Teppich führte uns in die Eingangshalle. Der hölzerne Treppenaufgang war extrabreit. Das geschwungene und stark zerkratzte Holzgeländer klebte an meinen Latexhandschuhen, als ob jemand Limo darüber gegossen hätte. An den pastellgelben Wänden hatte sich jemand in Sachen Graffiti versucht; leider ohne besonderen Erfolg. Die ursprünglich weißen Wohnungstüren, an denen der Lack abblätterte, und die angerosteten Türgriffe hatten schon sehr viel bessere Zeiten erlebt.

Wie von der Leitstelle prophezeit, hatte niemand vor dem Haus auf uns gewartet. Wir mussten zusehen, dass wir die Wohnung mit den Streithähnen selbst fanden. Bei augenscheinlich mehr als 30 Parteien ein langwieriges Unterfangen. Aber schon im ersten von fünf Stockwerken wurden wir fündig. Ein Mittdreißiger-Pärchen hatte sich in die Wolle bekommen. Die Frau klagte über akute Halsschmerzen. Eigentlich kein Einsatz für einen Rettungswagen … wenn nicht plötzlich auch mein eigener Hals zu kratzen angefangen hätte. Auch Lenny beschwerte sich fast im selben Moment über ein komisches Gefühl im Hals. Und dann noch der Mann. Was war hier los?

»Was ist hier sonst noch in dem Haus?«, wollte ich wissen. Möglicherweise gab es in dem Gebäude etwas, das die Halsschmerzen verursacht hatte.

»Ein Schwimmbad«, antwortete die Frau. Bingo.

»Ganz unten? Im Keller?« Ich ahnte, was passiert sein könnte. Wenn meine Vermutung zutraf, mussten alle schnellstens aus dem Gebäude.

Wir waren gerade auf dem Weg nach unten, als uns ein Typ in weißem Feinripphemd, Bahama-Shorts und weiß besockten Füßen in braunen Ledersandalen entgegengekeucht kam. Sein Gewicht schien ihm größte Anstrengungen zu bereiten. Der Schweiß lief ihm nur so runter. Er rutschte am verschlissenen Geländer ab, hustete und fiel beinahe über den letzten Treppenabsatz. Seine Augen sahen aus, als hätte er gerade alleine eine Marihuanaplantage geraucht. Der Dicke stank nach irgendeiner Chemikalie und rieb sich die Augen.

»Da unten … schnell.«

»Ganz ruhig. Was ist passiert?«, fragte ich.

»Es ging daneben. «

»Was?«

»Ich bin der Hausmeister. So ein Dreck. Ich wollte doch nur Chlor in ein größeres Fass umfüllen.«

»Der beißende Geruch stammt von Chlor?«

»Ja. Ich bin abgerutscht. Das Fass ist auf den Boden geknallt.«

»Wie viel?«

»Alles.«

»Ach du Sch…« Ich zückte mein Telefon und wählte die Leitstelle für Feuerwehr und Rettungsdienst an.

»Leitstelle, der Thomas am Telefon.«

»Christian. 1/83/2. Wir haben hier einen Chlorgasaustritt. Ein Schwimmbad im Keller. Das gesamte Gebäude muss evakuiert werden. Irgend 'ne Idee?«

Einen kurzen Moment hörte ich nichts als Rauschen in der Leitung. Der Disponent war vom Mikrofontaster gegangen. Vermutlich schloss er sich mit seinem Schichtführer kurz.

»Hallo? Noch da?«, blökte ich ins Telefon. »Was sollen wir unternehmen?«

»Da kommt mehr ... d ... da kommt jetzt mehr ...« Klick. Aufgelegt. Was sollte das heißen? Wer kommt? Oder was? Ein wenig präziser hätte sich Thomas schon ausdrücken können.

»Hörst du das?« Lenny sah in Richtung des Fensters. Auf- und abschwellende Sirenen. Ein Feuerwehralarm. Zuerst aus der einen, dann aus der anderen Richtung. Einige Sekunden später war noch eine dritte Sirene zu hören. Jackpot. Ich war etwas nervös, da ich ja für den drohenden Feuerwehransturm verantwortlich war.

Der Hausmeister erklärte uns, dass nur fünf Parteien im Haus wohnten. Zwei waren zu diesem Zeitpunkt im Urlaub. Lenny und ich teilten uns auf. Lenny lief in den zweiten Stock, ich nahm den dritten. Das Pärchen griff dem Hausmeister unter die Arme. Zusammen verließen sie das Gebäude. Eigentlich hätten wir ohne Atemschutz das Haus aus Gründen des Eigenschutzes unverzüglich verlassen müssen. Wir entschieden uns aber, noch so viele Menschen wie möglich mit nach draußen zu nehmen.

»Ich habe Sie nicht gerufen.« Eine junge Frau hatte nur einen Spalt weit geöffnet und die Sicherheitskette vorgelegt. Sie beäugte mich misstrauisch.

»Ich weiß. Im Schwimmbad ist Chlorgas ausgetreten. Sie müssen leider das Gebäude verlassen, bis das Haus durchgelüftet ist. Die Feuerwehr ist bereits alarmiert.«

Die Frau öffnete die Kette, nahm eine Handtasche und verließ bereitwillig die Wohnung. Lenny dagegen hatte schon mehrfach bei der anderen Wohnung geklingelt, bekam aber keine Reaktion. Vermutlich waren die Bewohner einkaufen oder zur Arbeit gegangen. Montagmittag war das sehr wahrscheinlich.

15 Minuten später hatten mehrere Feuerwehren unterschiedlicher Bezirke den Einsatzort unter Kontrolle. Das ausgelaufene Chlorfass konnte entfernt und das Gebäude durchgelüftet werden. Nach zwei Stunden war der ganze Spuk vorbei. Bis auf den Hausmeister wurde niemand verletzt. Er wurde aus Sicherheitsgründen für eine Nacht im Krankenhaus behalten. Dann blieb unser Nachmittag bis halb sechs Uhr ruhig.

Rein statistisch gesehen ist es so, dass nach einem so »besonderen« Einsatz nichts »Interessantes« mehr passiert. Das Problem dabei ist, dass die Aufmerksamkeit nach so einem Einsatz schwindet – klar: Wir erwarten ja nichts Besonderes mehr. Das kann allerdings auch dazu führen, dass wir unkritischer werden und innerhalb der Notfalllandschaft auf Szenerien zusteuern wie der kleine Hans-guck-in-die-Luft auf das Hafenbecken.

Eineinhalb Stunden vor Feierabend schickte die Leitstelle Lenny und mich in einen Nachbarort. Ein Patient sollte angeblich nicht mehr ansprechbar sein. Während der Anfahrt stellten wir alle möglichen Vermutungen an. Ob wir heute trotz dieses Einsatzes noch pünktlich zurück in der Wache sein würden? Ich hoffte, es würde nichts Ernstes sein.

Wir trafen gemeinsam mit Jörg und Notärztin Marlies von der NEF-Besatzung an der Einsatzstelle ein. Auf dem Schild am Gartentor stand der Name Müller. Eine blonde Dame in den Fünfzigern lehnte mit verquollenen Augen und verwischtem Kajal an der backsteinernen Hausmauer neben der hölzernen Eingangstür. Ihr Mann rühre sich nicht mehr. »Er ist unten im Souterrain«, rief sie uns zu.

Das Zimmer, in dem der Mann lag, war nur wenig größer als eine Besenkammer. Die Wände waren mit Postern von Fernsehstars zugekleistert. Auf einem posierten Schwarzenegger und Stallone für irgendeinen Film und grinsten in die Linse. Der Mann schien bewusstlos zu sein. Er lag auf dem Rücken, den Kopf an einen Sessel gelehnt. Jörg kniete sich an den Rucksack. Beatmungsbeutel raus, Sauerstoff angeschlossen. Wir hatten den Patienten gerade erst auf den Rücken gelagert, als Jörg sich im Strahl erbrach. Er hielt sich den Kopf. Scheinbar war ihm schwindelig. Lenny legte die Infusion auf den Boden, ging in die Knie und wollte sich gerade um Jörg kümmern, als auch er zusammensackte. Fassungslos sah ich zu.

»Schwindel?«, fragte ich etwas blöde.

»Ja.« Die Antwort kam so verzögert, dass ich mir wirklich Sorgen machte. Was war hier los? Ich merkte auch, wie mir plötzlich schwummrig wurde. Zuerst verspürte ich eine leichte Euphorie. Dann meldete sich mein zentrales Brechzentrum. Ich konnte es gerade so zurückhalten. Auch Marlies hielt sich den Kopf. Sie legte den Beatmungsbeutel zur Seite.

»CO«, sagte Lenny und schaffte es nur knapp, wieder auf die Beine zu gelangen.

»Was?«

»Kohlenmonoxid. Siehst du den Ofen?« Er deutete auf den kleinen Schwedenofen hinter dem Sessel. Das Feuer glimmte noch. Eine Tasse mit dem Konterfei von Batman stand auf der Metalloberfläche des Ofens, die scheinbar extra umgebaut worden war, um als Tassenwärmer zu dienen. Das Pärchen hatte sich offenbar als Heimwerker versucht. Die Kernbohrung für das Abluftrohr sah jedenfalls nicht so aus, als wäre sie von einer Fachfirma durchgeführt worden.

Jetzt musste es schnell gehen. Jörg verließ den Raum als Erster. Lenny hatte sich auf die Beine gequält und die beiden Fenster aufgerissen. Ich konnte den erfrischenden Luftzug spüren. Wir nahmen den Patienten jeweils links und rechts und schleiften ihn aus dem Zimmer. Marlies schulterte die Geräte. Im Gang konnte sie dem Patienten endlich Sauerstoff verabreichen. Der Mann atmete glücklicherweise selbst.

Wir alle hatten unglaubliches Glück gehabt. Kohlenmonoxid entsteht bei schlechter und ungenügender Verbrennung von Kohle, Öl, Benzin oder Holz. Herr Müller hatte den Ofen angeschürt und die Sauerstoffzufuhr zu früh heruntergeregelt. Das Feuer glomm vor sich hin. Da Herr Müller beim Bau des Ofens zusätzlich die Größe des Luftauslasses falsch berechnet hatte, kam es zum Entstehen und zum Austritt von Kohlenmonoxid in den Wohnraum. Blöderweise ist das Zeug farb- und geruchlos und heftet sich wahnsinnig gerne und zügig an die roten Blutkörperchen, die in unserem Blut den Sauerstoff transportieren. Ohne Sauerstoff aber keine Atmung. In hoher Kohlenmonoxid-Konzentration kommt es bereits nach wenigen Atemzügen zum Bewusstseinsverlust. Da man dann zu keiner Reaktion mehr fähig ist, droht der Exitus durch Ersticken. Es gibt einen plausiblen Grund, weshalb ein Kaminofen durch einen Kaminkehrer geprüft und abgenommen werden muss. Auch ein CO-Melder für ein paar Kröten hätte diese lebensgefährliche Situation vermieden.

Wenn mehr als 50 Prozent des roten Blutfarbstoffes mit Kohlenmonoxid besetzt sind, kommt es zum Schock, dann zum Tod durch Ersticken. Herr Müller hatte einen CO-Wert von 41 Prozent. An der Hautfarbe hatte man nichts Auffälliges erkennen können. Denn sowohl die Bindung von Sauerstoff als auch die Bindung von Kohlenmonoxid am Hämoglobin erscheinen rosafarben. Wir konnten deshalb nicht sofort erkennen, dass hier etwas faul war.

Die anschließende Nachalarmierung der Leitstelle rief die Feuerwehren des Umkreises auf den Plan. Der Ofen wurde stillgelegt, das Haus gut durchlüftet. Herr Müller kam mit einem Hubschrauber in eine spezielle Druckkammer. Durch den hohen Druck und die Verabreichung von reinem Sauerstoff wird das Kohlenmonoxid mit Vollgas vom roten Blutfarbstoff verdrängt. Herr Müller überlebte das Unglück nur knapp.

Schlichtweg erstaunlich war, dass uns allen bei diesen beiden Einsätzen nichts weiter passiert ist. Die Blutgasanalysen im Krankenhaus ergaben bei uns zwar erhöhte, aber unkritische Werte. Die Messwerte in dem Raum, in dem Herr Müller gelegen hatte, zeigten hingegen eine stark toxische Konzentration – Glück gehabt.

Als Lenny und ich an diesem Tag nach Hause fuhren, waren wir dankbar, dass niemandem von uns etwas Schwerwiegendes passiert war. Genau wie in anderen Jobs ist es im Rettungsdienst zwingend notwendig, die Einsatzlandschaft immer mit geschärften Sinnen zu betreten und wachsam zu sein. Die Tatsache, gerade einen gefährlichen Einsatz erlebt zu haben, besagt nicht, dass nicht ein noch gefährlicherer Einsatz folgen kann. Einer meiner absoluten Lieblingssprüche trifft es perfekt: »Erhoffe das Beste, aber rüste dich für das Schlimmste.«

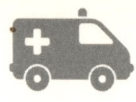

Immer is' was

Sie können sich sicher vorstellen, dass das Schlafverhalten eines Mitarbeiters im Schichtdienst ziemlich unregelmäßig ist – etwa so wie der Herzrhythmus bei Vorhofflimmern. Ständig wechselnde Schlafzeiten bringen den Biorhythmus immer wieder durcheinander. Die Umwelt hilft einem auch nicht unbedingt, trotz unregelmäßiger Arbeitszeiten Schlaf in ausreichender Menge und vor allem am Stück zu bekommen. Von klingelnden Postboten über krakeelende Kinder, hustende und polternde Nachbarn, die ihre Haustür ins Schloss knallen, bis hin zum bellenden Nachbarsköter ist in einem Mehrparteienhaus wirklich alles geboten.

Ich hatte endlich den Mietvertrag für meine alte Bude gekündigt. Für meine damaligen Nachbarn, die mich mit ihrem Gepolter so gequält hatten, hielt ich zu meinem Auszug eine ganz besondere Überraschung parat. Ich fragte, ob ich die Wohnung denn auch »schwarz« streichen lassen könne. Dass ich mit dieser Frage gar nicht den steuerlichen Aspekt meinte, ahnte die Nachbarin, die zugleich meine Vermieterin war, nicht. Deshalb war es ihr auch egal. Hauptsache, die Wohnung konnte weitervermietet werden. Ich strich also die Wohnzimmerwände schwarz an. Als die Vermieterin das sah, beschimpfte sie mich als hässliche, bärtige Kröte und verlangte, ich möge mich nie wieder bei ihr blicken lassen. Dieser Wunsch beruhte auf Gegenseitigkeit.

Raus aus der Stadt und rein ins Landleben, das war meine Devise. Eine abgeschiedene Doppelhaushälfte sollte es sein, die noch einzeln stand, weil die zukünftigen Nachbarn noch nicht mit dem Bau begonnen hatten. Genau das Richtige morgens nach einem anstrengenden Nachtdienst, wenn sich das gleißende Morgenlicht anfühlte, als wolle es einem die Netzhaut wegbrennen.

Nach einem Dienst mit zwölf Einsätzen bog ich gegen sieben Uhr früh in die Straße ein, in der mein Haus stand. Endlich. Die Müdigkeit machte meine Augenlider schwer und drückte sie mit aller Gewalt nach unten. Meine Freude über die baldige Ruhe und Abgeschiedenheit währte nicht so lange, wie ich mir das erhofft hatte. Ich erblickte Bauarbeiter. Schwere Maschinen. Ein Anhänger, beladen mit Kellerwänden. Ein Kran und Lkws, die in meiner Einfahrt parkten. Einer meiner Grundstücksnachbarn begann mit seinem Bauvorhaben – ausgerechnet heute. Meine Laune sank unter den Pegel, oberhalb dessen ich gerade noch genießbar bin – ich war einfach scheußlich müde.

»Ah, der zukünftige Nachbar. Guten Morgen. Wir fangen an zu bauen«, sagte er, während er strahlend auf mich zukam und meinen noch mit Kies aufgeschütteten Vorgarten als Aschenbecher benutzte. Ach tatsächlich? Wie hätte ich darauf auch allein kommen können … Die eher überflüssige Bemerkung war wohl als Einstieg in einen sinnfreien Smalltalk gedacht. Dieses Bestreben, ein Gespräch zu eröffnen, erinnerte mich an eine Situation bei der Arbeit: Ich stand in Dienstkleidung vor der Rettungswache, hatte nichts zu tun und wartete auf einen Einsatz, als ein Wagen in den Hof bog und einparkte. Ein circa 20-jähriger gestriegelter Typ im Anzug und mit gegelten Haaren stieg aus. Vermutlich ein Aspirant für eine vakante Stelle. Er steuerte direkt auf mich zu, grinste mich an und fragte, ob ich »denn heute Dienst« hätte. Unweigerlich kam mir die Frage in den Sinn, was ich denn bitte sonst in Dienstklamotten vor der Wache zu suchen haben sollte. Mir meine Freizeit um die Ohren hauen oder den Hof kehren? Ich beendete das Gespräch mit den

Worten, dass das Vorstellungsgespräch im ersten Büro links stattfände, und ging einfach.

Aber zurück zu meinem Nachbarn, von dem ich mich sehr zügig verabschiedete. An meinen Weg in Richtung Wohnzimmer kann ich mich gar nicht mehr richtig erinnern. Kurz nachdem ich mich auf die Couch hatte sinken lassen, fiel ich sofort in einen tiefen Schlaf, der aber keine 15 Minuten andauerte.

Mauuuuuw.

Und wieder wach.

Katzen können nicht nur süß sein, müssen Sie wissen. Meine fast weiße Katze heißt Herr Schneider, ist eine Sie und bekommt in der Regel immer, was sie gerne haben möchte. Um genau zehn vor acht wollte sie zu fressen bekommen. Indem sie die Katzenstreu absichtlich im Raum verteilte, forderte die Dame überdies die obligate Generalreinigung ihrer Katzentoilette ein. Obwohl mir das klar war, überlegte ich kurz, ob ich die Reinigung diesmal auf den nächsten Tag verschieben sollte. Herr Schneider hätte dies jedoch damit quittiert, weiterhin klebriges Klumpengemisch aus Streu und Katzenpipi im näheren Umkreis zu verteilen. Lautstarkes, protestierendes Scharren hätte mir den Rest gegeben. Ich quälte mich also hoch, um die Felsen aus übelriechendem Granulat in den Eimer neben der Katzentoilette zu füllen.

8 Uhr. Mit halb geöffneten Augen machte ich mich auf den Weg ins Bett, das schnurrende und meine Beine umkreisende Samtpfötchen im Schlepptau. Hätte ich doch wenigstens schon Türen … aber nein. Die Türen waren das Einzige, das in meinem Neubau noch fehlte. Somit konnte ich Herrn Schneider nicht aussperren. Ihren Entdeckerdrang lebte sie in meinem Schlafzimmer aus. Zum Glück können sich Katzen nahezu lautlos bewegen. Nur der am Katzenhalsband befestigte Anhänger mit Adresse und Telefonnum-

mer klimperte gelegentlich an einen der Kästen, die unter dem Bett standen. Jedes Mal, wenn ich gerade so eingeschlafen war, schob Herr Schneider irgendeinen Gegenstand im Zimmer zur Seite. Das leise »Krrrrrrrtsch« genügte, um mich aufzuwecken.

8.30 Uhr. Meine nächste Schlafetappe wurde dadurch unterbrochen, dass Herr Schneider den Wecker vom Nachtkästchen warf. Der Batteriefachdeckel verabschiedete sich, und die Batterie rollte unters Bett und blieb dort liegen – so lange, bis die Katze diese für sich entdeckte und das Korkparkett als Fußballplatz nutzte. Während ich wieder einschlief, wuchs das Geräusch der rollenden Batterie in meinem Traum zu kullernden Holzfässern heran. Sie rollten an mir vorbei und zerschellten an einer Mauer aus geschmolzenem rotem Ziegel.

9.30 Uhr. Ich hatte die Schnauze gehörig voll. Wenigstens ein paar Stunden Schlaf mussten sein, damit ich den kommenden Nachtdienst überleben würde. Ohrenstöpsel mussten her. Ich hatte doch irgendwann mal welche besorgt. Wo waren sie nur? Im Apothekerschrank? Tatsächlich. Schaumstoffpfropfen, die man zusammendrehen und dann in die Ohren schieben kann. Beim Ausdehnen passt sich der Schaumstoff dann perfekt an den Gehörgang an, sodass fast kein einziger Ton mehr hindurchdringt.

Es dauerte keine 20 Sekunden, bis ich in meinem Traum fast auf dem Planeten Alpha-Omega angekommen war und der Bordwart Turbulenzen meldete. Das Raumschiff geriet ins Trudeln. Die Baumwipfel kamen immer näher, bis sie mein Schiff berührten. Dann ein Knall und das Schütteln. Ich flog durch das Cockpit. Der Steuerknüppel bohrte sich mit einem Schlag in meinen Bauch.

Als ich die Augen öffnete, sah ich keinen Steuerhebel, sondern nur die Hinterpfoten meiner Katze. Herr Schneider hatte herausgefunden, dass man vom Nachttisch nicht nur auf das Bett, sondern auch auf das Herrchen springen kann. Mein Bauch bot hierfür eine wunderbar weich gefederte Fläche. Wenn Sie meinen, Herr Schneider hätte in diesem Moment schuldbewusst reagiert, dann täuschen Sie sich. Das Motto einer Katze lautet in einer derartigen Situation grundsätzlich immer: schön, dass du zufällig wach bist. Dann kannst du auch gleich mit mir spielen und mir eine Dose Katzenfutter öffnen. Was ich dann auch machte.

Einige Minuten später befand ich mich wieder im Reich der Träume. Ich träumte, dass mein bauender Nachbar in seine Kettensäge gefallen war. Das Geräusch, das dabei entstand, vermischte sich mit der Wirklichkeit.

BRRRRRRRRRRRRRRRRRRRRRRRRRRRRRRR.

Was?

BRR, BRR, BRRRRRRRRRRR.

Wieder wach. Einmal klingeln hätte auch gereicht. Mangels Vorrichtung konnte ich die Haustürklingel nicht abstellen. Das durfte doch alles nicht wahr sein!

Raus aus dem Bett, rein in den Morgenmantel, die Treppen heruntergestürzt. Als ich die Tür aufriss, hielt mir der Postbote ein Päckchen unter die Nase und verschwand mit einem freundlichen »Auf Wiedersehen« zum nächsten Nachbarn.

Ich ließ Herrn Schneider in den Garten und freute ich mich auf mein Bett. Die Bettdecke noch nicht ganz bis zum Kinn gezogen, versank ich in einen tiefen Schlaf. Allerdings nur kurz. Ein rhythmisches Schlagen übertrug sich auf mein Bett. Einer der Bauarbeiter hatte die Baggerschaufel ausgepackt und rammte sie immer und immer wieder in den Boden, der eine lange Trockenzeit hinter sich hatte. Es war nicht so, dass Bilder von der Wand fielen, aber es reichte, um immer wieder aus dem Schlaf gerissen zu werden. An-

schließend kam die Rüttelplatte zur Anwendung. Dieses Gerät ist dazu da, lockeren Boden zu verdichten. Anschließend
kann man dann zum Beispiel eine Bodenplatte gießen. Bei
der Rüttelplatte ist der Name auch Programm. Das diesel-
betriebene Gerät lässt die zentnerschwere Stahlplatte auf
dem Boden vibrieren. Wenn dies unmittelbar neben Ihrem
Haus passiert, fallen sehr wohl Bilder von der Wand. Ich
fühlte mich wie auf einer Massagematratze und rollte mich
aus dem Bett.

Ich stolperte zum Telefon, nahm den Hörer in die Hand
und wählte:

»Strasser?«, meldete sich Lenny.

»Hallo, Lenny, hier ist Christian. Kann ich bei dir pennen?«

»Hast Glück, dass ich gerade wach bin. Warum? Was ist
los?«

»Mein Nachbar hat angefangen zu bauen. Herr Schneider
geht mir auf den Sack und lässt mich nicht schlafen. Meine Klingel kann ich auch nicht abstellen. Weil es noch nicht
reicht, hat der Bautrupp die Rüttelplatte ausgepackt.«

»Wie wäre es mit einem Gehörschutz? Schmeiß Herrn
Schneider raus und mach doch einfach die Tür zu …«

»Das ist ja eine sensationelle Idee – danke! Da habe ich
noch gar nicht dran gedacht …«

»War ja nur ein Vorschlag.« Lenny vertrug meinen sarkas-
tischen Ton scheinbar nicht und klang etwas eingeschnappt.
»Komm einfach vorbei. Ich bin zu Hause«, sagte er dann
aber doch einigermaßen besänftigt. Ich legte auf, packte meinen Kram und setzte mich in mein Auto. Die nächsten Tage
schlief ich tagsüber bei Lenny, mit dem ich ohnehin Nachtdienst hatte.

Gott sei Dank stellten Situationen wie diese nach meinem Umzug nur noch eine Seltenheit dar. Trotz aller an-
fänglichen Schwierigkeiten bin ich froh über meinen Umzug.

Das stille Land ist genau die richtige Endscheidung gewesen. Hier höre ich manchmal tatsächlich nichts – außer meinem eigenen Tinnitus.

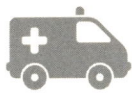

Abgelaufen

»Hier. Hab' ich für alle mitgebracht.« Kugeln aus Marzipan, umhüllt mit Zartbitterschokolade. Großzügig warf Lenny die rote Schachtel mit der goldenen Aufschrift auf den Tisch der Wache und bediente sich zunächst selbst. Er hatte wohl gedacht, ich und die Kollegen der Hintergrundbesatzung würden ihm vor Dankbarkeit um den Hals fallen. Als wir das Zeug sahen, verzogen wir aber nur das Gesicht. Wenn ich mir nur vorstelle, in diese bröselige, süß-weiße Masse zu beißen, wird mir schon heiß und kalt. Dann noch die klebrig-schweren Bröckchen, die in den hintersten Zahnlücken stecken bleiben … Haben Sie schon einmal mit einem Loch im Zahn auf zuckrige Marzipanmasse gebissen? Glauben Sie mir: Es ist zum Jubeln.

»Ich muss dann mal was am RTW machen«, sagte ich und verschwand in der Fahrzeughalle. Als ich zurückkehrte, saß Lenny noch immer am Tisch und hatte die ganze Schachtel selbst leer gegessen. Meine Frage, ob es denn an den Marzipaneiern läge, dass ihm sein Bauch seit Kurzem über der Hose hing, ignorierte er geflissentlich.

Es war 15 Uhr, als uns die Leitstelle zu einem Notfalleinsatz rief. Wir standen sofort auf, streiften uns die Jacken über und begaben uns in Richtung Fahrzeughalle. Im Hof standen Kollegen und hatten sich mit ihren Kaffeetassen rund um den Kippenfriedhof versammelt, einen extragroßen Aschenbecher im Hof der Wache.

Wir dagegen waren mit dem Ausrücken beschäftigt, das Sie sich folgendermaßen vorstellen können: Ich begebe mich auf den Beifahrersitz, Lenny auf den Fahrersitz. Während ich den Einsatzauftrag der Leitstelle entgegennehme, öffnet Lenny das Rolltor mit der Fernbedienung. Vorher trennt er den Rettungswagen vom Stromkabel. Bevor Sie fragen: Nein, unsere Autos werden nicht mit Strom betrieben, sondern im Winter durch den integrierten Heizlüfter im Stand elektrisch beheizt, um den Innenraum auf Temperatur zu halten. Gleichzeitig wird die Zusatzbatterie des Fahrzeugs aufgeladen, da dies nicht über die Lichtmaschine erfolgt.

An diesem Tag hatte Lenny beim RTW zwar den Stecker gezogen, das Kabel beim Einsteigen jedoch in der Tür eingeklemmt. Es kam, wie es kommen musste. Das Auto sprang an, Lenny gab Gas. Die Kabeltrommel an der Decke machte ein hohes, surrendes Geräusch, wie wenn man mit großem Schwung eine Angel auswirft. Als ich diesen Ton hörte, wusste ich sofort, was die Stunde geschlagen hatte. Ich reagierte jedoch zu langsam. Stattdessen sah ich noch, wie der Wachleiter in dem Moment, als wir an ihm vorbeifuhren, das Gesicht verzog, wobei er die Augenbrauen so hoch wie nie nach oben zog. Auch alle anderen glotzten nur und standen da wie eingefroren. Mit einem Ruck löste sich die Kabeltrommel aus der Deckenhalterung und verabschiedete sich mit einem Knall auf den Betonboden. Im Verteilerkasten neben dem Garagentor blitzte es. Anscheinend ein Kurzschluss. Aber das war jetzt das geringste Problem.

»Scheiße.«

Lenny trat so heftig auf die Bremse, dass es mich erst nach vorne riss und ich dann in den Sitz zurückgestoßen wurde. Lenny starrte geradeaus, die Hände fest ums Lenkrad geklammert. Nur das Brummen des Motors war zu hören. Einige der Kollegen draußen fingen an zu applaudieren. Der Kopf des Wachleiters hatte die Farbe einer Ampel, die soeben auf Rot umgeschaltet hatte. Lenny riss die Tür auf, nahm das Kabel, sprang aus der Kabine und lief auf den

Wachleiter zu, der vor Schreck vorübergehend sprachlos war.

»Hier, das Kabel«, sagte Lenny und drückte es ihm in die Hand. »Tut mir leid. Wir haben einen Einsatz.« Er drehte sich auf dem Absatz, ließ den Wachleiter stehen und schwang sich wieder hinters Steuer.

Als wir den Hof verließen, sah ich die Leute im Rückspiegel noch immer dastehen und lachen. Unser Wachleiter hielt das Kabel in der Hand. Er nahm einen großen Schluck Kaffee, machte auf dem Absatz kehrt und verlor nie wieder ein Wort über die Sache.

Das Altenheim befand sich einige Ortschaften weiter in einer ländlichen Gegend. Es war zentral gelegen und stand auf einer Anhöhe, was den Eindruck erweckte, als sei der Ort um das Heim herumgebaut worden und nicht umgekehrt. Die Heimbewohner fühlten sich hier sicherlich wohl. Einige der Zimmer boten Ausblick auf den Wald, dessen Tannen den Himmel zu berühren schienen.

»Frau Bartoldi ist gestürzt«, sagte eine Pflegerin im Eingangsportal. »Hier entlang, bitte.«

»Ist sie ansprechbar?«

»Ja. Sie blutet an der Stirn und hat Schmerzen im Oberschenkel.« Hörte sich nach einem möglichen Knochenbruch an.

Frau Bartoldi saß auf ihrem Gehwagen und klagte über starke Schmerzen im Bein.

»Können Sie auftreten?« Ich stellte den Rucksack ab und kniete mich vor die alte Dame.

»Junger Mann, wenn ich das könnte, bräuchte ich keine Hilfe«, grinste mich die Dame an. Sie war mir auf Anhieb sympathisch. Ich musste auch grinsen, obwohl die Situation alles andere als zum Lachen war.

»Was ist denn passiert?«, fragte ich.

»Ich bin über das Handtuch gestolpert, das da am Boden lag.«

»Waren Sie bewusstlos?«

»Nein. Ach, ich könnte mich ärgern, dass mir das mit meinen 101 Jahren passiert …«

»Wie bitte?«

»Sie haben mich schon richtig verstanden«, schmunzelte die alte Dame.

Ich hätte Frau Bartoldi vielleicht auf 75 geschätzt. Keinesfalls älter. Auch Lenny schien verblüfft zu sein.

»Sie entschuldigen … aber ich hätte Sie irgendwo in den Siebzigern vermutet. Tut es hier weh?« Ich tastete sie ab.

»Glauben Sie mir etwa nicht? Hier ist meine Versichertenkarte.« Auf der Rückseite stand das Geburtsdatum. 1909. Ganz schön lange her. Ich überlegte kurz, was zu dieser Zeit geschehen war. Sigmund Freud gründete die Internationale Psychoanalytische Vereinigung. Kurz zuvor begegnete er zum ersten Mal dem Begründer der analytischen Psychologie, Carl Gustav Jung. In den USA löste Präsident Taft seinen Vorgänger Theodore Roosevelt ab, während die Schwedin Selma Lagerlöf den Literatur-Nobelpreis erhielt. Auch die Stadt Tel Aviv wurde in dem Jahr gegründet.

Ich winkte ab und schob die Karte in meine Hosentasche. Wir versuchten Frau Bartoldi schmerzfrei auf unsere Trage zu legen, schafften es aber nicht ganz. Denn leider hatte die alte Dame auch bei der kleinsten Bewegung Schmerzen im Bein. Die Fahrt ins Krankenhaus dauerte lange.

»Es ist gebrochen, oder?« Frau Bartoldi sah aus dem Fenster. »Das wäre schlimm für mich.«

»Ich drücke die Daumen, dass es nicht so ist«, sagte ich und hoffte das auch wirklich. Es war allerdings eher unwahrscheinlich, bei Licht besehen. Frau Bartoldis Bein war ver-

kürzt und leicht nach außen gedreht. Ein untrügliches Zei-
chen für einen Bruch des Oberschenkelhalses. In hohem
Alter stellt das eine große Gefahr dar; denn oft kommen
die Menschen dann überhaupt nicht mehr auf die Beine.
Für einen Moment versuchte ich mir vorzustellen, was Frau
Bartoldi empfinden musste. Sie wusste wohl, dass in ihrem
Alter das Risiko bestand, niemals wieder stehen oder laufen
zu können.

»101 Jahre ... das ist so eine lange Zeit.« Kaum hatte ich
das ausgesprochen, ärgerte ich mich über meine platte Bemerkung. Jetzt war es jedoch herausgerutscht. Ich versuchte
die Flucht nach vorne und hakte nach. »Wie ist das ... so
eine lange Zeit?« Frau Bartoldi nahm es mir nicht übel. Sie
fing an zu erzählen.

»Erst dachte ich – schön, du bist in Rente. Dann vergingen die ersten zehn Jahre. Mein Mann starb.«

»Wann war das?«

»1994. Dann entschied ich mich, in dieses Pflegeheim zu
ziehen.«

»Und dann?«

»Die nächsten zehn Jahre vergingen. Meine Tochter starb
2003 bei einem Unfall.«

»Was ist passiert?«

»Ein Betrunkener überfuhr eine rote Ampel. Und damit
waren sie plötzlich alle weg ... Manchmal ist das alles einfach nicht fair«, sagte sie. Einen kurzen Moment hörte man
nur die Geräusche des fahrenden RTW.

»Haben Sie nicht langsam genug?«, fragte ich weiter. Vielleicht nicht grade taktvoll, aber ich musste diese Frage einfach stellen. Die Chance, mit jemandem sprechen zu können, der deutlich älter als 80 Jahre alt war, gab es nicht häufig.
Für mich war es nach fast 20 Jahren im Rettungsdienst das
erste Mal.

»Sie meinen: genug vom Leben? Ja.« Frau Bartoldi hielt einige Sekunden inne. Dann drehte sie ihren Kopf in meine Richtung. »Lange dauert es aber nicht mehr.«

Ich wusste nicht, was ich sagen sollte. Also sagte ich nichts. Ich hörte der alten Dame einfach nur zu, während sie von ihrem Leben erzählte und vom Krieg, der hässlich und voller Entbehrungen gewesen sei. Das Wissen, ihren Mann an ihrer Seite zu haben, hatte sie unbesiegbar gemacht. Als die beiden zusammen in Rente gegangen waren, bekam er eines Montags Herzrhythmusstörungen. Er wollte keinen Arzt – der übliche Spruch, den ich auch von mir selbst kenne, wenn es mir mies geht. Als ihr Mann damals nicht aus dem Badezimmer zurückgekommen war, hatte Frau Bartoldi nachgesehen. Er lag tot neben der Badewanne. Meine Kollegen hatten es ihr so sanft beigebracht, als hätten sie es einem Kind erzählen müssen. Sie kniete neben ihrem Mann, hatte die Hände auf seine Brust gelegt und gesagt, dass sie auch bald nachkommen würde. In diesem Moment hatte sie seinen Tod begriffen.

All dies war mittlerweile mehr als 20 Jahre her. Irgendwie musste ich an die Romanfigur des Brandner Kaspar denken, der den Tod betrügt und sich so ein längeres Leben ergaunert. Aber für ihn ist danach kein Platz mehr auf der Welt. Der Brandner stört die Abläufe und die Ordnung. Irgendwann wird es ihm langweilig und er folgt dem Rat des Todes, sich das Paradies doch einfach mal anzusehen – wenn es ihm nicht gefiele, dürfe er auch wieder auf die Erde zurück. Kaspar entscheidet sich für das Paradies.

Was sollte ich ihr im Krankenhaus zum Abschied sagen? Gar nichts? Oder sollte ich mich mit den Worten »bis zum nächsten Mal« verabschieden? Hätte ich ihr raten sollen, einfach nur an das Schöne im Leben zu denken? Nein. Ich sagte ihr, dass es eine echte Bereicherung sei, sie kennengelernt zu haben, und wünschte ihr das Beste.

Ein Jahr später hatte ich zufällig einen Einsatz auf der gleichen Station, auf der ich Frau Bartoldi kennengelernt hatte. Ich erfuhr vom Tod der alten Dame; und dass ihr Wunsch sich erfüllt hatte.

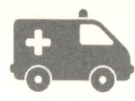

Um Haaresbreite

An einem warmen Tag im August traf ich etwas früher zum Nachtdienst in der Wache ein als sonst üblich. Ich konnte mich also noch etwas zur Tagbesatzung setzen und auf meinen Schichtbeginn warten. Unsere frischgebackene Rettungsassistentin Lisa war an diesem Tag entgegen ihrer Art schweigsam, spielte mit ihrer Tasse und stierte in ihren dampfenden Kaffee. Ihre Stimmung schien angeschlagen, obwohl der Tag so schön nach Sommer, Gras und warmem Asphalt roch. Ich nahm mir den letzten bequemen Stuhl und setzte mich neben sie.

»Hallo, Lisa. Alles in Ordnung?«

»Ja«, antwortete sie, blickte jedoch nicht auf und rührte in der schwarzen Brühe, die durch das kalkhaltige Wasser voller Schlieren war.

»Du sagst heute gar nichts – ist ganz ungewohnt. Hast du deine 45 000 Worte für heute schon verbraucht?« Ich wollte eigentlich witzig sein. Ein Kollege verschluckte sich am Kaffee. Lisa blieb jedoch ernst.

»Sehr lustig.«

»Komm schon …«

»Eine Freundin hat mich vorhin angerufen. Ihr Vater hatte einen schweren Unfall auf der A58.«

»Scheiße. Tut mir leid. Wann war das?«

»Dienstagnacht.«

»Wie hieß er?«

»Nick Schuster.«

Mir stellten sich alle Härchen auf den Armen auf, als ich den Namen hörte.

Am Vorabend dieses Dienstags war ich privat nach Berlin geflogen. Nach vier Stunden Schlaf hatte ich einen Termin wahrgenommen, mich zurück zum Flughafen fahren lassen und war am späten Nachmittag wieder zu Hause eingetroffen, um mich dann direkt in den Nachtdienst zu begeben. Sie können sich vorstellen: Ich war todmüde gewesen. Wie es das Schicksal an solchen Tagen so will, verlaufen die Schichten natürlich dann alles andere als ruhig. Die Einsätze reihen sich aneinander wie hungrige Schüler um kurz nach eins an der McDonald's-Kasse. Außerdem fährt man an solchen Tagen garantiert keine leichten Einsätze, bei denen Patienten bereits mit gepackten Taschen vor dem Haus stehen und ohne Hilfe in den Rettungswagen einsteigen. Man hofft auf Entspannung nach zwölf Uhr nachts, weil genau da die anstrengende Zeit für den Körper beginnt und die Augenlider so schwer werden, als hingen Gewichte dran. Aber nein. Ruhe nach Mitternacht? Pustekuchen.

Nick Schuster befand sich in besagter Nacht gerade im Umzugsstress und hatte den ganzen Wagen vollgeladen mit Kleidung, Gepäck und weiterem Kleinkram. Es sollte die letzte Fuhre dieses Tages werden. Der Familienvater freute sich, zu seinem neuen Heim zu kommen, und war aufgedreht. Er hatte es nicht mehr weit und trat das Gas seines Pickup ordentlich durch. Die Strecke war an dieser Stelle der A58 trocken, frei und schön ausgebaut. Das leicht geöffnete Seitenfenster sog frische, warme Sommerluft ins Auto, das Radio spielte irgendeinen rockigen Radiosender. Allerdings erwartete der Mann nicht, dass ein Opel kurz hinter einer Kuppe auf der linken Spur mit nur 110 Kilometern pro Stunde fahren würde, während er mit 190 angeschossen kam. Er erschrak, riss das Lenkrad ganz nach rechts. Die Leitplanke kam bedrohlich nah. Nick Schuster zog das Steuer wieder nach links. Ein kleines Stück zu weit, denn sein

Pick-up übersteuerte, und das Heck brach aus. Der Mann lenkte dagegen. Ein kirschroter BMW, dessen Fahrer sich erschrocken hatte und ebenfalls die Kontrolle zu verlieren schien, berührte den Pick-up. Ganz sanft und leicht, als lande eine Feder auf einem Wagendach. Und trotzdem stahl diese Berührung den Fahrzeugen jede Bodenhaftung. Die Gesetze der Physik lassen sich nicht überlisten. Niemals.

Der BMW schlug zunächst frontal in die Leitplanke auf der linken Seite, drehte sich schlitternd um die eigene Achse und knallte mit dem Heck in die rechte Leitplanke. Der Opelfahrer erschrak, riss am Lenkrad und schrammte die Planke entlang. Irgendwann kam er auf dem Standstreifen zum Stehen. Der Pick-up verhielt sich wie eine Flipperkugel und tanzte auf der Straße zwischen beiden Leitplanken hin und her, bevor er irgendwann endgültig den Boden verließ. Einmal … zweimal … dreimal überschlagen … dann wieder in die Leitplanke. Mit Blick in die Gegenrichtung blieb der Pick-up mit Herrn Schuster am Steuer liegen. Die nachfolgenden Autos konnten gerade noch bremsen. Reifenquietschen. Rauch. Benzin. Ölgeruch. Und die bedrückende Stille danach. Menschen stiegen mit offenen Mündern aus ihren Autos aus und hatten die Handys schon gezückt. Die Leitstelle reagierte unmittelbar.

Der Alarm erreichte Lenny und mich exakt eine Minute, nachdem der Dienst angebrochen war. Die Suche nach dem Lichtschalter – in der Dunkelheit so einfach, als würden Sie versuchen, einen Elfmeter gegen DFB-Torwart Ron-Robert Zieler zu versenken. Dann der Griff zu den Klamotten, die ich in meiner Müdigkeit irgendwo verstreut hatte. Der zweite Rettungswagen und der Notarzt waren anscheinend bereits auf einem anderen Einsatz – in den Nebenzimmern bewegte sich nichts. Als ich die Beifahrertür schlaftrunken aufriss, hatte Lenny den Einsatz bereits übermittelt bekommen. »Verkehrsunfall. Mehrere Schwerverletzte, hat der Disponent gesagt.«

»Quark. Wie oft entspricht eine derartige Meldung der Realität?«, stopfte ich mir die Hälfte einer Milchschnitte in den Mund. Der Geschmack der Milchcreme verteilte sich in meinem Mund. Ich verschluckte mich.

Tatsächlich ist ein hoher Anteil der Einsatzmeldungen schlichtweg falsch. Hierfür gibt es verschiedene Gründe. Einer davon ist, dass Autofahrer oftmals irgendeinen Unfall auf der Gegenspur sehen und dann zum Hörer greifen. Da für den Laien vermutlich jeder Unfall im Vorbeifahren zunächst schwer aussieht, entscheidet der Disponent entsprechend. Aber es passiert ab und zu auch anders – ein schwerer Verkehrsunfall, der der Leitstelle als leicht gemeldet wird. Mir ist die erste Variante deutlich lieber.

»Ich weiß. Nicht so oft. Er sagte aber auch, dass mehrere identische Anrufe reingekommen sind«, sagte Lenny, verließ den Hof mit eingeschaltetem Blaulicht und fuhr auf die Bundesstraße, deren Verkehrsschilder das blaue Blitzen unserer Signalanlage reflektierten. Wenn gleichzeitig mehrere Anrufe in der Leitstelle aufliefen, die allesamt einen offenbar schweren Verkehrsunfall melden, ist da in der Regel etwas dran. Komisch – immer wieder spekulieren wir Retter noch vor dem Eintreffen, was uns am Einsatzort erwarten wird. Ich griff nach meiner Wasserflasche im Seitenfach.

»Siehst du das?« Lenny sah kurz zu mir.

»Ich sehe gar nichts.«

»Eben. Die Autobahn ist vermutlich gesperrt. Auf der Gegenspur fährt kein Auto mehr.«

Alles deutete auf eine Totalsperre hin. In aller Regel passiert das nicht, wenn es sich bei dem Unfall um einen Bagatellschaden handelt. Wir passierten einen großen Rastplatz, auf dem viele Lkw standen. Fahrer vertraten sich neben ihren Fahrerkabinen, deren Türen geöffnet waren, die Beine, aßen und tranken und sahen uns und das Blinken unserer blauen LEDs vorbeirauschen. Die letzte Kuppe, hinter der sich auf der Gegenspur der Einsatz befinden sollte, war in Sichtweite. Als wir die Kuppe passiert hatten, registrierten wir das Chaos an der Einsatzstelle. Wir mussten an der nächsten Anschlussstelle umdrehen und trafen keine fünf Minuten später ein.

Die erste Maßnahme bei einem Verkehrsunfall ist der Eintritt in die sogenannte Sichtungsphase. Hört sich hochgestochen an, bedeutet aber nichts anderes, als die Leitstelle mit Informationen zu versorgen: nämlich, wie viele Beteiligte es gibt, wie viele davon als Patienten eingestuft werden und wie schwer diese verletzt sind. Die Leitstelle schickt im Gegenzug die richtige Anzahl an Rettungswagen, Notärzten und Hubschraubern zur Einsatzstelle und kümmert sich im Vorfeld bereits um Kliniken mit den entsprechenden Fachabteilungen. Nicht jedes Krankenhaus kann einen Patienten aufnehmen, der beispielsweise eine schwere Hirnverletzung erlitten hat.

Als ich die Tür des Rettungswagens hinter mir zuschlug, hatte ich die erste Patientin schon registriert. Eine junge Frau, die neben ihrem verbeulten Opel stand und den Eindruck machte, als kollabiere sie gleich. Die Frau hatte meiner Einschätzung nach lediglich einen Schock erlitten. Sie sah mich verständnislos an, als ich an ihr vorbeilief. Klar – sie hatte erwartet, dass ich ihr zu Hilfe eilen würde. Aber wie gesagt: Als Sanitäter am zuerst eingetroffenen Rettungswagen bin ich zunächst dafür verantwortlich, mir einen Überblick zu verschaffen. Wenn überhaupt, würde ich nur akut lebensrettende Handgriffe durchführen, wie zum Beispiel einen Kopf zu überstrecken oder jemanden auf die Seite zu drehen. Stellen Sie sich vor, ich würde mir den erstbesten

Patienten greifen, wie es die junge Dame vermutlich erwartet hatte. Dann würde die Leitstelle nichts Detailliertes über den Unfall erfahren und könnte keine weiteren Rettungsmittel schicken. Folglich würden weitere Patienten nicht zeitnah versorgt werden, die obendrein vielleicht schwerer verletzt sind als derjenige, bei dem ich zufällig zuerst ankomme. Keine einfache Situation: Üblicherweise stürze ich mich als Retter auf den Patienten und versorge diesen mit den maximalen mir zur Verfügung stehenden Mitteln. Und nun *darf* ich in dieser Situation niemanden versorgen und muss vorbeilaufen. Das kostet Überwindung, von der Individualmedizin umzuschwenken und nur noch puren Minimalismus zu betreiben.

Lenny hatte ein weiteres, völlig zerstörtes Auto gefunden, dessen Insassen daneben auf dem Randstreifen saßen. So, wie das Wrack aussah, konnte das junge Pärchen vermutlich ab jetzt zwei Geburtstage im Jahr feiern. Es war ein kirschroter BMW, der einmal stylische Alufelgen besessen haben musste. Der Typ blutete an der Schläfe und hatte sämtliche Farbe aus dem Gesicht verloren. Er sah besorgt zu dem weinenden Mädchen, das sich die Seite hielt. Das blaue T-Shirt war eingerissen. Ein blutiger Fleck zeichnete sich im rechten Brustbereich ab und begann, sich auszuweiten. Vermutlich eine Abschürfung. Die beiden wurden aufgrund des zerstörten Autos als schwerverletzt eingestuft. Ich ließ sie zunächst am Straßenrand sitzen und sicherte auch ihnen baldige Hilfe zu.

Einige Meter weiter stand ein Mann im T-Shirt. Es war ein Lkw-Fahrer, der einen 40-Tonner gerade eben noch durch eine Notbremsung zum Stehen gebracht hätte, bevor er fast über Nick Schusters Pick-up gerollt wäre. Dessen Wrack sah noch schlimmer aus. Viel schlimmer. Um den Pick-up herum sah es aus wie nach einem Bombenanschlag. Es lagen überfahrene und zersplitterte CDs, zerrissene Kleidung und viele lose Gepäckstücke auf 200 Metern verteilt auf dem Asphalt. Der viertürige Pick-up hatte sich mehrfach überschlagen und war auf seinen vier Rädern liegen geblieben. Das Dach war auf der Fahrerseite bedrohlich stark eingedrückt und an den übrigen Holmen eingeknickt – ich hoffte, dass der Fahrer seinen Kopf noch rechtzeitig hatte einziehen können. Ich stieg hinten ein, um als Erstmaßnahme die Halswirbelsäule des Patienten mit einer Halskrause zu fixieren.

»Können Sie mich verstehen? Mein Name ist Christian Strzoda. Ich bin vom Rettungsdienst.« Ich versuchte, die Dieselaggregate der Feuerwehr zu übertönen und sprach so, als wolle ich einem Schwerhörigen etwas durchs Telefon sagen.

»Ich bin ja nicht taub. Das hat ganz schön geknallt.«

»Bewegen Sie sich bitte nicht und versuchen Sie, den Kopf ruhig zu halten. Wie heißen Sie?«

»Mein Name ist Nick Schuster. Hat es mich schwer erwischt?«

»Sie hatten sicher schon bessere Tage.«

»Ja. Den Abend hatte ich mir anders vorgestellt.«

»Können Sie sich erinnern, wie der Unfall passiert ist?«

»Ehrlich gesagt – nein. Ich weiß nur, dass ich mitten im Umzug bin. Ich wollte Sachen zu meiner neuen Wohnung nach Degenhart bringen.«

»Wo kommen Sie her?«

»Aus Wolfsheim.«

Während ich mit Herrn Schuster sprach, sah ich die ausgedehnte Verletzung der seitlichen Kopfhaut. Diese schien von der Größe einer Kaffeetasse kreisrund ausgestanzt. Blut sickerte vor sich hin, lief am Hals hinunter und verlor sich im Hemd. Herr Schuster klagte über starke Schmerzen im linken Arm und im linken Brustkorb. Er hatte den Kopf leicht nach rechts geneigt und kompensierte damit den Platz, den das eingedrückte Dach wegnahm. Ich konnte ihm gerade so eine Halskrause anlegen.

Dicht bei Herrn Schuster versuchte ich, ihn immer über alle Maßnahmen auf dem Laufenden zu halten. Kommunikation wirkt beruhigend auf einen Notfallpatienten – insbesondere wenn sie ruhig und bestimmt erfolgt. Die Situation schien etwas zu kippen, als Herr Schuster mit dem Blutdruck abrauschte. Der obere Wert lag nur noch bei 60. Wenn der Druck weiter sänke, würde Herr Schuster bewusstlos werden. Lenny hatte längst veranlasst, dass das Dach des schwarzen Pick-ups weggeschnitten wurde. Wir mussten Nick Schuster trotz der brenzligen Lage irgendwie achsengerecht aus seinem Auto herausholen. Es war möglich, dass die Wirbelsäule etwas abbekommen hatte.

»Wie war der Blutdruck?« Der Notarzt hatte bemerkt, dass nach der Blutdruckmessung Eile ausgebrochen war.

»60. Der untere Druck ist nicht messbar. Die Herzfrequenz ist 85.« Ich sah den Notarzt nicht an und versuchte Herrn Schuster einen venösen Zugang zu legen. Herr Schuster reagierte nur noch sehr langsam.

»Dann los. Der Mann muss sofort raus hier!«

»Wir fangen gleich an, das Dach abzunehmen«, sagte Lenny.

»Wir haben aber keine Zeit mehr. Der Patient ist bewusstlos.« Der Notarzt schob Lenny beiseite und probierte, die Fahrertür aufzuziehen, um Herrn Schuster seitlich herauszuholen. Es misslang.

»Der Mann ist nicht bewusstlos«, sagte ich und bedeutete dem Helfer von der Feuerwehr, mit dem Dach anzufangen. Der Notarzt hatte bislang keinen direkten Patientenkontakt gehabt, verbreitete aber Hektik an der Einsatzstelle. Wir ließen uns davon nicht anstecken.

»Ich will, dass der Mann sofort da rausgeholt wird!« Der Ton des Notarztes wurde schärfer. »Das möchten wir alle«, gab ich mit ebenso scharfem Ton zurück. Der Helfer der Feuerwehr setzte die Schere am ersten C-Holm an und wartete auf das Start-Kommando. »Wie du siehst, ist der Patient wach«, fügte ich hinzu. Wir mussten genau abwägen: Sollten wir den noch nicht bewusstlos gewordenen Nick Schuster zugunsten einer schnellen Rettung einfach aus dem Auto herauszerren? Sollten wir dabei riskieren, dass die Wirbelsäule oder andere Teile des Knochenapparates irreparable Schäden bis hin zur Querschnittläsion nehmen konnten? In manchen Situationen sind wir gezwungen, das eigene Bauchgefühl entscheiden zu lassen.

Natürlich war der Blutdruck niedrig. Die Ursache hierfür konnten jedoch auch der Schreck oder das Unfallgeschehen per se sein. Der berühmte Kollaps, nachdem man einen heftigen Schmerz oder Schreck erlitten hat. Stellen Sie sich vor, dass Sie schlafend im Bett liegen. Plötzlich bellt der Hund oder die Haustürglocke schellt. Sie schrecken auf, kurz darauf erweitern sich Ihre Gefäße. Der Blutdruck rauscht in den Keller, es flimmert vor ihren Augen. Ich hoffte einfach, dass es bei Nick Schuster in diesem Moment auch so war und er nicht irgendwo einblutete und der Blutdruck dadurch sank.

Als der Typ von der Feuerwehr die Schere in Betrieb setzte, wurde es für einen Moment sehr laut und sehr ungemütlich. Ich erklärte Herrn Schuster, wir würden ein Cabrio aus seinem Pick-up machen und dass ich ihn nun mit einer Decke gegen die Splitter schützen und uns beide abdecken müsse. Ich kauerte hinter dem Fahrersitz und hatte die Hand auf Herrn Schusters Schulter gelegt. Mein Helm stieß an die Decke. Ich spürte jede Bewegung am Auto, das in diesem Moment so eng erschien, als säße ich in einer Konservenbüchse – absolut nichts für Klaustrophobiker. Man ist in diesem Moment eingeschlossen und kann nicht weg. Man kann noch nicht einmal sagen: »Stopp, ich will hier raus«, denn die Maschinerie ist längst im Gange, den Patienten zu befreien. Das Geräusch, wenn das Metall der Schere wie Butter durch das Metall des Fahrzeugs schneidet, das Knirschen und Brechen des ersten Holmes, die Dieselaggregate der Feuerwehr. Schreie des Kommandanten an seine Leute, die hektisch hin und her wuselten. Scheppern und Gesplitter, wenn eine weitere Glasscheibe zu Bruch gegangen ist. Mit dem Zersplittern der Heckscheibe hatte ich nicht gerechnet. Beim Hinknien im Wagen waren meine Hosenbeine über die Stiefel gerutscht. Sie haben sicher irgendwann schon einmal gesehen, wenn die Seiten- oder Heckscheibe eines Autos kaputtgeht – Tausende bröselige Splitter, die in alle Richtungen wegplatzen und schließlich unter anderem in meinen Stiefeln landeten.

Herr Schuster war wieder kreislaufstabil, als wir ihn auf das Board aus Hartplastik luden, auf die Trage des Helikopters legten und ihn in die Hände der Hubschrauberbesatzung gaben. In der neurochirurgischen Fachklinik stellten sie unter anderem einen schwerwiegenden Bruch eines Wirbelkörpers mit einer drohenden Querschnittlähmung fest. Im entscheidenden Moment der Bergung aus dem Fahrzeug hatten wir die richtige Entscheidung getroffen, Nick Schuster nicht einfach so aus dem Auto zu ziehen. Nicht auszudenken, was vielleicht passiert wäre, wenn wir uns anders entschieden hätten.

Als ich mit meiner Erzählung am Ende angekommen war, zeigte meine Uhr schon fast sieben. Zeit, um sich für die Nachtschicht umzuziehen und den Kollegen endlich abzulösen. Lisa wirkte verstört. Sie hatte anscheinend nicht damit gerechnet, dass Nick Schuster um Haaresbreite einer Katastrophe entgangen war. Sie sagte, dass sie das unbedingt ihrer Freundin erzählen müsse, nahm die Tasse und ging in die Wache.

Herr Schuster hat später telefonischen Kontakt zu mir aufgenommen. Er hat mir erzählt, dass er leidenschaftlicher Radfahrer sei und gerne schwimme. Auch sprach er über den Verlauf seiner Therapie und darüber, dass eine Querschnittlähmung sehr an seinem Lebenswillen gekratzt hätte. Ich habe mich sehr über das Telefonat und die wertvolle Rückmeldung gefreut und hoffe, dass Nick Schuster den Unfall ohne dauerhaften Schaden überstehen wird.

Winzige Entscheidungen können im Rettungsdienst ganze Schicksale beeinflussen. Falsche Handgriffe können Leben zerstören. Die Tragweite und der gute Verlauf eines solchen Einsatzes ist Antrieb für uns Retter, mit Freude im Rettungsdienst zu arbeiten.

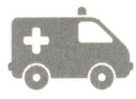

Notruf 112

Das Gehalt eines Rettungsassistenten war in meinen Anfangszeiten so immens »großzügig« bemessen, dass es am Monatsende einfach nicht reichte. Aus diesem Grund beschloss ich vor etlichen Jahren einmal, mir einen Nebenjob zu suchen. Was lag näher, als meine medizinische Ausbildung als Rettungsassistent auch dafür zu nutzen? So bewarb ich mich bei einer deutschen Rettungsleitstelle, bei der ich dann zwei Jahre lang für das Annehmen von Notrufen verantwortlich war.

Das überklimatisierte Großraumbüro lag im Gewerbegebiet eines Nachbarortes und war in zwei Arbeitsbereiche getrennt: Im vorderen Bereich saßen die Disponenten an ihren Funkgeräten. Disponenten alarmieren und disponieren die Rettungsfahrzeuge und kümmern sich darum, dass jeder Bereich des Gebiets, für das sie verantwortlich sind, rechtzeitig durch einen Rettungswagen erreicht werden kann. Da ich zu den Telefonisten gehörte, war mein Arbeitsplatz damals durch eine Glasscheibe von den Disponenten getrennt. Es gab nur eine Art Schalter, durch den man miteinander sprechen konnte – wie bei einem Drive-in.

Schreckliche Einsätze sind glücklicherweise nur an der Tagesordnung eines Leitstellen-Mitarbeiters, wenn er als Dispatcher in einer amerikanischen Notrufzentrale arbeitet und für Lower Manhattan und die Bronx gleichzeitig zuständig ist. 80 Prozent der Anrufe in Deutschland betrafen damals Krankentransporte und Anfragen für den ärztlichen Bereitschaftsdienst, 10 Prozent sind Kalauer und andere Fehlanrufe. Zum Beispiel sind das Anrufer, die den Sinn einer Rettungsleitstelle missverstanden haben und nur einen Transport in das nächstgelegene Einkaufszentrum wünschen. Lediglich bei den restlichen 10 Prozent handelt es sich aus meiner Sicht um ernst zu nehmende Notrufe.

Im Gegensatz zu den Disponenten ist es die Aufgabe der Telefonisten, Notrufe zu beantworten. Man ist verantwortlich dafür, dass der Anrufer Hilfe erhält. Auch leitet der Telefonist den Anrufer zu Erste-Hilfe-Maßnahmen an. Das hört sich vielleicht alles gar nicht so furchtbar anstrengend an. Ein bisschen mit dem Anrufer quatschen, meinen Sie jetzt vielleicht. Dann etwas in den Computer eintippen und die Leute vom Rettungsdienst arbeiten lassen; aus sicherer Entfernung agieren anstatt selbst zuzupacken.

Aber Pustekuchen. Sie haben zwar recht damit, dass es sich bei dieser Arbeit um einen reinen Bürojob für Leute mit medizinischer Ausbildung handelt. Aber es ist gar nicht so einfach, mit einem aufgelösten Anrufer zu sprechen und gleichzeitig Name, Adresse, Rückrufnummer und den Grund des Notrufs in eine Eingabemaske des Computerprogramms zu tippen. Darüber hinaus muss man die angegebenen Notrufkriterien auswerten und letztendlich entscheiden, welches Rettungsmittel zum Einsatzort geschickt werden soll. Für eine leichte Kopfplatzwunde bekommt der Anrufer zum Beispiel einen Rettungswagen. Liegt ein akuter Herzinfarkt vor, schickt die Leitstelle zusätzlich einen Notarzt zur Einsatzstelle, da eine mögliche Lebensgefahr vorliegt. Ich meine, es ist doch paradox: Ich als Mitarbeiter mit der kürzesten Ausbildung zum Telefonisten trug die größte Verantwortung. Meine Entscheidung konnte über das Schicksal eines Patienten entscheiden. Oder über das einer ganzen Familie. Und das, ohne jemals jemanden davon zu Gesicht bekommen zu haben. Ein Notruf-Gespräch lief in etwa folgendermaßen ab:

»Rettungsleitstelle, mein Name ist Strzoda.«

»Mein Name ist Stefanie Hecht. Ich brauche Hilfe.«

»Frau Hecht, wo ist der Notfall passiert? Können Sie mir eine Anschrift sagen?«

»Martinstraße 13. Auf dem Reitplatz.«

»Wie heißt der Ort?«

»Der Ortsteil heiße Hürsdorf.«

»Von welcher Rufnummer aus rufen Sie gerade an?«

»Die Nummer ist 0198-726673672.«

»Frau Hecht, was genau ist passiert?«

»Ich war gerade beim Reiten. Auf dem Reitplatz nebenan ist gerade ein Junge von seinem Haflinger gefallen.«

»Halfinger?«

»Nein, es heißt Haflinger. Ein Pferd. Es ist durchgegangen. Das Kind ist vom galoppierenden Pferd gestürzt und gegen eine Zaunlatte gefallen.«

»Hat es Schmerzen?«

»Ein Bein ist völlig verdreht. Ich fürchte, dass es gebrochen ist.«

»Ist das Kind ansprechbar?«

»Es schreit.«

»Frau Hecht, ich schicke Ihnen einen Rettungswagen, einen Notarzt und zur Sicherheit einen Hubschrauber. Bitte sorgen Sie dafür, dass Sie telefonisch erreichbar sind, falls der Rettungswagen den Einsatzort nicht findet. Und bringen Sie auch die Pferde vor dem Hubschrauber in Sicherheit. Ich lege jetzt auf.«

Durch meinen Nebenjob als Telefonist bei der Rettungsdienstleitstelle erfuhr ich außerdem, dass manche Leute nicht nur aus Notfallgründen die Notrufnummer wählen. Ein Gespräch zum Beispiel verlief folgendermaßen:

»Rettungsleitstelle?«

»Guten Tag, mein Name ist Müller. Könnten Sie mir bitte einen Abschleppdienst schicken?«

»Einen … was?«

»Einen Abschleppdienst. Ich brauche jemanden, der mir die Karre vor meiner Einfahrt abschleppt.«

»Sie sind in der Rettungsleitstelle und nicht beim ADAC. Die Polizei ist der richtige Ansprechpartner für Ihr Problem.«

»Oha.«

»Außerdem blockieren Sie eine Notrufleitung. Auf Wiederhören.« Ich legte auf.

Der nächste Anrufer hatte ein ganz anderes Problem.

»Mein Name ist Morgot. Ist es richtig, dass ein Klavier in der Reha-Klinik steht?«

»Was meinen Sie damit? Was für ein Klavier?«

»Ein Klavier. Ich bin Thomas Morgot vom Dreifaltigkeitschor. Meine Kollegen und ich haben einen Auftritt in der Reha-Klinik. Ich wollte wissen, ob dafür ein Klavier im Foyer bereitsteht.«

»Sie wissen aber schon, dass Sie gerade bei der Notrufzentrale anrufen und eine Leitung blockieren?«

»Tut mir leid. Also können Sie mir auch nichts über das Klavier sagen?«

»Sie befinden sich hier in einer Notrufzentrale und nicht beim Hellseher-Fernsehen. Über den Verbleib des Klaviers kann ich Ihnen ohne meine Glaskugel leider keine Auskunft geben.« Ich gab dem Mann die Rufnummer des entsprechenden Krankenhauses und legte wieder auf.

Langeweile kam selten auf, auch nicht in ruhigeren Zeiten. Übrigens konnte man sogar voraussagen, wann so ein »ruhiger« Zeitpunkt eintreten würde. Während eines Fußballspiels, zum Beispiel. Es war tatsächlich so: Sobald ein großes Fußball-Event anstand, waren die Leitungen wie tot. Kein Krankentransport, kein Notfall, keine Katastrophen. Ich frage mich noch heute, wie so etwas sein kann. Die Leute sind ja

trotzdem nicht gegen einen Herzinfarkt oder einen Schlaganfall gefeit. Erst ab dem Moment, in dem der Schlusspfiff
ertönte, klingelte wieder das Telefon. Eine Dame mittleren
Alters meldete sich.

»Guten Abend. Also … ich weiß nicht ganz, wie ich das
erklären soll.«

»Versuchen Sie es einfach.«

»Meine Tochter … sie ist 18, müssen Sie wissen …«

»Was genau ist passiert?«

»Das kann ich nicht so gut erklären. Also, meine Tochter
war bei ihrem Freund …«

»Und dann?«

»Die beiden haben … also …«

»… sich gestritten?« Ich wähnte eine Verletzung durch
Misshandlung.

»Nein, im Gegenteil. Die beiden hatten einen Beischlaf.«

»Einen … was? Könnten Sie Ihre Tochter mal ans Telefon
holen, bitte?« Scheinbar war es der Mutter zu peinlich zu
erzählen, was vorgefallen war. Ich konnte irgendjemanden
im Hintergrund dazwischenquasseln hören.

»Sex. Die beiden hatten Sex.«

»Gut. Und wie kann *ich* jetzt dabei helfen?«

»Die beiden hatten ein Problem mit der Qualität des
Kondoms. Es ist gerissen.«

»Ich sehe, dass wir der Sache schon näher kommen. Erzählen Sie weiter.«

»Meine Tochter nimmt keine Pille.«

»Das heißt?« Der Guten musste man alles einzeln aus der
Nase ziehen.

»Die Pille für danach. Sie bräuchte eine.« Jetzt war klar,
wie der Hase lief. Ich erklärte der Anruferin, dass ihre Tochter dazu zum ärztlichen Bereitschaftsdienst gehen müsse, um
ein Rezept für das gewünschte Killermedikament zu bekom-

men. Danach fragte ich noch nach den Daten der Patientin. Am Wochenende war die Rettungsleitstelle dafür zuständig, auch solche Anrufer beim Bereitschaftsarzt anzumelden.

»In welcher Straße wohnen Sie?«

»Brezelweg 13 in Mahr.«

»Unter welcher Nummer sind Sie in der nächsten Stunde erreichbar?«

»0198-388266726.«

»Wie ist Ihr Name?«

»Nun … also …«

»Entschuldigung. Ich meinte den Namen Ihrer Tochter.«

»Paula.«

»Und der Nachname?«

»Ficker.«

»Nee, oder?«

»Doch.« Paulas Mutter, die eigentlich ganz sympathisch klang, begann selbst zu lachen. Paula Ficker, die die Pille für danach benötigte und ihre Mutter zum Telefonieren vorschickte – unglaublich. Ich musste das Telefon stummschalten, damit mein Gelächter für Paula Fickers Mutter nicht zu hören war.

»Hallo? Sind Sie noch dran?«, fragte Frau Ficker. Ich aktivierte das Mikrofon.

»Ja. Ich habe Sie eben beim ärztlichen Bereitschaftsdienst in Ihrem Ort angemeldet.« Dass ich auch gleich den anderen Kollegen von der Geschichte erzählt hatte, erwähnte ich natürlich nicht. »Der zuständige Arzt wird sich in Kürze mit Ihnen in Verbindung setzen. Haben Sie noch einen schönen Tag, Frau Ficker.« Ich legte auf und musste nochmals herzlich lachen. Es war mir ohnehin schwer genug gefallen, noch halbwegs professionell zu bleiben.

Einen weiteren Grund zum Lachen bot ein andermal der zuständige Arzt Doktor Obstler. Damals gab es auch einen ärztlichen Bereitschaftsdienst, der für unseren Landkreis zuständig war. Nur ein einziger Arzt war verfügbar, um Menschen bei Husten, Schnupfen und Heiserkeit zu helfen. Blöd natürlich, wenn es sich dabei um einen Arzt handelte, der als chronischer Alkoholiker bekannt und oft auch im Dienst betrunken war. An diesem Tag, an dem ein Fahrradfahrer tödlich verunglückt war, sollte Herr Doktor Obstler die Leichenschau als dafür zuständiger Arzt machen. Ich rief ihn an.

»Ja?«

»Die Rettungsleitstelle. Guten Tag, Herr Doktor.«

»Ja.«

»In Ahrhausen hat sich ein tödlicher Verkehrsunfall mit einem Radfahrer ereignet. Sie müssten die Leichenschau übernehmen.«

»N'türlich. 'ch mach mich sssofot auf'n Weg.« Ach, du Scheiße. Hörte sich wieder mal an, als ob Herr Obstler drei Promille intus hatte. Das war zwar eigentlich nichts Neues, aber angesichts der Tatsache, dass Doktor Obstler nun mit dem Wagen an die Unfallstelle fahren sollte, war ich doch etwas beunruhigt.

»Wollen Sie wirklich fahren? Also … die Polizei ist auch vor Ort.«

»Ja. Und?« Er musste aufstoßen.

»Nun … *die Polizei* wartet dort auf Sie.«

»Aso … na dann is' ja gut. Wiederhör'n.« Er legte auf. Meinen Wink mit dem Zaunpfahl hatte er offensichtlich nicht verstanden. Aber auch ich habe damals völlig unvernünftig gehandelt. Eigentlich hätte ich sofort die Polizei benachrichtigen müssen, die ihn abgefangen und ihm den Führerschein entzogen hätte. Aber der nächste Notruf folgte sofort. Ich hatte überhaupt keine Gelegenheit mehr, noch weiter über den betrunkenen Arzt am Steuer nachzudenken. Vierzig Minuten später jedoch meldete sich ein Polizeihauptmeister:

»Guten Tag, hier spricht Knorke von der Polizei. Wir mussten Doktor Obstler festnehmen.«

»Wie … festnehmen? Der sollte doch eine Leichenschau machen.«

»Genau das ist das Problem. Wir brauchen einen neuen Arzt.«

»Meint ihr, dass ich Bereitschaftsärzte aus meinem Ärmel schüttle? Was ist passiert?« Das war eigentlich nur eine rhetorische Frage, weil ich ja eigentlich wusste, was passiert war.

»Der war granatenvoll, als er hier eingelaufen ist. Hat 'ne Mülltonne umgefahren und sich aufgeführt wie ein mongolisches Bergschaf, das zum Schlachter soll.«

»Ich kümmere mich darum, dass ein anderer Arzt kommt.« Ich legte auf, hielt kurz inne und schüttelte den Kopf. Wie ich später erfahren sollte, hatte Doktor Obstler nicht nur seinen Führerschein verloren. Er hatte im Suff noch mehr Mist gebaut. Als er im Rahmen eines Hausbesuchs als Bereitschaftsarzt einem Patienten mit Kopfschmerzen ein Kopfschmerzmittel verabreichte, riefen die Angehörigen die Polizei – Doktor Obstler war sturzbetrunken gewesen. Der Patient hatte blöderweise eine Gehirnblutung gehabt. Das Kopfschmerzmittel wirkte leider blutverdünnend und hätte ohne vorherige Computertomografie auf keinen Fall verabreicht werden dürfen. Nach dieser Sache landete Herr Doktor im Knast und war seine Approbation seither auch los.

Eine Stunde vor meinem Feierabend klingelte die Telefonleitung erneut. Während des Klingelns hatte ich schon so eine miese Vorahnung und ließ mir mit dem Abheben Zeit, in der Hoffnung, ein anderer Telefonist würde mir zuvorkommen. Es gab schließlich zu jeder Zeit mindestens drei Telefonisten in der Leitstelle. Aber als Anfänger hatte ich nicht die Gelassenheit, ein Telefon länger als ein paar Sekunden klingeln zu lassen, damit ein anderer den Anruf beantwortete. Die Leute riefen die 112 normalerweise schließlich nicht zum Spaß an. Ich hob ab.

»Rettungsleitstelle, guten Tag«, meldete ich mich.

»Hilfe …« Die Stimme war durch das Trägerrauschen der Leitung kaum hörbar.

»Hier ist der Rettungsdienst. Was ist passiert?«

»Ich … kann … nicht … mehr …«

»Was ist passiert?«

»Es tut so weh.«

»Ich kann Ihnen keine Hilfe schicken, wenn Sie mir keine Informationen geben. Also: *Was ist passiert?*«

»Mein Mann hat mich getroffen. Wir hatten Streit.«

»Wie meinen Sie das?«

»Mit einer seiner Pistolen. Ich blute stark.«

»Sagen Sie mir Ihre Straße.«

»Mühlanger … 13 … Friedburg.«

»Welcher Name steht auf der Klingel?«

»Mahler. Ich … bin Regine Mahler.«

»Frau Mahler, bitte bleiben Sie am Telefon.«

Eine Schussverletzung sollte möglichst schnell behandelt werden. Ich tippte die letzten Buchstaben ein und drückte die F10-Taste. Der Einsatz war jetzt aktiviert und stand beim Disponenten auf dem Monitor. Nachdem der Disponent Rettungswagen und Notarzt alarmiert hatte, konnte ich mit einem Ohr seine Durchsage an den Rettungswagen mithören: »Schussverletzung – Eigensicherung beachten.« Ich bedeutete einem anderen Telefonisten, auch die Polizei zu schicken. Mir tat es leid, dass ich gegenüber Frau Mahler zu Beginn des Gesprächs so ungeduldig gewesen war. Sie hatte einfach nicht schneller antworten können.

»Frau Mahler, hören Sie mich?«

»Ja,«

»Wo hat er sie getroffen?«

»Im Bauch. Es war ein Revolver. Kaliber 38. Mein Mann ist Jäger.«

»Sie müssen die Blutung stillen. Nehmen Sie ein Handtuch, ein Laken oder was auch immer.«

»Ja.«

»Pressen Sie es fest auf die Wunde. Wenn es der Schmerz zulässt, stopfen Sie es in die Wunde und pressen Sie Ihre Hand darauf.«

»Ich versuche es. Es tut so weh.«

»Wo ist Ihr Mann?« Frau Mahler begann zu weinen.

»Er hat sich in den Kopf geschossen. Ich glaube, er ist tot.«

Ich verdoppelte den Einsatz in der Maske und hämmerte zum Aktivieren auf die F10-Taste. Der Disponent wusste nun, dass auch derer Ehemann einen Rettungswagen und einen Notarzt benötigte.

»Mir ist komisch. Ich fühle meine Beine nicht mehr.«

»Drücken Sie auf die Wunde. Ist sonst noch jemand in der Wohnung?«

»Mein Kind.«

Verdammt. Das konnte doch nicht wahr sein. Wieder erhöhte ich den Einsatz der Rettungsmittel und schickte insgesamt drei RTW und die gleiche Anzahl an Notärzten an die Einsatzstelle. Möglicherweise hatte der Mann auch versucht, das Kind zu töten. Am Telefon herrschte einige Sekunden Stille. Ich konnte nur den unregelmäßigen Atem von Frau Mahler hören.

»Ich sterbe, oder?«, ächzte sie.

»Nein. Ich glaube daran, dass Sie das schaffen. Der Rettungsdienst ist gleich da. Sie schaffen das.«

»Aber …«

»Der Rettungsdienst und die Polizei sind gleich da. Dann bekommen Sie Hilfe.«

Ich hörte, wie etwas zu Boden fiel. Vermutlich der Telefonhörer selbst.

»Frau Mahler?« Ganz leise konnte ich eine weinende Kinderstimme hören.

»Frau Mahler?« Ich hörte wieder nur das Rauschen der Leitung. Dann herrschte nur noch Stille. Frau Mahler antwortete nicht mehr.

Ihr Ehemann hatte auf ihren Bauch gezielt, die untere Hohlvene getroffen und sich selbst durch einen Kopfschuss getötet. Jede Rettung kam zu spät. Rettungsassistent Paul fand das Zweijährige im Kinderzimmer – unverletzt. Das Kind wusste überhaupt nicht, was passiert war. Wenn es älter ist, muss ihm jemand erklären, was sich an jedem Tag in der Wohnung ereignet hat. Ich beneide denjenigen nicht.

Nach dem Anruf von Frau Mahler war es für mich unmöglich, wieder in einen normalen Arbeitsmodus zu gelangen. Am liebsten wäre ich aufgestanden und hätte mich mit einer Tasse Kaffee in die Sonne gesetzt. Aber nein. Bei einem hohen Einsatzaufkommen funktioniert das nicht. An derart stressigen Tagen waren meist alle Leitungen belegt. Sobald ich aufgelegt hatte, erwartete mich gleich wieder der nächste Notruf. So musste ich gedanklich sofort umschalten, den vorangegangenen Einsatz einfach abhaken und mich dem nächsten widmen. Das war dann zum Beispiel eine Krankenschwester, die sich über die lange Eintreffzeit des Krankenwagens beschweren wollte.

Nach diesem Telefonat mit Frau Mahler stand mein Entschluss fest: Ich wollte meine medizinischen Fähigkeiten nur noch im Rettungsdienst einsetzen. Nie wieder wollte ich einer derartigen Machtlosigkeit ausgesetzt sein. Ich wollte niemals wieder am Telefon zuhören, wie ein Mensch sterben muss. Natürlich bin ich als Rettungsassistent auch gelegentlich machtlos. Es kommt immer wieder vor, dass ich einem

Patienten nicht mehr helfen kann. Ich kann aber zumindest bei ihm sein und aktiv werden. Nur vor Ort habe ich das Gefühl, alles Erdenkliche zur Rettung des Patienten unternehmen zu können.

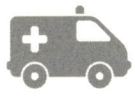

Hausnotruf

Für Menschen ab einem gewissen Alter kommt irgendwann der Moment, wo sie auf die Hilfe anderer angewiesen sind. Und zwar nicht nur dann, wenn es sich um einen totalen Pflegefall handelt. Ich meine auch denjenigen, der sich trotz Gebrechlichkeit zwar noch selbst versorgen kann, aber bei dem das Risiko einfach hoch ist, in gefährliche Situationen zu geraten. Mal schnell das Gleichgewicht verloren, und zack – plumpst man neben den Sessel. Was tun, wenn man nicht mehr selbstständig hochkommt? Oder was, wenn ein medizinischer Notfall eintritt? Schließlich ist das bei älteren Semestern nicht gerade unüblich.

Alte Menschen möchten aber meist trotz aller Einschränkungen gerne zu Hause wohnen bleiben. Das kann ich völlig verstehen – mir würde es ebenfalls so gehen. Stellen Sie sich vor, Sie selbst sollen in ein Heim ziehen, weil Sie es ohne Unterstützung nicht mehr schaffen. Sie versuchen trotzdem, weiterhin zu Hause zu leben. Aber dann kommt der Tag, an dem Sie beim Aufstehen aus dem Bett stolpern. Sie rudern noch. Aber keine Chance. Sie bleiben mit Ihrem Fuß unter dem Schlafzimmerteppich hängen und drehen sich im Fallen. Ihr Fuß hat sich so blöd verfangen, dass das Bein sich nicht mitdrehen kann. Irgendetwas knackt im Oberschenkel. Dann liegen Sie auf dem Boden und wissen, dass Sie sich den Schenkelhals gebrochen haben. Blöderweise steht das Telefon am anderen Ende der Wohnung. Bewegen können Sie sich mit den Schmerzen ganz gewiss nicht mehr. Also, was tun? Um Hilfe schreien? Glauben Sie mir: Die meisten Nachbarschaften bestehen aus unglaublich hilfsbereiten Philanthropen. Eher friert die Hölle zu, bevor sich jemand um Sie sorgt, weil er Sie seit einer Woche nicht mehr gesehen hat.

Die Lösung: das Hausnotrufgerät. Dieses hat zumeist drei farbige Knöpfe und ist mit der Telefonleitung verbunden. Die rote Taste am Gerät ist der Notrufknopf. Wenn ein akuter medizinischer Notfall eintritt, kann man zum einen entweder direkt den auffälligen roten Knopf auf dem Gerät drücken. Zum anderen kann man den Alarm auch mit dem mitgelieferten Funkfinger auszulösen. Das ist ein kleiner Handsender in Form eines Ufos, der aus der Ferne die gleiche Funktion übernimmt wie die rote Taste. Klar – wenn der Patient stürzt, kommt er ja nicht mehr an das Gerät. Die gelbe Taste des Hausnotrufgerätes ist die Abwesenheitsschaltung. Verlässt der Patient die Wohnung für längere Zeit, wird mit dieser Taste die Funktion des 24-Stunden-Alarms deaktiviert.

Einmal am Tag muss außerdem die grüne Taste am Gerät betätigt werden. Die Hausnotrufzentrale weiß dann, dass es dem Hausnotrufteilnehmer gut geht. Andernfalls kommen wir vom Rettungsdienst ins Spiel. Es könnte schließlich zum Beispiel sein, dass der Patient ins Zuckerkoma gefallen ist und droht, schweren gesundheitlichen Schaden zu nehmen. Wenn der Besitzer schlichtweg vergisst, den grünen Schalter zu betätigen, schickt die Leitstelle spätestens nach Ablauf von 24 Stunden Einsatzkräfte zum Nachsehen.

So erlebten wir es in dem Fall von zwei stocktauben älteren Damen jenseits der 80. Sie hörten nicht einmal, wie Lenny und ich die Wohnung betraten. In der Küche trafen wir zusammen – wir Retter, die wie angewurzelt in der Tür standen, und die beiden alten Damen, die beim Frühstück am Küchentisch saßen.

»Hast du das auch gehört?«, sagte die linke zur rechten Dame.

»Was?«

»Ob du das auch gehört hast?«

»Nein. Ich habe den Müll noch nicht rausgetragen.«

Ich krümmte mich vor Lachen angesichts dieses Dialogs. Da bemerkten uns die beiden alten Damen und erschraken.

»Entschuldigung. Sie haben die grüne Taste nicht gedrückt«, sagte ich.

»Wer ist verrückt?«, sagte die rechte.

»NIEMAND. DIE GRÜNE TASTE – SIE HABEN VERGESSEN, DA DRAUFZUDRÜCKEN. EINMAL AM TAG MÜSSEN SIE AUF DIE TASTE DRÜCKEN.«

»Warum pflücken? Was sollte ich pflücken?«, sagte die andere.

»Sag mal, die wollen uns doch veräppeln …«, sagte ich zu Lenny, der nur mit den Schultern zuckte.

»Komm, wir gehen.« Lenny hatte offenbar genug von der Comedy-Einlage, nahm den Rucksack und machte kehrt. Ich kniete mich direkt neben die linke Dame, mein Mund direkt an ihrem Ohr.

»AUF WIEDERSEHEN. EINEN SCHÖNEN TAG NOCH.«

»Schreien Sie doch nicht so, junger Mann. Ich bin doch nicht taub …«

Wir zogen unverrichteter Dinge ab und waren froh, dass der Grund unseres Ausrückens lediglich ein vergessener Knopfdruck gewesen war.

Wenn ein Patient einen Notruf auslöst, versucht die Hausnotrufzentrale zunächst, über die Gegensprechfunktion des Gerätes verbalen Kontakt zum Patienten aufzunehmen und zu klären, was los ist. Manchmal gelingt dies nicht – dann schickt die Leitstelle einen Rettungswagen zum Patienten. Die Leitstelle organisiert auch, dass der meist bei Nachbarn hinterlegte Schlüssel es der Besatzung ermöglicht, in die Wohnung zu gelangen. Wenn es keinen Nachbarn gibt, der immer zu Hause ist, um den Schlüssel aufzubewahren, ist dieser bei uns in der Wache hinterlegt.

Der Hausnotruf gehört per se eher zu den unbeliebteren Einsatzarten. Meldet die Leitstelle einen Herzinfarkt, können wir uns darauf einstellen. Bei einem Verkehrsunfall ist klar, dass wir mit blutenden Verletzungen jeglicher Art konfrontiert werden könnten. Bei einem Hausnotruf weiß man jedoch nie wirklich, was einen erwartet, wenn der Patient keine Rückmeldung gibt. Die Palette reicht vom Schlaganfallpatienten, der bis zum Hals zugedeckt in seinem Kot im Bett liegt, über gestürzte Patienten mit Brüchen bis hin zur einfachen Hebehilfe, weil sich der Patient nur neben seinen Stuhl gesetzt hat und nicht mehr selbstständig aufstehen kann. Ein relativ hoher Anteil der Funkfingermeldungen kommt auch durch ein versehentliches Betätigen zustande…

»RTW 1/83/1, fahren Sie zur Römerstraße sieben, im Erdgeschoss bei Marold wurde ein Funkfingeralarm ohne Rückmeldung gesendet. Der Türöffner ist Schlüssel Nummer 1119.«

»Verstanden.« Ich hängte den Hörer wieder ein und holte den Hausschlüssel des Notrufteilnehmers. Im Vorraum unserer Wache befindet sich der Schlüsselkasten mit den hinterlegten Hausschlüsseln. Wenn ein entsprechender Alarm aufläuft, nimmt die Besatzung des RTW den Schlüssel mit und hat so Zutritt zu den Räumlichkeiten des Hausnotrufers.

Die Wohnung des Patienten befand sich in einer Siedlung am Rande der Stadt in einer Gegend, die entfernt an Chinatown erinnert. Gerade zur Sommerzeit ist am Abend eine ganze Menge los. Menschen flanieren auf der Straße entlang, überall riecht es nach Essen. Musik klingt aus einigen Gebäuden. Die Straße lärmt. Das Mehrfamilienhäuschen des Patienten befand sich in einer schmalen Nebenstraße und war über einen Hinterhof erreichbar. Man hörte Musik, wie sie in einer düsteren Bar zu später Uhrzeit laufen mag. Ein Fenster im Erdgeschoss stand offen. Rauch zog heraus. Zuerst dachte ich, drinnen würde es brennen. Außer einem flackernden Fernseher war jedoch nichts zu sehen oder zu hören.

Bevor wir das Haus betraten, prüfte ich zur Sicherheit noch einmal, ob die Türgriffe heiß waren. Wir wollten schließlich keine Rauchgasdurchzündung aus nächster Nähe erleben. Aber die Klinke war kühl, wie ich es erwartet hatte. Lenny sperrte die Wohnungstür auf. Ein muffiger, modrig-rauchiger Geruch schlug uns entgegen. Lenny zog angeekelt eine Grimasse. Am Ende des Flurs befand sich die Tür zum Wohnzimmer. Durch einen Spalt war das flimmernde Licht des Fernsehers zu sehen.

»Hallo? Hier ist der Rettungsdienst«, rief ich in den dunklen Gang, bekam aber keine Antwort. Ich drückte die Wohnzimmertür auf. Wir steckten beide unsere Köpfe ins Zimmer.

Was wir sahen, war ernüchternd. Ein alter Herr, bekleidet mit ledernen Pantoffeln und einem rotblau-gestreiften Morgenmantel, saß in einem überdimensional großen, geblümten Ohrensessel und erfreute sich an einer Folge *Wetten, dass ..?* Hier war definitiv kein Brand zu sehen. Der Rauch, der durch das Fenster nach außen trat, kam von der Pfeife, die der Alte genüsslich und in vollen Zügen vor sich hinschmauchte. Er bemerkte uns überhaupt nicht. Er trug Kopfhörer, die genauso überdimensional wirkten wie der Ohrensessel. Der Alte musste den Ton sehr laut aufgedreht haben, denn trotz Kopfhörer hörten wir sehr deutlich, wie die *Wetten, dass ..?*-Akteure einer irrsinnigen Wette nachgingen. Passend zu unserer Situation des vermeintlichen Brands ging es darum, dass ein junger Typ lediglich mit fünf Liter

Wasser und mit keinem anderen Hilfsmittel als seinem eigenen Mund eine brennende Hütte löschen wollte. Johannes B. Kerner hatte die Wette verloren. Er durfte sich deshalb zum Affen machen und den nächsten Showteil im Handstand ansagen. Nachdem wir eine Weile zugesehen hatten, mussten wir reagieren.

»Und jetzt?« Ich blickte Lenny an, der nur mit den Schultern zuckte.

»Wir könnten uns umdrehen, die Tür wieder absperren und einfach so tun, als hätten wir nichts gefunden.«

»Das geht doch nicht. Siehst du den Sender am Handgelenk? Der hat den Alarm sicher versehentlich ausgelöst«, meinte Lenny.

»Ja und?«

»Wenn wir jetzt fahren, stehen wir in einer halben Stunde wieder hier, weil es wieder passiert.«

»Aber wenn wir jetzt das Licht anschalten, bekommt er einen Herzinfarkt und wird wirklich zum Notfallpatienten.«

»Ich weiß auch nicht. Wirf eine Münze. Kopf, und wir fahren einfach wieder.«

Ich kramte einen Euro aus meiner Hosentasche, warf und klatschte die Münze auf meinen Handrücken. Mist. Zahl. Ich sah Lenny an, der seine Hand bereits an den Lichtschalter gelegt hatte. Klick. Auf einen Schlag war es hell im Zimmer. Der Alte sah zu uns. Er riss die Augen so weit auf, dass sich seine Gesichtsmuskulatur bis zum Letzten anspannte. Die Falten auf seiner Stirn verstärkten sich zu tiefen Furchen. Er riss sich den Kopfhörer von den Ohren und drückte sich mit seinen Füßen ab, als wolle er mitsamt seiner Sitzgelegenheit flüchten. Der Ohrensessel rutschte einen Meter zurück und knallte gegen den Schrank. Gläser schepperten. Ein Glas kippte um und zerbrach. Dann ein Schrei, der mich so erschreckte, dass ich ebenfalls zusammenzuckte und Lenny dabei versehentlich einen Hieb in die Seite gab. Lenny riss es ebenfalls zusammen.

Abwechselnd sah uns der Alte an. Irgendwann realisierte er, dass wir in unseren orangefarbenen Dienstklamotten keine Einbrecher, sondern vom Rettungsdienst waren.

»HAH!«

»Ganz ruhig … ganz ruhig«, versuchte ich die Situation zu entschärfen.

Was ist denn? Ist was passiert?«, stammelte er.

»Sie haben den Hausnotruf betätigt«, sagte Lenny.

»Aber … das kann doch nicht sein.«

»Wir sind doch nicht zum Spaß hier.«

»Aber die rufen doch an, bevor die Armee hier einläuft.«

»Das ist richtig. Aber durch Ihren Kopfhörer und die dezente Lautstärke haben Sie den Anruf vermutlich nicht gehört.«

»Ja, da haben Sie wohl recht … uh.« Der Mann griff sich an die Brust.

»Ist alles in Ordnung?«, fragte ich ihn und trat an ihn heran. Sämtliche Farbe schien ihm aus dem Gesicht gewichen zu sein. Mir fiel ein, was ich vorhin über den Herzinfarkt zu Lenny gesagt hatte.

»Ja … nein …«, keuchte der Mann und taumelte. »Mir ist plötzlich … ganz … komisch …«

Ich schaffte es gerade noch, ihn so aufzufangen, dass er sich durch einen Sturz nicht noch ernsthaft verletzen konnte. Der Mann verdrehte die Augen. Dann reagierte er nicht mehr.

Eine Schrecksekunde lang bewegte sich niemand von uns. Nur der Moderator tönte aus dem Kopfhörer. Noch bevor Lenny die Blutdruckmanschette aus dem Rucksack holen konnte, schlug der Mann die Augen auf. Er hatte durch den Schreck einen klassischen Kreislaufkollaps erlitten – die Gefäße machten vor Schreck weit auf, das Blut versackte. Dann gingen die Lichter aus, weil das Gehirn nicht mehr durchblutet wurde. Glücklicherweise ist die größte Gefahr beim Kollaps die Verletzungsgefahr beim unweigerlichen Sturz, da sich der Blutdruck dann in flach gelagertem Zustand von selbst reguliert.

»Mir geht's wieder gut, glaube ich.« Er setzte sich auf. »Gut, dass Sie beide da waren. Wer weiß, was mir passiert wäre, wenn ich hier gestürzt wäre …« Ich sah Lenny an und musste grinsen.

Wir beeilten uns, unseren Kram zusammenzupacken und die Wohnung wieder zu verlassen. Ich muss hier nicht extra erwähnen, dass wir den Sachverhalt nicht aufgeklärt hatten. Schließlich passiert es nicht so häufig, dass wir Retter Ursache und Behandlung in einem liefern.

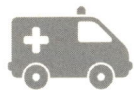

Tunnel des Grauens

Als ich am dritten Advent zur Nachtschicht fuhr, dachte ich nicht an die Einsätze und die Patienten, die auf mich warteten. Ich freute mich vielmehr darüber, dass dies der letzte Dienst vor meinem Weihnachtsurlaub sein würde. Beim Betreten der Wache empfing mich schon der Duft nach Zimt und Koriander. Mit von der Partie war an diesem Abend auch Mike, der als Fahrer des Notarztes Dienst hatte. Mike war der Jüngste in unserer Runde. Er hatte die Ausbildung zum Rettungssanitäter gemacht und wartete auf eine freie Stelle. In der Zwischenzeit absolvierte er ein freiwilliges soziales Jahr bei uns. Mike saß auf der Couch und beschwerte sich darüber, dass ihm langweilig sei und er doch endlich mal wieder einen »schönen« Verkehrsunfall fahren wolle. »Es kommt auch nix in der Glotze«, sagte er und nahm sich eine Zeitschrift von dem kleinen Tisch neben der Couch.

»Was meinst du mit *schön*?«, fragte ich ihn. »*Schön* blutig? *Schön* grausam? *Schön* viele Verletzte?« Ich schüttelte den Kopf.

»Ach, komm schon. Du weißt, wie ich das meine. Unglücke passieren sowieso. Ob das jetzt in Ostfriesland oder hier passiert, ist doch völlig egal. Dann lieber hier.«

»Wenn dir langweilig ist, mach bitte den wöchentlichen Materialcheck nach Liste an unserem RTW. Der ist heute zufällig dran. Viel Spaß dabei und vielen Dank«, sagte Lenny, der einem Kollegen dieses Ranges eine derartige Anweisung durchaus erteilen durfte. Ich musste grinsen. Mike verzog das Gesicht, stand auf und ging. Zugegeben, auch ich hatte in jungen Jahren nach jedem Notfalleinsatz gegiert. Ich wollte

Action erleben und nicht nur Krankentransporte durchführen, und ich ärgerte mich darüber, wenn die Leitstelle mich
mit meinem Rettungswagen auch dafür einsetzte. Den Beruf
hatte ich schließlich nicht deshalb erlernt, um als Taxifahrer
mit erweitertem medizinischem Hintergrundwissen zu en-
den.

Mittlerweile hat sich meine Einstellung gründlich gewan-
delt. Ich bin froh, wenn es den Menschen gut geht. Gerne
fahre ich auch einmal umsonst zu einem Einsatz – nur um
dann festzustellen, dass der Anrufer hoffnungslos überre-
agiert hat. Als ich in Mikes Alter war, hatte ich nicht an das
unvorstellbare Leid gedacht, das die Patienten und deren
Angehörige durchleben müssen. Ich war hauptsächlich damit beschäftigt, meinen Job gut zu machen, und freute mich
darüber, wenn ich mein Wissen einsetzen durfte. Dass ein
Einsatz immer mit der Tatsache verbunden ist, dass es einem
Menschen schlecht geht, daran dachte ich damals nicht.

An jenem späten Abend des dritten Advent war ich
gedanklich bereits auf dem Weg ins Bett, als gegen Mitternacht der Piepser an meinem Gürtel vibrierte und den
Gedanken an ein ruhiges Vorweihnachten zunichtemachte.
Ein Verkehrsunfall. Lenny murmelte beim Einsteigen in den
RTW noch etwas von einer Autobahn. Unklare Situation. Ich
zog den Reißverschluss meiner Jacke so hoch wie möglich.
Schneeregen gepaart mit drei Grad Außentemperatur ver-
sprachen Kälteschauer am Körper, insbesondere wenn man
eine undichte Stelle in der Jacke hat. Mike saß bereits am
Steuer seines NEF. Er wartete ungeduldig auf Notarzt Tim,
der offenbar eine andere Auffassung von Geschwindigkeit
hatte als Mike. Status 3 auf der Funktastatur gedrückt – die
Leitstelle wusste jetzt, dass wir auf dem Weg zum Einsatzort
waren. Mike preschte an uns vorbei. Wäre es trocken gewesen, hätten die Reifen auf dem Asphalt gequietscht.

»Lass Mike vorfahren«, sagte ich zu Lenny«, bevor er noch einen Herzinfarkt bekommt, weil er nicht als Erster an den Ort des Geschehens kommt …«

Im RTW war nichts zu hören, als wir zum Einsatz fuhren. Schneeflocken klatschten gegen die Scheibe und zerfielen unter dem Scheibenwischer. Verkehrsschilder und Betonmauern warfen das blaue Licht der Signalanlage zurück. Der Leitstellendisponent unterbrach die Funkstille:

»1/83/1 für Leitstelle.«

»1/83/1 hört Sie«, sprach ich in den Hörer.

»Der genaue Einsatzort liegt an der Tunneleinfahrt. Den Meldungen nach ist ein Lkw beteiligt.«

»Verstanden. Haben Sie Informationen über Verletzte?«

»Negativ, wir haben noch keine Rückmeldung.«

Mist. Ich sah zu Lenny, der konzentriert auf die Straße blickte. Aus dem Funklautsprecher kam ein Klicken. Jemand hatte eine Statustaste gedrückt. Vielleicht die Statusänderung von Mike, der am Einsatzort angekommen war. Ich hatte ein beschissenes Gefühl in der Magengegend. Mir fiel der erste schwere Unfall ein, den ich als Retter erlebt hatte. Ich hatte gerade die Prüfung zum Rettungssanitäter bestanden und durfte nach den ersten drei Monaten zum ersten Mal eigenverantwortlich Dienst in einem Krankenwagen schieben. Die Ausbildung hatte mir zwar Grundlagen vermittelt, aber sie war mit gerade mal drei Monaten zu kurz gewesen, um mich für den Ernstfall rüsten zu können. Ich wurde damals einfach ins kalte Wasser geschmissen. Im Grunde hatte ich keine Ahnung gehabt, was mich erwartete. Zunächst hatten wir einen ganz normalen Krankentransport. Als wir uns dann wieder einsatzklar gemeldet hatten, schickte uns die Leitstelle zu einem schweren Verkehrsunfall auf der Bundesstraße. Obwohl wir uns verfuhren, trafen wir mit ordentlichem Vorsprung noch vor dem ersten Rettungswagen ein.

Bis dahin hatte ich immer gedacht, dass der Dienst in einem Krankenwagen im Vergleich zum Einsatz mit dem Rettungswagen relativ glatt ablaufen würde. Der RTW ist schließlich für Notfälle und Notarzteinsätze gedacht, während der KTW ausschließlich Terminfahrten zum Hausarzt oder ins Krankenhaus erledigt. Aber in diesem Fall – Pustekuchen. Wir waren dem Einsatzort mit unserem Krankenwagen am Nächsten gewesen und sollten die Zeit bis zum Eintreffen der Rettungswagen überbrücken. Zwei Pkw waren frontal zusammengestoßen, und die Insassen beider Fahrzeuge waren schwer verletzt. Meine Kollegin Petra kümmerte sich um einen Patienten mit einer Skalpierungsverletzung. Er war mit seinem Mercedes in den Graben gestürzt. Ich versorgte den anderen Fahrer, der mit seinem roten Kastenwagen auf die Gegenspur geraten und mit dem Mercedes kollidiert war. Den Verunfallten habe ich noch heute genau vor Augen. Blau angelaufen, viele Brüche, Kreislauf im Eimer. Polytrauma – eine der ungünstigsten Diagnosen in der Notfallmedizin. Bei einem Polytrauma sind mehrere Körperregionen beteiligt. Eine Verletzung davon oder die Kombination aller ist lebensbedrohlich. Sein Blutdruck war miserabel. Die Augen des Mannes schienen zu sagen: Hilf mir – bitte. Er konnte meine Unsicherheit spüren. Zitternd kniete ich neben ihm in den Scherben vor dem Wrack. Es erschien mir als unüberwindbares Hindernis, die Kanüle in seinen Handrücken zu stechen. »Leg' ihm 'nen Zugang«, hatte mein Chef im Vorbeigehen noch gesagt. Er hatte damals zufällig die Aufgabe als Einsatzleiter übernommen und war kurz nach uns am Unfallort eingetroffen. Mit seinem Funkgerät hatte er dabei auf meinen Patienten gedeutet. Ich sah ihm nach und hoffte, bald genauso selbstsicher zu werden. Ich versuchte, einen venösen Zugang zu legen – und scheiterte wegen des miesen Blutdrucks.

Mit dieser Erinnerung im Kopf hoffte ich auf dem Weg auf die Autobahn, dass der kommende Einsatz nicht so dramatisch verlaufen würde.

Meine Gedanken an den damaligen Unfall verpufften sofort, als ich Mikes Stimme aus dem Lautsprecher hörte.

»Leitstelle von 1/76/1.« Mike würde nun hoffentlich Entwarnung geben.

»Sprechen Sie, 1/76/1.«

»Lagemeldung: viele Autos beteiligt. Ein Lkw. Sicher einige Schwerverletzte. Die Anzahl der Verletzten ist nicht einschätzbar. Wir brauchen unbedingt Unterstützung. Schnell. Wir brauchen hier alles, was Blaulichter und Räder hat!«

Mikes Stimme überschlug sich. Mittlerweile hatten auch wir den Unfall in Sichtweite und stellten fest, dass Mike keineswegs übertrieben hatte. Das Erste, das wir registrierten, war der Lkw. Ein ungarischer Laster in grüner Farbe. Sein Auflieger war abgerissen und verbeult. Wie eine zertretene Dose lag er im Feld neben der Autobahn. Anscheinend hatte der Fahrer den Stau im Tunnel nicht registriert und war mit hoher Geschwindigkeit aufgefahren. Der Disponent alarmierte bereits weitere Fahrzeuge und die Einsatzleitung.

Mit einem Ruck brachte Lenny den RTW an den ersten zerstörten Autos zum Stehen. Ich blieb in der rostigen Tür des RTW stehen, deren Türfangband so abgenutzt war, dass es auszureißen drohte. Die Tür federte im Anschlag und knarzte dabei. Einen Moment lang musste ich innehalten und durchatmen. Der Geruch von Öl, Benzin und geplatzten Motoren vermischte sich mit der feuchten Kälte in dieser Nacht und brannte in meiner Nase. Eine seltsame Stille umgab die Szenerie wie eine Glasglocke. Ich war so sehr auf unsere Aufgabe konzentriert, dass die Geräusche um mich herum für einen Moment wie ausgeblendet waren. Nur ganz von fern hörte ich das Zischen irgendwelcher

Aggregate und das Brummen der Motoren. Das Schluchzen einer Frau. Man konnte sehen, dass aus dem Motorraum des Lkw weißer Rauch aufstieg. Plötzlich erschallte der durchdringende Schrei eines jungen Mädchens. Wir mussten los.

»Worauf wartest du?« Lenny hatte sich den Rucksack und den Absauger gegriffen. Ich stieg in den RTW und nahm mir das EKG und die Sauerstofftasche. Ich wollte die Schiebetür des RTW gerade zuziehen, als uns der Disponent rief.

»1/83/1 für Leitstelle?«

»1/83/1 hört«, antwortete ich.

»Ich kann den 1/76/1 nicht erreichen. Bitte übernehmen Sie die Sichtung.«

»Verstanden.«

Auf unserem Weg zum Tunnel rief ich mir das Rettungsdienstgesetz ins Gedächtnis. Es besagt, dass wir in einem Fall wie diesem, bei dem es viele Verletzte gibt, von unserer gewohnten Linie abweichen müssen: Wir dürfen zunächst keinen einzelnen Patienten behandeln und müssen die Unfallstelle sichten – ich habe bereits darüber berichtet. Eigentlich ist dies die Aufgabe des Fahrzeugs, das zuerst eintrifft. In diesem Fall wäre es Mike gewesen, der jedoch noch sehr jung und unerfahren war. Was er gerade tat, wusste ich nicht – ich konnte ihn und seinen Notarzt nicht sehen.

Für die Sichtung an Einsatzstellen mit mehr als zehn Verletzten gibt es ein strenges Sichtungsschema, nach dem wir vorgehen. Wir haben Anhängekarten, die den nachfolgenden Rettungskräften zeigen sollen, wie schwer die Verunfallten jeweils verletzt sind. Ein Mensch, der selbst laufen kann, wird mit einer grünen Anhängekarte als leichtverletzt eingestuft – unerheblich, welche und ob überhaupt Verletzungen vorhanden sind. Hat jemand eine arterielle Blutung, einen Atemstillstand oder ist nicht in der Lage, einfache Fragen zu beantworten, wird er als rot eingestuft. Rot bedeutet: sofortige Behandlungspriorität. Für alle Verletzungsstufen dazwischen stehen die gelb gekennzeichneten Anhängekarten zur Verfügung. Die blaufarbige Karte kennzeichnet sterbende Menschen, bei denen jede medizinische Hilfe aussichtslos wäre. Auf einer Liste notiere ich mir jeweils die Anzahl der Patienten und den Schweregrad der Verletzung.

»Helfen Sie mir bitte … mein Mann ist verletzt. Er blutet stark!« Eine blonde Dame um die 50 mit Schürfwunde am Arm fasste mich am Ärmel. Ich sagte ihr, dass in Kürze Hilfe eintreffen werde, und hängte ihr eine grüne Karte um. Ihren verletzten Ehemann, der in seinem weißen Audi eingeklemmt war, markierte ich rot. Aus dem Augenwinkel sah ich, wie Lenny mit einem jungen Mann diskutierte. Der Typ hielt Lennys Arm mit beiden Händen fest und wollte ihn nicht gehen lassen. Ich machte mich auf den Weg zum LKW und stieg den verbogenen Einstieg zur Fahrerkabine des Ungarn hoch. Die Beifahrertür war durch den Aufprall aus den Angeln gerissen worden. Der Fahrer selbst war zwischen Lenkrad und Rückwand eingeklemmt. Sein Kopf hing zur Seite, die Augen sahen ins Leere.

Leider gibt es in unserem Sichtungssystem noch eine weitere Farbe. Ich nahm die schwarze Karte und hängte sie dem Mann um, der keinen Puls mehr hatte. Niemand konnte mehr etwas für ihn tun.

Auch im Fahrzeug direkt vor dem Lkw musste ich zwei schwarze Karten vergeben. All das kam mir langsam wie ein mieser Traum vor.

»Hallo? Hallo? Hilfe …« Aus einem kaputten Wohnmobil drang eine Männerstimme.

»Sind Sie verletzt?« Ich trat an die Fahrerseite.

»Ich bin mir nicht sicher. Mein Bein tut weh. Die Hüfte auch. Ich blute irgendwo. Was ist passiert?« Ich schätzte den Mann auf Mitte 30. Er sah aus, wie ich mir einen typischen

Informatiker vorstellte: Geheimratsecken, hohe Stirn, Nickelbrille und blasser Teint. In der Fahrerkabine des Wohnmobils sah es sehr chaotisch aus. Decken, Wäsche und andere Dinge waren überall verstreut.

»Sie wurden in einen Unfall verwickelt. Wie heißen Sie?«

»Mein Name ist Richard.« Kurze Pause. Dann fragte er erneut: »Was mache ich hier?«

»Sie hatten einen Unfall. Ein Lkw hat Sie von hinten gerammt.«

»Ich weiß gar nicht, was los ist.«

»Wir holen Sie hier raus, Richard.«

»Ein Lkw, sagen Sie? Verdammt …«

»Ich weiß. Der Fahrer hat es nicht geschafft.«

»Ich glaube, meine Hüfte ist gebrochen.«

»Bewegen Sie sich nicht.«

»Was ist eigentlich passiert? Ich wollte doch nur Dosenfisch einkaufen.« Als ich nachfragte, redete Richard wirres Zeug, aus dem sich nichts schließen ließ. Er konnte mir nicht schlüssig antworten und erfüllte somit meiner Ansicht nach das Kriterium für eine rote Anhängekarte. Durch die offene Tür sah ich Lenny. Er schien mit seiner Sichtung fertig zu sein, erwiderte meinen Blick und rief mir zu, dass er die Leitstelle informieren und eine detaillierte Lagemeldung abgeben werde. Ich gab ihm die Liste mit meiner Patientenübersicht mit und nahm den Rucksack. Lenny hatte auch Tim und Mike gefunden. Ein Säugling war aus dem Auto geschleudert worden und hatte schwere Verletzungen erlitten. Notarzt Tim ist Vater – er konnte sich einfach nicht dazu überwinden, dem Säugling eine Karte umzuhängen und weiterzulaufen. Ich konnte es verstehen.

Die Sichtung war abgeschlossen – ich konnte mit der Behandlung anfangen. Ich legte Richard einen venösen Zugang und schloss eine Infusion an. Nach und nach trafen weitere

Rettungswagen und Notärzte ein und kümmerten sich um die Verletzten. Die Kollegen einer benachbarten Werksfeuerwehr standen bei einem ziegelroten Golf in meiner Nähe. Sie bemühten sich um ein schwerverletztes Mädchen. Ein weiteres Team übernahm die Versorgung des Mannes in dem weißen Audi.

»Wohin waren Sie unterwegs?«, fragte ich Richard.

»Ich weiß es nicht.«

»In Ordnung. Versuchen Sie nicht, sich krampfhaft an irgendwas zu erinnern. Nach einer Weile wird Ihr Gedächtnis wieder zurückkommen.« Richard hatte zusätzlich zu seinen sichtbaren Verletzungen auch noch ein Schädeltrauma. Das erklärte, dass er sich nicht mehr erinnern konnte. Mittlerweile hatte ich ihm eine Halskrause und das EKG angelegt.

»Kann ich dir helfen? Wie sieht es aus?« Lenny kam mir zu Hilfe und packte eine Sauerstoffmaske aus.

»Er hat eine Gehirnerschütterung, eine Amnesie sowie ein Becken- und Extremitätentrauma.«

»Was ist passiert?«, fragte Richard wieder.

»Sie sind verletzt und hatten einen Verkehrsunfall. Ein Laster hat Sie von hinten gerammt.« Ich drehte die Infusion weiter auf.

»Da möchte man in die Flitterwochen fahren und gerät in so einen verdammten Mist …«

»Flitterwochen? Ach du Scheiße.« Entsetzt sah ich Lenny an, der grimmig die Lippen aufeinanderpresste.

»Ja«, fuhr Richard fort. »Alexandra und ich wollten nach Ravanusa. Das liegt in Sizilien. Es ist dort noch warm im Vergleich zu hier.« Er lächelte.

Ich ließ die Vlies-Kompressen fallen und stürzte zur Beifahrerseite. Lenny versuchte, die Tür von außen zu öffnen. Es funktionierte nicht. Zu zweit rissen wir am Hebel, bis sich die Tür unter lautem Knarren öffnen ließ. Dann mussten wir erst den ganzen Kram aus dem Weg räumen, der uns die Sicht stahl. Niemand da. Trotzdem befürchtete ich das Schlimmste.

Die Kabine des Wohnmobils war vom vorderen Teil abgetrennt und sah aus, als hätte man sie gerade aus der Schrottpresse gezogen. Die Karosserie war geradezu zerfetzt worden. Die Eingangstür war aus der Halterung gerissen. Überall lagen Töpfe, Klamotten und andere Sachen durcheinander. Rechts im Wohnmobil befand sich die Toilette. Ich trat in die Kabine und zog an der schmalen Trenntür.

Die junge Frau war zwischen Chemieklo und Wand eingeklemmt worden. Ihr Körper war unnatürlich verdreht und sie hatte eine tiefe Wunde am Kopf. Beim Aufprall war Alexandra vermutlich in Fahrtrichtung gestanden. Das scharfkantige, blutgetränkte Metallteil, das nun neben ihr lag, war ihr vermutlich von hinten an den Kopf geschlagen und hatte eine tiefe Wunde hinterlassen. Ich drehte sie in Rückenlage und erschrak. Eine durchgetrennte Halsarterie hatte ein Blutbad angerichtet.

Ich verharrte einige Sekunden und versuchte mir vorzustellen, wie ich es Richard beibringen könnte. Er würde realisieren müssen, dass seine Frau tot war. Bei dem Gedanken daran fühlte ich mich, als ob mir gerade jemand in den Magen geboxt hätte. Richard und Alexandra auf dem Weg ins warme Sizilien ... und ein ungarischer Lkw-Fahrer, der das Stauende übersehen hatte. Ich musste schlucken.

Beim Aussteigen traf Lennys Blick meinen. Ich schüttelte den Kopf. Mittlerweile waren der Kommandant der Feuerwehr, Notarzt Tim und auch Mike eingetroffen. Die beiden hatten den Säugling an den Kindernotarzt übergeben und waren sichtlich angeschlagen. Ich schilderte ihnen die Situation. Der Kommandant wies seine Leute an, die Fahrertür des Wohnmobils zu entfernen und einen Holm zu durchtrennen. Wir wollten Richard seitlich auf unser Rettungsbrett heben.

»Wo ist meine Frau? Wo ist Alex?« Panisch versuchte er, sich umzusehen. Es gelang ihm nicht wegen der Halskrause. Ich blickte zu Lenny, der den Notarzt ansah. Der Notarzt starrte zuerst auf den Boden, dann zu Mike. Ich stellte mich neben Richard an den Einstieg.

»Sie war hinten drin«, sagte ich.

»Sie musste doch nur auf die Toilette …«

»Es tut mir so leid.«

»Aber sie ist doch hinten.«

»Richard?«

»Ja?«

»Alexandra ist tot. Es tut mir leid …«

Ich wandte mich ab. Einen Moment lang waren nur die Aggregate der Feuerwehr zu hören. Es roch immer noch nach Diesel. Die nasse Kälte hatte sich endlich einen Weg unter meine Klamotten gebahnt. Wäre Alexandra nicht im hinteren Teil des Wohnmobils gewesen, hätte sie den Unfall vermutlich überlebt. Aber was nützt das Wissen darum schon? Nichts.

Als wir unsere Klamotten voller Staub und Blut gegen fünf Uhr abgestreift hatten, sagte niemand irgendetwas. Mike verschwand in den Schlafraum, ohne sich zu verabschieden. Er wird sich niemals mehr einen Verkehrsunfall dieser Art wünschen. Über diese Nacht sprach er nie wieder.

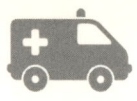

Bärenrettung

Lenny und ich saßen am Küchentisch und warteten. Allerdings nicht auf einen Einsatz. Wir hofften auf eine Reaktion unseres immer mürrischen, etwas adipösen Kollegen Helmut. Er war kurz zuvor mit einer Zeitung unterm Arm auf den Lokus der Rettungswache verschwunden und dort Opfer eines Streichs unter Kollegen geworden. Stellen Sie sich vor, Sie stürmen zur Toilette – und Sie haben es wirklich eilig. Nachdem Sie fertig sind, wollen Sie zügig Toilettenpapier abreißen. Doch die Qualität ist nicht wie erwartet kuschelweich und kamillensanft. Irgendjemand hat nämlich das Klopapier gegen Armierungsband ausgetauscht und letzteres so präpariert, dass man es einfach wie Toilettenpapier abreißen kann. Wenn Sie je selbst ein Haus gebaut haben, wissen Sie, wozu so ein Band verwendet wird. Es besteht aus äußerst kratzigem und löchrigem Gewebe und wird vor dem Verputzen in den Raumecken angebracht, damit es nach dem Streichen keine Risse in der Wandfarbe gibt.

Sie als Leser denken jetzt sicher, dass Armierungsband ganz anders als Klopapier ist und dass man den Tausch vor Gebrauch eigentlich merken müsste. Jemand, der seine fünfte Nachtschicht in Folge hatte, sieht das jedoch mitunter anders. Helmut war der Richtige für diesen kleinen Scherz und hatte sich ganz sprichwörtlich zur falschen Zeit am falschen Ort befunden.

»Wer zur Hölle war das?«, hörten wir ihn brüllen. »Scheiße …« Der Schrei klang aus der hintersten Ecke der Rettungswache. Lenny verschluckte sich vor Lachen an seinem Kaffee. Dann flog die Tür auf und prallte gegen den Stopper.

Helmuts hochrot glänzender Kopf bildete einen heftigen Kontrast zu seinem lichten grauen Haarkranz. Eine Vene trat an seiner Schläfe hervor. Lachend rang ich um erklärende Worte. Normalerweise verflucht man die Leitstelle, weil Einsätze immer dann kommen, wenn man sie nicht gebrauchen kann. In diesem Fall hätte das Timing nicht besser sein können: Der Piepser bewahrte uns davor, Helmut Rede und Antwort stehen zu müssen.

Das Einsatzstichwort klang beunruhigend: »Kind benötigt Hilfe«, hieß es am Funk. Und das um 4.15 Uhr in der Frühe. Der Einsatzort befand sich in einer der nobleren Wohngegenden und war weit abgelegen von der Hauptstraße. Hinter einem geschmiedeten Tor schlängelte sich zunächst ein schmaler Weg durch ein kurzes, herbstliches Waldstück, das mich an »Hänsel und Gretel« denken ließ. Endlich angekommen, hämmerte Lenny gegen die Haustür. Es schien niemand zu Hause zu sein. Doch da sah ich, wie sich der Vorhang eines Fensters bewegte.

Die Tür knarzte. Jemand bemühte sich, die Klinke der schweren Sicherheitstür zu drücken, aber es schien ihm nicht so recht zu gelingen. Irgendwann machte es »klack«, und die Tür öffnete sich einen Spalt breit. In der Tür stand ein pausbackiger Dreikäsehoch und sah uns an, als kämen wir von einem anderen Stern. Er hatte blaue Augen und den typischen blonden Topfschnitt, wie ihn Jungen in diesem Alter nun einmal tragen. Eltern halten diese Frisur meist für niedlich. Ich muss dabei immer an einen Kochtopf denken, der dem Kind übergestülpt wird, um die Haare rundherum abzuschneiden.

»Wer bist du denn?«, fragte ich und bückte mich herunter. Der kleine Junge erschrak. Er zog seinen Kopf zurück und drückte die Tür wieder ins Schloss. Mist. Wenn sich jetzt hinter dieser Tür eine Notfallsituation abspielte, könnten wir nicht eingreifen. Vielleicht war etwas mit den Eltern nicht in Ordnung.

»Wenn ich dir um diese Uhrzeit auf einer öffentlichen Straße begegnete, würde ich mich auch zu Tode erschrecken«, frotzelte Lenny. Ich schenkte ihm keine Beachtung.

»Hey. Mach auf.« Ich versuchte, dem Jungen gut zuzureden. »Wir wollen dir doch nur helfen.« Einige Sekunden passierte nichts.

»Nein«, antwortete der Junge schließlich trotzig.

»Nein? Aber irgendwer hat uns doch angerufen. Wo sind denn deine Eltern?«

»Er hat ein Loch im Kopf«, antwortete er. Oh nein. Der Vater? Der kleine Bruder? Ich konnte mir so richtig vorstellen, wie das passiert sein könnte. Die beiden hatten herumgetollt. Der Bruder war vielleicht ausgerutscht, mit dem Kopf gegen eine spitze Kante gestürzt und lag jetzt bewusstlos am Boden. Aber herumtollen um diese Uhrzeit? Lenny starrte auf die Haustür, ich sah zu Lenny.

»Kleiner … mach doch mal auf. Dann könnten wir dir helfen«, sagte Lenny. Der Junge schien sich hinter der Türe zu bewegen. Er war zwar in der Lage, die 112 anzurufen, hatte aber dann offenbar Muffensausen bekommen. Lenny hatte mittlerweile die Leitstelle angerufen und den Sachverhalt mitgeteilt. Der Disponent am Telefon erklärte, das Kind habe nicht formulieren können, weshalb es Hilfe benötige. Einen Rettungswagen hatte er natürlich trotzdem schicken müssen.

In dem Moment, als der Disponent vorschlug, die Polizei zu Hilfe zu rufen, öffnete der kleine Junge die Tür. Das Eingangsportal des Hauses glich dem einer großen Konzerthalle. Ich hatte zunächst Bedenken, mit meinen vermatschten Schuhen auf den glänzenden Marmorfußboden zu treten. Im Haus selbst herrschte Stille. Kein Bruder, kein Vater in

Sicht. Ich fragte mich, wo die Eltern waren, denn ich konnte mir nicht vorstellen, dass sie ihr Kind einfach allein ließen oder – erst recht nicht – ihm auftrugen, den Rettungswagen zu holen.

»Sagst du mir deinen Namen?«

»Leon.«

»Ich heiße Christian. Wie alt bist du denn?«

»Fümpf.«

»Tut dir etwas weh?«

»Nein«, sagte Leon. Er fasste meinen Ärmel und zog mich hinter sich her. Anscheinend hatte Leon die Scheu verloren, als er unsere Rettungsdienst-Uniformen gesehen hatte. Als wir das Zimmer erreichten, deutete er auf einen Stoffteddy, der auf einer blau bezogenen und mit einer Maus bedruckten Bettdecke saß.

Lenny und ich hatten eigentlich eine bedrohliche Situation erwartet – einen Unfall oder jemand, der bewusstlos ist. Völlig perplex blickte ich Leon an und deutete ebenfalls auf den Teddy.

»*Der da* ist verletzt? Hast du uns *deshalb* gerufen?«, fragte ich. Der Junge nickte. »Wo sind deine Eltern?«

»Weg.«

»Was heißt weg?«

»Weiß ich nicht. Papa sagte, ich soll keine Angst haben. Der Teddy passt auf mich auf und hat einen Schutz um das Haus gezaubert.«

Und jetzt war der Teddy kaputt und hatte einen Riss unter dem rechten Knopfauge. In der Welt des kleinen Jungen verlor somit auch der Schutz seine Wirkung. Logisch. Jetzt begann die Geschichte, Sinn zu machen. Lenny hing bereits am Telefon, um die Polizei nachzufordern. Ein 5-jähriges Kind konnten wir schließlich schlecht allein zu Hause lassen. Immerhin hatten die Eltern ihrem Kind beigebracht, bei einem

Notfall die 112 anzurufen. Ich setzte mich zu Leon auf das Bett und nahm den Teddy, drehte ihn in meinen Händen.

»Hat der denn auch einen Namen?«, fragte ich.

»Mucki.«

»Sieh mal … Mucki ist nur ein bisschen krank. Ich kann ihn gesund machen.« Leon sagte nichts. Eine Träne rann sein Pausbäckchen hinunter. Ich zog ein Päckchen Pflaster aus der Tasche und klebte eines davon dem Bären auf den Riss. Leon sah trotzdem nicht glücklich aus. Er nahm den Teddy an sich, umklammerte ihn und begann zu schluchzen.

»Hey. Was ist denn?«, fragte ich. »Ich habe ihn doch gesund gemacht …«

Viel schlimmer als die Verletzung des Teddybären war für den kleinen Leon jedoch offensichtlich, dass er ganz allein war.

»Bleibst du jetzt bei mir?«, schniefte er.

»Aber es brauchen noch andere Menschen meine Hilfe«, versuchte ich ihm zu erklären.

»Gehst du jetzt?«

Gerade als Leon zu einem neuem Schluchzer ansetzte, sah Lenny durch die Tür und signalisierte mir, dass die Polizei in ein paar Minuten eintreffen musste. Ich fühlte einen Stein in meinem Magen bei dem Gedanken daran, was nun wohl mit dem kleinen Leon passieren würde. Und mit den Eltern, die ihre Aufsichtspflicht verletzt hatten. Endlich klingelte es an der Tür.

»Weißt du was? Ich hab' da jemanden für dich, der auf dich aufpassen wird …«, sagte ich.

Zwei Polizistinnen traten ins Zimmer.

»Die Polizei ist nicht nur da, um Verbrecher zu fangen. Sie passen auch auf Jungs auf, deren Eltern nicht da sind. Magst du mal in einem Polizeiauto mitfahren und dir eine Polizeiwache ansehen? Und Mucki darf auch mitkommen«, sagte ich und hoffte, die Geschichte in eine gute Bahn lenken zu können.

Leons Gesicht erhellte sich. Völlig klar, dass hier kein Junge in Leons Alter Nein sagen würde.

Die Polizistinnen berichteten uns einige Tage später, dass Leons Mutter vor Kurzem an einer Hirnblutung gestorben war. Deshalb war Leons Vater nun allein mit dem Kind und dem Restaurant, das die Eltern noch nicht lange betrieben hatten. An besagtem Abend hatte einer der Feuermelder in der Restaurantküche Alarm geschlagen – wieder einmal. Der Vater sah in diesem Moment keine andere Lösung, als Leon allein zu lassen und den Fehlalarm zu beheben. Er dachte, dass sein Sohn ohnehin schlafen würde, und er in einer Stunde zurück wäre. Aber im Restaurant brannte es wirklich. Ein Kurzschluss hatte das Feuer in der Küche ausgelöst. Als der Vater drei Stunden später noch immer nicht zurück gewesen war, bekam Leon Angst und rief die 112.

An derartige Einsätze erinnert man sich noch lange, weil diese jegliche Routine durchbrechen. Es kommt einfach nicht so häufig vor, dass der Rettungsdienst gerufen wird, weil ein Teddy ein Loch im Pelz hat.

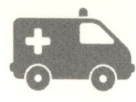

Du, Sani!

Als ich noch klein war, zog meine Familie nach Bayern. Als Kind wurde ich so also in den süddeutschen Raum »zwangsumgesiedelt«. Inzwischen habe ich mich mit den meisten bayerischen Gepflogenheiten gut arrangiert. Auch an den Dialekt habe ich mich gewöhnt, sodass ich fast alles verstehe, was meine Patienten sagen. Ich weiß, welche Wurstart man mit welcher Beilage zu welcher Uhrzeit verspeisen darf, ohne auf den ersten Blick als »Zuagroaster« (Zugezogener) entlarvt zu werden, und bin in der Lage, Beleidigungen von Nicht-Beleidigungen zu unterscheiden. Auch das mit dem »Du« und »Sie« habe ich – glaube ich – langsam verstanden. Die Aussage »Habt's des verstanden« ist in Bayern keinesfalls als Anrede mit »Du« zu verstehen. Manch einer spricht gar vom »süddeutschen Sie«. Ein deutliches »Sie«, gepaart mit hochdeutscher Ausdrucksweise, kann in abgelegeneren Orten Bayerns gar als Affront missverstanden werden.

Dieses Insider-Wissen gehört zum Einmaleins der bayerischen Umgangsformen. Und trotz dieses Wissens habe ich während meiner Schichten oft das Gefühl, von fremden Menschen unangemessen vertraut, teilweise gar herablassend behandelt zu werden. Sie sprechen mit mir wie mit einem alten Bekannten. Oder wie der Maurermeister mit seinem Lehrling. Nicht immer ist das angenehm.

In etwa läuft es bei Einsätzen oft folgendermaßen ab:

Wir betreten den Raum, stellen uns vor und sondieren die Lage: »Rettungsdienst, guten Tag. Wo befindet sich denn der Patient?« Was folgt, ist eine Mischung aus einer Art Solidarisierungs-Kauderwelsch und Kneipen-Smalltalk: »Servus, gut, dass'ds da seids!« So weit noch süddeutsches »Sie«. Das ändert sich aber gleich nach der Begrüßung: »Tut mir leid, dass ich dich und deinen Kollegen jetzt mitten in der Nacht aus dem Bett klingeln muss. Aber du weißt ja, wie es ist, wenn'st a kranke Mama dahoam hast …« Genau hier ist der Haken. Warum und woher sollte ich das wissen? Der Angehörige versucht mich auf seine Ebene zu ziehen – in der Regel unbewusst.

Ich weiß, dass die Leute es sicher nicht unhöflich meinen, wenn sie mich so anreden – im Gegenteil. Aber sprechen die mit der Kassiererin bei Aldi auch so? Oder mit ihrem Versicherungsmakler? Als ob wir automatisch gleich mit den Leuten befreundet wären, sobald wir deren Haus betreten. Vielleicht ist das gerade der Punkt: Wir betreten das Haus – die Kassiererin nicht. Der Versicherungsmakler unter Umständen schon, aber den würde man dann eher siezen. Vielleicht duzen uns die Leute gleich, weil sie uns im Gegensatz zum Versicherungsmakler vertrauen. (Darf ich das überhaupt so schreiben?)

Vielleicht sind die Leute oft ängstlich oder zumindest verunsichert, wenn wir Retter eintreffen. Schließlich handelt es sich ja um eine Notfallsituation. Von uns erhoffen sie sich Hilfe. Gleichzeitig wollen viele Patienten und Angehörige trotz ihrer Notlage besonders souverän und locker erscheinen. Die Duzerei könnte also eine Strategie sein: ein Versuch, die verloren gegangene Sicherheit zurückzuerlangen. Frei nach dem Motto: »Jetzt sind Freunde hier, denen ich so sehr vertrauen kann, dass wir sogar per Du sind.« Das hat ja irgendwie trotz des formellen Fehltritts doch etwas Sympathisches.

Aber es gibt noch eine andere, weniger nette Version dieser Distanzunterschreitung. Auch das mache ich besser an einem Beispiel deutlich:

Wir betreten den Raum, stellen uns vor, sondieren die Lage: »Rettungsdienst, guten Tag. Wo befindet sich denn die Patientin?« Was folgt, ist eine Form aus An- und Zurechtweisung in einem Ton, als wäre ich ein Inventurhelfer im Supermarkt. »Meine Schwiegermutter liegt nebenan. Die kannst du gleich einpacken, das wird hier heute Nacht sowieso nichts mehr. Blutdruck und Zucker hab' ich schon gemessen, das brauchst du nicht mehr machen. Vielleicht könnt ihr euch auch beeilen, weil wir ins Bett wollen.« Zugegeben, die Anrede mit »Sie« würde Worte wie diese auch nicht freundlicher erscheinen lassen aber zumindest schafft ein »Sie« doch eine gewisse Distanz.

Dieses Beispiel hat auch nichts mehr mit bayerischer »Robustheit« zu tun. Im Gegenteil: Meist haben wir es bei dieser Klientel mit dialektfreier Arroganz zu tun. Es handelt sich hier auch sicher um kein Versehen nach dem Motto »Hoppala, hab' ich mich im Ton vergriffen«. Es handelt sich schlichtweg um unhöfliche Menschen, die uns als reine Dienstleister betrachten und wohl auch mit vielen anderen Mitmenschen ähnlich respektlos umgehen. Vielleicht überspielen sie aber auch ihre Nervosität und Angst – auf ungeschickte Weise.

Mittlerweile habe ich meinen Weg gefunden, damit umzugehen. Meist bleibe ich ungerührt professionell und erkläre routiniert die Sachlage und unser Vorgehen: »So einfach ist das leider nicht mit ›Einpacken‹. Wie müssen grundsätzlich jeden Patienten erst einmal untersuchen. Dann entscheiden wir, ob eine Indikation für einen Kliniktransport vorliegt.« Grundsätzlich bleibe ich auch konsequent beim »Sie«, was meist zumindest formal für klare Verhältnisse sorgt. Falls nicht, hilft es fast immer, wenn ich die Leute darauf hinweise, beim »Sie« zu bleiben.

Vor einigen Jahren hatten Lenny und ich eine besonders unterhaltsame Begegnung dieser Art. Wir quälten uns zu-

nächst durch eine Diskussion mit einem Anwalt, dessen
Töchterlein in der vorangehenden Nacht einen über den
Durst getrunken hatte. Sie litt an einer gewaltigen Elektro-
lytverschiebung und war ausgetrocknet wie eine alte Back-
pflaume. Ihr war einfach zu schlecht, um zu trinken und den
Flüssigkeitsverlust auszugleichen. Seit dem frühen Vormittag
war sie über der Kloschüssel gehangen. Sie hatte schlicht
einen ausgewachsenen Kater.

Der Anwalt wollte seiner 17-jährigen Tochter offenbar
verdeutlichen, welche Konsequenzen solch ein königliches
Besäufnis nach sich ziehen kann, und wies uns an, sie zu
einer Magenspülung in das nächstgelegene Krankenhaus
zu fahren. Die Tochter war unserer Einschätzung nach medizinisch aber überhaupt nicht in Gefahr. Eine Magenspülung machte außerdem zu diesem Zeitpunkt schon lange
keinen Sinn mehr, zumal sie ihren Mageninhalt inzwischen
komplett und selbstständig in die elterliche Toilette entleert
hatte und nun mit einem »Notfalleimer« und einem Becher
Kamillentee von der Mama auf der Couch lag wie ein Häuf-
chen Elend. In so einem Fall gibt's eigentlich nur zwei Sachen: eine Infusion zum Flüssigkeitsausgleich und abwarten,
bis es besser wird. Lenny kümmerte sich um den venösen
Zugang und die Infusion. Ich erklärte dem Vater die Sachlage, so sachlich und professionell ich konnte. Immer wieder
maulte er uns an, erbost ob der diskreditierenden Situation:
»Könnt ihr jetzt endlich mal tun, wofür ihr bezahlt werdet?«
war der Satz, der Lenny schließlich den Kragen platzen ließ.
»Hörn's amal!«, eröffnete er in ruhigem Ton. »Ham mir zwoa
scho amoi g'vegelt?!«

»Wie bitte?«, entgegnete der Anwalt entgeistert.

»Ob wir beide – Sie und ich – schon einmal miteinander
gevögelt haben?«

»N… nein. Selbstverständlich nicht.«

»Dann bleiben wir doch bitte beim Sie, oder?«

Die Tochter brach im Hintergrund in Gelächter aus, um sich eine Sekunde später in ihren Eimer zu übergeben. Die Mutter lief puterrot an, bedankte sich für unsere Mühe und zeigte uns den Weg zur Tür. Lenny und ich lachten noch, als wir in der Wache ankamen.

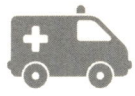

Bauchentscheidung

Wir Retter verfügen über geballtes notfallmedizinisches Fachwissen und einen sechsten Sinn, ohne den wir in unserem Job ziemlich aufgeschmissen wären. Das Zusammenspiel dieser beiden Eigenschaften ermöglicht es uns, in vielen Situationen den goldenen Mittelweg zu finden. Dazu fällt mir der Fall eines 50-jährigen Patienten ein, der nur überlebte, weil wir uns an der Einsatzstelle auf unser Bauchgefühl verließen.

Die Ehefrau hatte den Notruf gewählt, weil ihr Mann wegen eines Streits vermutlich einen hohen Blutdruck bekommen hatte und kurzzeitig kollabiert war. Der Blutdruck war jedoch im Normbereich, als wir das prüften. Das EKG war ebenfalls völlig normal und zeigte keinerlei Zeichen eines Herzinfarkts oder einer Herzrhythmusstörung. Trotzdem hatten wir ein komisches Gefühl in der Magengegend – augenscheinlich jedoch ohne Grund. Irgendetwas passte nicht. Eine seltsame Stimmung lag in der Luft. Obwohl alles lupenrein schien, wollten wir den Mann mitnehmen. Wir quatschten so lange auf ihn ein, bis er endlich einwilligte und in den RTW einstieg. Standardmäßig hatten wir auch die EKG-Überwachung angelegt. Ein rhythmisches Piepsen sagte mir: alles in Ordnung.

So lange, bis der Mann nicht mehr antwortete und die EKG-Überwachung nicht mehr regelmäßig, sondern völlig wirr und unrhythmisch piepste. Vor meinen Augen bekam der Mann offenbar grundlos lebensgefährliches Kammerflimmern. Innerhalb einer Achtelsekunde etwa hatte ich die Situation erfasst. Ich schleuderte mein Schreibbrett in die

Ecke. Mit einem Satz stand ich am Fenster zum Fahrerraum und klopfte gegen die Scheibe. Mein Kollege reagierte sofort: Er stoppte den RTW und kam nach hinten, um mich zu unterstützen. Nach einem Zyklus Herzdruckmassage und zwei Defibrillationen war der Patient wieder bei uns und völlig stabil. Hätten wir den Mann zu Hause gelassen, wäre er jetzt tot gewesen. Eine Ursache konnte danach nie ermittelt werden.

Manchmal läuft die Sache allerdings aus dem Ruder, weil Dinge passieren, mit denen niemand von uns rechnet. Oder weil wir am Einsatzort einfach nicht einer Meinung sind; dann handeln wir unter Umständen in einer Weise, die nicht zum Besten des Patienten ist.

Die 68-jährige Rentnerin Maria Scharpf hatte einen Sommertag ganz nach ihrem Geschmack vor sich. Zuerst musste die Hausarbeit erledigt werden. Waschen, Bügeln, Kochen – kein Problem. Noch schnell den Einkauf verräumen und dann den Badeanzug herausgekramt. Diesen heißen Tag musste man einfach nutzen, um sich im kühlen Nass zu vergnügen. Maria Scharpf hatte das Rentenalter bei bester Gesundheit erreicht. Sie hielt sich mit Schwimmen fit. In jungen Jahren hatte sie sogar mal an den Olympischen Spielen teilgenommen. Zu einer Medaille hatte es jedoch leider nie gereicht. Immer wenn sie am See war, zog sie ihre Bahnen in einem Bereich, der von den anderen Schwimmern so gut wie nie genutzt wurde. Ihr konnte das recht sein. Dann hatte sie wenigstens ihre Ruhe und war ganz für sich.

Schon am Morgen war es ihr jedoch nicht so gut gegangen wie sonst. Sie fühlte sich wie durch die Mangel gedreht. Daran waren aber bestimmt die vergangenen Tage schuld, die von Wolken und Dunkelheit durchzogen waren. Das leichte Drücken in der Brust würde bestimmt bald vergehen. Vielleicht wäre es der richtige Tag gewesen, um einen

Hausarzt aufzusuchen. Aber die alte Dame hatte sich für das Schwimmen entschieden.

Die Wassertemperatur war zum Schwimmen ideal. Maria Scharpf legte ihre Tasche in das Gras und breitete das Handtuch daneben aus. Sie konnte es kaum erwarten. Also raus aus der Kleidung. Den ersten Schritt in den See. An die anfängliche Kälte hatte sie sich schnell gewöhnt. Als sie schon bis zum Bauchnabel im Wasser stand, gab es kein Halten mehr. Sie stieß sich vom Boden ab und glitt lautlos unter der Wasseroberfläche vom Ufer weg. Die ersten hundert Meter waren kein Problem. Für eine ehemalige Olympiaschwimmerin sowieso nicht. Normalerweise konnte sie kilometerlange Strecken schwimmen, ohne aus der Puste zu geraten. Doch heute spielte der Kreislauf verrückt. Irgendetwas stimmte nicht. Ihr wurde schwindelig. Das Ufer war zwar in Sichtweite, aber bereits zu weit weg, um mal eben zurückzuschwimmen. Das Drücken in der Brust steigerte sich zu einem richtigen Engegefühl. Maria Scharpf blieb die Luft weg. Sie fühlte sich, als hätte man ihr einen Gürtel fest um den Brustkorb geschnallt. Dann spürte sie, wie ihr Herzschlag zu stolpern begann. Sie wusste nicht, dass sich in den vergangenen Jahren gefährliche Ablagerungen im Bereich ihrer Herzkranzgefäße gebildet hatten. Nun löste sich ein Stückchen einer Kalkablagerung von der Arterienwand, und leider handelte es sich dabei nicht gerade um eine geringe Menge. Innerhalb einer Hundertstelsekunde etwa hatte das Plaquestückchen die rechte Koronararterie verschlossen. Maria Scharpf erlitt in diesem Moment einen Hinterwandinfarkt.

Sie wandte sich nach allen Seiten. Niemand war zu sehen. Sie konnte auch nicht schreien, weil ihr die Luft wegblieb. Wenn sie sich nicht über Wasser halten konnte, würde sie ertrinken. Was macht man als Schwimmer in so einer Situation? Maria Scharpf versuchte ruhig zu bleiben und auf der Wasseroberfläche zu treiben. Irgendwann würde schon jemand auf sie aufmerksam werden. Wenn nur das Herzstolpern nicht wäre … Am Ufer war noch immer niemand zu sehen. Sie fühlte, dass ihre Chancen schlecht standen, und blickte in den wolkenfreien Himmel. Er war so blau, wie sie ihn schon lange nicht mehr gesehen hatte. Das war ihr letzter Gedanke, als das Kammerflimmern einsetzte. Nach zwölf weiteren Sekunden und einer kurzen Atemnot verlor Maria Scharpf das Bewusstsein.

Irgendwann kam ein Paar zum Entenfüttern an die Stelle, an der die ältere Dame ins Wasser gestiegen war. Der Mann sah auf den See, konnte aber nicht erkennen, was da im Wasser trieb. Seine Frau fand, es sehe aus, als treibe ein Mensch kopfüber im Wasser. Der Mann stutzte. Sah genauer hin und trat einen Schritt in den See hinein, um besser sehen zu können. Dann der Griff zum Handy.

112.

»Rettungsdienst- und Feuerwehrnotruf, guten Tag.« Im Hintergrund war das Geklapper einer Computertastatur zu hören.

»Mein Name ist Burger. Ich bin im Moment auf der Nordseite des Finnensees. Da schwimmt jemand im See.«

»Na ja … es ist Sommer, heiß draußen … ich würde auch lieber im See schwimmen.«

»Himmel, nein! Ein Körper – da treibt ein menschlicher Körper im See!«

»Entschuldigung. Bitte geben Sie mir Ihre Rückrufnummer.«

»0198-261522.«

»Gibt es irgendetwas, womit Sie den Menschen an Land ziehen könnten?«

»Nein. Leider nicht. Er ist zu weit draußen.«

»Herr Burger, ich schicke einen Rettungswagen und den Notarzt. Bitte machen Sie sich zum Beispiel durch Winken bemerkbar, wenn das Team an der Notfallstelle eintrifft.« Der Disponent legte auf.

Als Lenny und ich mit dem RTW eintrafen, wehte uns der Duft von saftigem Gras entgegen. Ein Streifenwagen parkte auf dem Fußweg, umringt von einer Menschenmenge. Darunter stand eine Frau und bedeckte ihrer kleinen Tochter die Augen. Ein älterer Herr in Badeshorts hielt sich beide Hände vor den Mund, die Augen weit aufgerissen. Noch bevor die Wasserwacht eingetroffen war, hatte ein Polizist die Initiative ergriffen und hatte sich in den See gestürzt. Jetzt stand er bis zur Hüfte im Wasser und zog die bewusstlose Frau mit einer Hand heraus. Der zweite Polizist half seinem Kollegen vom Ufer aus, den Körper an Land zu ziehen.

Lenny und ich untersuchten die Pupillen der Patientin, die aussahen, als hätte man einen Klecks Tinte auf ein Blatt Papier gespritzt. Kein sicheres Todeszeichen, wie zum Beispiel Fäule, Leichenstarre oder Leichenflecken, die erst auftreten können, wenn der Patient sicher verstorben ist. Trotzdem wusste Lenny genau wie ich, dass die Frau keine Chance hatte.

»Die Frau ist tot«, murmelte Lenny.

»Keine sicheren Todeszeichen. Und jetzt?«, sagte ich und blickte zuerst auf Frau Scharpf, dann zu Lenny.

»Welcher Notarzt kommt?«

»Keine Ahnung.«

»Sie lag zu lange im Wasser. Sie hätte früher gefunden werden müssen.« Ich war mit Lenny einer Meinung. Jetzt musste nur noch der Arzt eintreffen, Frau Scharpf für tot erklären und die entsprechenden Papiere ausfüllen. Lenny ging zum RTW und sprach in den Hörer.

»Leitstelle vom RTW 1/83/2. Patientin verstorben.«

»1/83/2, verstanden. Der Notarzt müsste gleich bei euch sein.«

Lenny und ich wussten nicht genau, wie lange die Frau bereits im Wasser gelegen hatte, bevor wir eintrafen. Wir wussten aber, dass mindestens 30 Minuten ohne jede Wiederbelebung vergangen waren. Große Mengen Wasser befanden sich in ihrer Lunge. Das EKG zeigte eine Nulllinie. Die Sachlage schien völlig klar. Weder in Lennys noch in meinen Dienstjahren hatte je ein Patient etwas Derartiges überlebt. Wir entschlossen uns aufgrund der miesen Überlebensprognose, die Frau nicht wiederzubeleben.

Nur hatten wir allerdings nicht mit Notarzt Rolf gerechnet, der nach zwei weiteren Minuten an der Einsatzstelle eintraf und an diesem Tag seinen zweiten Notarzt-Dienst absolvierte.

»Ich bin der Notarzt. Was haben wir denn?«, fragte er.

»Eine ältere Frau. Wurde in Bauchlage im Wasser treibend aufgefunden. Zeitdauer ohne medizinische Maßnahmen für mindestens 30 Minuten, Nulllinie im EKG. Pupillen entrundet.«

»Todeszeichen?«

»Keine sicheren.«

»Dann müssen wir anfangen.«

»Was? Ernsthaft?«

»Ja. Anfangen, habe ich gesagt.«

Eine Sekunde schien die Szene wie eingefroren. Dann packte Lenny den Beatmungsbeutel aus dem Rucksack. Ich begann mit der Herzdruckmassage. Dann das Übliche. Einen venösen Zugang legen. Adrenalin. Wir konnten die Patientin schlecht beatmen, weil sie so viel Wasser in der Lunge hatte. Also absaugen. Irgendwann war der Behälter voll. Ich kippte die Flüssigkeit ins Gras. Der Notarzt hatte zu viel Adrenalin auf einmal dosiert. Anstatt der üblichen Menge von einem

Milligramm gab er die zehnfache Portion. Mich wunderte es nicht, als tatsächlich das passierte, was ich befürchtete: 30 Minuten nach unserem Eintreffen zeigte das Herz ein defibrillierbares Kammerflimmern. Dann ein Schock. Und noch einer. Irgendwann hatte Maria Scharpf plötzlich einen Herzrhythmus. Verdammt.

Stellen Sie sich Folgendes vor: Nach einer Minute Herzstillstand, in der Sie nicht versorgt werden, sterben Ihnen erste Gehirnzellen ab. Bereits nach zwei Minuten können Sie mit irreversiblen Gehirnschäden rechnen. Wenn Sie überleben, können Sie später ein Bein oder einen Arm nicht mehr richtig bewegen oder nicht mehr richtig sprechen. Pro Minute, in der Sie keine medizinische Versorgung erhalten, sinkt Ihre Überlebenschance um zehn Prozent. Nach sechs Minuten mit einem Herzstillstand sind Sie höchstwahrscheinlich ein Pflegefall. Nach acht Minuten haben Sie keine realistische Chance mehr, Ihr Bewusstsein wiederzuerlangen. Sie wären nach zehn Minuten tot, wenn Sie nicht plötzlich ein Notarzt defibrillieren und sich über die Grenzen der Biochemie hinwegsetzen würde. Im Gegensatz zum Gehirn erträgt ein Herz Sauerstoffmangel wesentlich besser. Dementsprechend kann das Herz auch wesentlich länger als ein Gehirn wiederbelebt und zum Schlagen gebracht werden. Das Problem ist nur: Wenn die Gehirnzellen nach einigen Minuten abgestorben sind, tritt das Bewusstsein des Patienten ins Nirwana ein. Der Körper wird zur lebenden Hülle ohne Geist und Seele und wird vielleicht irgendwann durch eine schwerwiegende Infektion erlöst.

Lenny schien es nicht gut zu gehen, als der Notarzt die Entscheidung, Frau Scharpf nicht wiederzubeleben, revidierte. In diesem Moment dachte er wahrscheinlich an die Folgen der unterlassenen Hilfeleistung, die wir letztlich begangen hatten. Ein juristisches Vergehen, für das wir strafrechtlich verfolgt werden und unseren Job verlieren konnten. Aber da mussten wir jetzt durch und den Einsatz irgendwie zu Ende bringen. Die Polizisten guckten wie vor ein unlösbares Rätsel gestellt. Von den sonstigen Zuschauern hatte offenbar niemand etwas von den Differenzen zwischen dem Notarzt und uns mitbekommen. Glück gehabt. Wir brachten Frau Scharpf in den Rettungswagen und fuhren mit ihr ins Krankenhaus.

»Ach du Scheiße. Was schleppt Ihr da an? Wir sind voll bis unters Dach. Die ist hirntot. Da ist nichts mehr zu holen.« Der internistische Aufnahmearzt leuchtete Maria Scharpf in die Augen. Er stand deutlich unter Stress. Ich fühlte mich mies. Er redete über die arme Frau Scharpf, als wäre sie ein Stück Ware. Aber möglicherweise wird nach 30 Stunden Dienst am Stück einfach jeder Patient zum Feind.

»Bringt sie in Raum 15. Ich komme gleich.«

»Tut mir leid. War nicht unsere Idee, die ganze Aktion«, sagte ich und warf einen Blick auf Rolf. Der Aufnahmearzt hatte verstanden, was ich ihm damit andeuten wollte. Normalerweise vertrete ich nach außen die Entscheidung unseres Teams. In diesem Fall war mir das leider nicht möglich. Lenny und ich standen in Raum 15, als der Aufnahmearzt eintrat. Rolf legte gleich los.

»Sie hatte keine sicheren Todeszeichen«, rechtfertigte er sich.

»Ach ja? Und deswegen produziert ihr mir hier einen Apalliker, den wir jetzt ein halbes Jahr auf der Intensivstation beherbergen dürfen? Danke schön, Kollege.« Der Aufnahmearzt versuchte, einen arteriellen Zugang zu legen.

»Also entschuldigen Sie …«, versuchte Rolf sich zu verteidigen.

»… danke für die Übergabe.«

»… aber …«

»Die einzig richtige Entscheidung wäre gewesen, die Frau vor Ort für tot zu erklären. Und jetzt entschuldigen Sie uns.«

Mehrere Ambulanzschwestern traten ein und assistierten bei der Versorgung. Wir verließen den Ambulanzraum 15. Der Kreislauf der Patientin blieb stabil. Ihr Herzkranzgefäß wurde katheterisiert. Das Herz hatte anscheinend fast keinen Schaden genommen. Das Gehirn hingegen zeigte nur noch minimale Regungen. Auch der Pfleger der Anästhesie beglückwünschte uns im Vorbeischlendern sarkastisch und klopfte Lenny auf die Schulter, der sich, sobald wir den RTW erreicht hatten, auf das hintere Trittblech setzte und in sich zusammensank.

Natürlich hätten wir vom Gesetz her hätten anfangen müssen, die Patientin wiederzubeleben. Trotzdem verteidige ich unser Vorgehen. Sind wir nicht in erster Linie für den Menschen verantwortlich, den wir behandeln? Darf ich einen Menschen in ein Leben zurückholen, das sich als reines Dahinvegetieren herausstellen wird? Die Antwort ist für mich ganz klar: Nein. Deshalb war unsere Entscheidung in meinen Augen kein Fehler, sondern ein aus ethischer Sicht völlig korrekter Entschluss. Juristisch hatten wir falsch gehandelt. Wir hätten sofort mit der Reanimation beginnen müssen – und nach Eintreffen des Notarztes abbrechen können, wenn dieser nur unserer Meinung gewesen wäre.

Innerhalb von Sekunden müssen wir solche sehr schwierigen Entscheidungen treffen. Manche Entschlüsse entspringen unserer Intuition, welche uns auch in diesem Fall zu der Erkenntnis verhalf, dass die Patientin keine Chance haben würde. Wir hatten auf unseren Erfahrungsschatz zurückgegriffen, der sich bei mir über zwei und bei Lenny über fast drei Jahrzehnte kontinuierlich aufgebaut hat – im Gegensatz zu dem des Notarztes, der vorher keinerlei Erfahrung mit präklinischer Notfallmedizin gehabt hatte.

Um Maria Scharpf tut es mir sehr leid. Hätte sie beim ersten Auftreten der Symptome doch nur den Notruf gewählt, dann hätte sie den Hinterwandinfarkt überleben können. Aber wie hätte sie auch beim ersten Engegefühl in der Brust ahnen können, dass ihr Leben bald zu Ende sein würde. Schließlich hatte sie 68 Jahre lang noch nicht einmal einen Hausarzt aufgesucht. Letztendlich ist sie einige Tage nach dem Unglück auf der Intensivstation verstorben.

Auch der Konflikt mit Rolf löste sich auf. Direkt am Tag nach dem Einsatz rief er an und suchte das Gespräch mit uns. Wir haben unsere Differenzen geklärt.

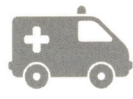

Eile mit Weile

Als der folgende Vorfall sich ereignete, war Mario der einzige Notarzt in unserem Landkreis, der zu diesem Zeitpunkt Dienst hatte. Er wurde von der Stadtmitte aus, wo er stationiert war, ins benachbarte Hinterland gerufen. Der Grund: ein Schlaganfall. Es musste also schnell gehen.

Bei einem Schlaganfall entspricht die Höhe des Zeitverlusts dem Grad des Verlustes aufseiten des Patienten. Der Zeitfaktor entscheidet also darüber, ob der Patient von nun an vielleicht ein Bein nachzieht oder sich überhaupt nicht mehr bewegen kann. Aber Notarzt Mario mochte es ohnehin lieber, wenn alles etwas zügiger ging — nicht nur an der Einsatzstelle, sondern auch beim Fahren des Notarzteinsatzfahrzeugs, das er zu diesem Zeitpunkt selbst lenkte. Einen Fahrer wollten sich die meisten Notärzte aus Kostengründen damals nicht leisten, denn diesen mussten sie selbst bezahlen.

Die erste Ortschaft hatte Mario bereits hinter sich gelassen. Auf der langen Geraden waren 140 Stundenkilometer kein Problem. Der erste Kreisverkehr, dann die dritte Ausfahrt. Der Heckantrieb und das hohe Tempo ließen das NEF ins Schlingern geraten — aber nur kurz. Dann war sie da: die alles entscheidende Kurve. Der Notarzt war schnell, viel zu schnell unterwegs, und riss am Lenkrad. Das Auto übersteuerte in Richtung Gegenspur, bügelte zwei Leitpfosten nieder und begann dann wie in Zeitlupe zu kippen. Schließlich überschlug es sich. Kopfüber rutschte der Wagen einen leicht abfallenden Hang hinunter, an dessen Ende sich ein Teich befand. Mario war sich bewusst, dass er direkt darauf zusteuerte, aber er konnte nichts mehr dagegen unternehmen. Diesen Einsatz würde er wohl nicht mehr zur Abrechnung bringen, dachte er noch.

Aber Marios größtes Problem war in diesem Moment nicht monetären Ursprungs. Der Teich erschien aus der Ferne zwar nicht größer als eine Pfütze, aber Mario würde durchaus darin ertrinken können, wenn der Wagen auf dem Dach rutschend darin landete. Das Auto wurde langsamer und blieb eine Wagenlänge vor dem kühlen Nass liegen.

Einige Sekunden später bremste ein roter Fiat in der Kurve genau dort, wo Mario von der Straße abgekommen war. An Marios NEF drehten sich noch die Räder. Er hatte eine tiefe Furche durch das Gras gepflügt. Irgendetwas zischte, und Dampf stieg aus dem Kühler auf, der durch den Zusammenstoß mit dem Leitpfosten demoliert worden war. Der Spiegel des rechten Blaulichts drehte sich noch immer mit leisem »Kring … Kring … Kring«. Mario hing verkehrt herum im Gurt und versuchte sich gerade zu befreien, als die Insassen des roten Fiat zum Unfallort kamen: zwei junge Mädchen Anfang zwanzig. Die eine legte sofort los.

»Sind Sie verletzt?«

»Nein.«

»Was ist passiert? Haben Sie sich überschlagen?«

»Nein, ich wollte nur den Aschenbecher ausleeren. Wie kommt ihr denn darauf? «

»Blöde Frage, tut mir leid. Sind Sie zu einem Einsatz gefahren?«

»Nein, zur Frittenbude. Was soll die Fragerei? Helft mir endlich hier raus.«

»Natürlich, Moment«, sagte die andere und versuchte, die Tür zu öffnen. Es gelang ihr nicht. Dann begann das erste Mädchen wieder.

»Sind Sie wirklich nicht verletzt? Sollen wir Ihnen vielleicht einen Notarzt rufen?« Marios Blick traf den des Mädchens.

»Das dürfte sich als äußerst problematisch erweisen – ich *bin* der Notarzt! Und zwar der einzige innerhalb des kompletten Landkreises. Es wäre gut, wenn ihr jetzt in der Rettungsleitstelle anrufen und Bescheid geben könntet, dass es bei mir wohl etwas länger dauern wird.«

Mario selbst konnte die Leitstelle nicht mehr anfunken. Da das Auto auf dem Dach lag, war auch die Antenne zerstört und somit unbrauchbar. Keine Antenne = kein Kontakt zur Rettungsleitstelle. Damals hatte auch noch keiner ein Handy. Somit fuhr das zweite Mädchen zu einer Telefonzelle und setzte einen Notruf ab, den man nicht so schnell vergessen dürfte: Der Notarzt des Landkreises war auf einer Einsatzfahrt verunglückt.

In so einem speziellen Fall machen sich Rettungsassistenten auch schon mal selbstständig. Ein Retter, dem Notarzt Mario scheinbar besonders am Herzen lag, startete sofort einen Wagen. Er tastete nach dem Funkhörer und schrie hinein: »Mario, halt durch, ich komme!« Natürlich sorgte er mit diesem Spruch für viel Gelächter. Der Landkreis selbst hatte einen neuen Gedenkpunkt, der seitdem liebevoll *Mario-Gedächtniskurve* genannt wird. Notarzt Mario hatte übrigens aus diesem Einsatz gelernt. Er leistete sich seitdem immer einen Fahrer an seiner Seite.

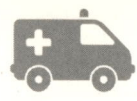

Todsicher

Als der Wecker klingelte, fühlte ich mich, als hätte ich gerade mal eine Stunde Schlaf hinter mir. Die ganze Nacht hatten Herbststürme um die Häuser getobt und mich immer wieder aufgeweckt. Dann die harten Wechsel aus Tag- und Nachtdiensten, weil sich aufgrund der kühlen Wetterlage so viele meiner Kollegen krankgemeldet hatten. In Zeiten wie diesen kam es schon mal vor, dass ich nicht wusste, welchen Tag wir überhaupt hatten. Manchmal stellen wir ja auch Patienten die Frage nach Tag und Datum, um deren Fähigkeit zur zeitlichen Orientierung zu prüfen. Ein verärgerter Patient fragte mich daraufhin ziemlich provokativ, welches Datum wir denn nun schrieben. Ich konnte es ihm nicht sagen.

An diesem stürmischen Sonntagmorgen hatte ich ausgerechnet in der Wache Dienst, die von meinem Wohnort am weitesten entfernt lag. Schichtbeginn: sechs Uhr und 40 Kilometer zu fahren. Das bedeutete, dass ich mich um halb fünf aus dem Bett quälen musste. Kein Auto war außer mir auf der Straße. Nur die Dunkelheit und der Herbstregen, der mir die Sicht raubte. Als ich auf den Parkplatz der Wache einbog, stand der Rettungswagen in der Garage. Irgendwie hatte ich gehofft, dass die Besatzung auf einem Einsatz war, damit ich mich zunächst für ein Nickerchen auf die Couch legen konnte. Aber Pustekuchen, die war jetzt wohl besetzt.

»Guten Morgen.« Lenny, der zeitgleich angekommen war, sperrte die Eingangstür der Wache auf. »Auch noch nicht wach?«

Ich grummelte nur. Auf blöde, stereotype Fragen hatte ich um diese Uhrzeit keine Lust. Vor allem war mir nicht klar, was an diesem Morgen voller Regen, Wind und Kälte gut sein sollte. Lenny merkte das und hielt den Mund. Durch das Geräusch der Eingangstür geweckt, torkelte Simon mit zusammengekniffenen Augen aus dem Schlafraum, legte mir den Alarmmelder, Diensthandy und den Schlüssel für die schwarze Box aus Metall mit den Betäubungsmitteln auf den Tisch. »Auto passt«, sagte er und verschwand dorthin, wo ich auch gerne gewesen wäre. Eine typische Schichtübergabe im Rettungsdienst. Simon und sein Fahrer hatten Feierabend, und ich übernahm mit Lenny den Rettungswagen.

»Alles klar. Sieht so aus, als hätten die beiden keinen Einsatz gehabt«, sagte Lenny und blätterte im Fahrtenbuch.

»Eine Nullrunde«, bestätigte ich. »Wie lange hatte ich so etwas schon nicht mehr …« Ich stieg in den Rettungswagen und schaltete das EKG zum täglichen Funktions-Check ein.

»Der letzte Einsatz fand gestern um vier Uhr nachmittags statt. Offenbar ein Krankentransport. Schlechte Voraussetzungen für eine ruhige Schicht.« Lenny legte das Fahrtenbuch ins Handschuhfach zurück. In der Tat war es statistisch gesehen eine absolute Seltenheit, dass der RTW dieser Wache länger als eine Schicht nicht alarmiert wurde.

Während ich das Auto weiter auf Mängel überprüfte, schwelgte ich in Gedanken an alte Zeiten. Bevor diese Wache gebaut wurde, waren wir in einem anderen Gebäude mitten im Ort unmittelbar hinter einem Friedhof untergebracht. In der Garage stand damals kein hypermoderner RTW mit allen medizinischen Finessen, sondern ein alter, beigefarbener, mit roten Streifen beklebter Mercedes 310 mit Pressluftfanfaren und ohne Servolenkung. Das hatte das Rangieren und Einparken in die Garage zu einem ganz besonderen Erlebnis gemacht. Einige Fahrer wohnten im näheren Umkreis und schliefen nachts während des Dienstes zu Hause. Wenn die Leitstelle alarmiert hatte, musste ich zunächst warten, bis derjenige mit seinem Privat-PKW in der Wache eingetroffen war. Da vergingen schon mal etliche Minuten, bis wir endlich ausrücken konnten. Mir blieb keine andere Wahl, als zu warten – ich konnte den Einsatz schließlich nicht allein abarbeiten. Es gab auch noch keine Piepser, mit denen man sich heutzutage etwas unabhängiger bewegen kann. Dafür stand in der Wache ein rotes Alarmtelefon, über das die Leitstelle im Notfall anrief. Auch die Einsatzrate ist seitdem rapide angestiegen. Mitte der Neunzigerjahre dauerte ein Schichtblock sieben Schichten à zwölf Stunden. In diesem Zeitraum hatten wir im Schnitt fünf Einsätze. Mittlerweile sind es noch immer fünf Einsätze – allerdings pro Schicht. Natürlich ist die Bevölkerungsdichte gestiegen, aber leider ist auch die Bereitschaft der Leitstelle zurückgegangen, differenzierter auf Notrufe einzugehen und so Anrufe auszufiltern, die keinen Einsatz eines Rettungswagens erfordern. Im Gegensatz zu damals fahren wir heutzutage wesentlich häufiger zu einem eingerissenen Zehennagel.

Während es an diesem Morgen bei mir lediglich darum ging, mit dem miesen Wetter und der unchristlichen Uhrzeit fertig zu werden, sah die Lage beim viel zu gutmütigen Leo Roth etwas anders aus. Der Apotheker hatte vor Kurzem Insolvenz anmelden müssen. Einer seiner zwielichtigen Geschäftspartner hatte ihn übers Ohr gehauen. Das Resultat war eine Schuldensumme, die einem vor lauter Nullen schwindelig werden lässt. Leo Roth war depressiv geworden. Seine letzte Angestellte hatte die insolvente Apotheke verlassen. Zur Krönung hatte ihm seine Ehefrau Tania am Vortag eröffnet, jemanden gefunden zu haben, der Leo nun ersetzen sollte.

Als ich an diesem Tag um fünf Uhr früh meine Wohnung verließ, stritt Leo Roth gerade mit Tania, die unter anderem mit seiner Leistung im Bett unzufrieden gewesen war. Tania berichtete später, ihr Mann habe sich daraufhin eine Schachtel Medikamente genommen und sei fortgegangen. Bei den Tabletten dachte sie sich nichts Besonderes, weil ihr Mann hohen Blutdruck hatte.

Leo Roth fuhr auf den Schlossberg, stellte sein Fahrzeug ab und wartete, bis der Regen sich etwas beruhigt hatte und die Herbstsonne am Horizont zu sehen war. Die Bilder seines gescheiterten Lebens liefen vor seinen Augen ab. Wie schön die Kirche gewesen war, in der er Tania geheiratet hatte und wo sie sich gegenseitig ewige Liebe geschworen hatten. Die Bewunderung der Familie, weil er es als erster Roth bis zur Selbstständigkeit geschafft hatte. Die Eröffnung seiner ersten eigenen Apotheke. Der Tag, an dem feststand, dass ihn sein Teilhaber betrogen hatte, und Leo Roths Welt auf einmal um ihn herum zusammenfiel wie der Schaum in einem schmutzigen Weißbierglas. Anstatt dass Tania ihn nun unterstützte, passierte das genaue Gegenteil. Er fasste den Entschluss zu sterben. Aber warum hier oben? Warum dort, wo ihn niemand sehen konnte? Wenigstens seine Tania sollte doch dabei sein.

Er packte seine Tabletten, fuhr wieder nach Hause und sperrte die Tür auf. Während Tania in der Küche auf ihn einredete, nestelte er an der Schachtel und steckte alle Kapseln auf einmal in den Mund. Er sah sie an, sagte nichts und nahm einen großen Schluck Wasser dazu. Tania rannte zum Telefon und wählte die 112. Keine drei Minuten später scheuchte uns der Alarmempfänger auf. Nach weiteren elf Minuten bremsten wir mit unserem RTW vor der Wohnung.

»Guten Tag, meine Herren. Kommen Sie herein.« Leo Roth wirkte verlangsamt und hatte eine seltsame Gesichtsfarbe. Sie erinnerte mich an eine ehemals weiß gestrichene Wand, die einen gräulichen, schmutzigen Farbeinschlag angenommen hat. Ich trat in den langen, beigefarbenen Gang, in dem es ungelüftet roch. Aus einem der hinteren Zimmer drang ein Schluchzen. Ich betrat das Zimmer und traf auf Tania Roth.

»Was können wir für Sie tun?«, sagte ich und tastete gleichzeitig den Puls am Handgelenk.

»Es geht um meinen Mann.«

»Ihr Mann? Der, der uns gerade die Tür geöffnet hat?«

»Ja. Wir haben Probleme. Der viele Stress … mein Mann hat Depressionen.« Lenny hatte ihn bereits ins Wohnzimmer gebeten. Leo Roth setzte sich in Zeitlupe auf den Sessel. Er wirkte eingefallen. Tiefe Falten hatten ein einzigartiges Muster in sein Gesicht gezeichnet.

»Wie alt sind Sie?« Lenny klebte Elektroden auf Leo Roths Arme und Beine und schaltete das Gerät ein.

»49.« Ich hätte locker noch mal zehn Jahre mehr geschätzt.

»Welche Beschwerden haben Sie genau?«

»Mein Mann hat Tabletten geschluckt. Ziemlich viele. Er ist Apotheker und kommt an fast alles ran.« Frau Roth legte ihm ihre Hand von hinten auf die Schulter und weinte.

»Meine Herren … geben Sie sich keine Mühe …« Leo Roth sah regungslos ins Leere. Schweigen. Ich hörte nur das Rauschen meines Tinnitus und hoffte, dass Leo Roth nicht zurechnungsfähig war.

»Ich habe Adalat-Kapseln eingenommen. 15 Stück, um es genau zu sagen.«

»Verdammt«, rutschte es mir heraus. »Ist nicht Ihr Ernst …« Lenny verlor keine Zeit. Er rief die Leitstelle an und forderte einen Notarzt nach.

»Doch. Noch bevor wir das Krankenhaus erreichen, werde ich tot sein.« Klare Worte, wie man sie nur selten von einem Patienten zu hören bekommt. »Ich bin Apotheker –

ich weiß, was ich tue. Sie haben keine Chance. Bitte lassen Sie mich ...«

»Frau Roth, haben Sie gesehen, wie Ihr Mann etwas eingenommen hat?« Vielleicht hatte er es nur behauptet, um seiner Frau aus irgendeinem Grund zuzusetzen. Es wäre nicht der erste Ehestreit dieser Art.

»Ja. Es waren diese Blister.« Sie hielt mir etwas Rotes hin, auf dessen Rückseite ich lesen konnte: Adalat, 20 Milligramm. Weichgelatinekapseln, die sehr zügig wirken. Eingesetzt wird das Mittel, wenn jemand akut einen bedrohlich hohen Blutdruck hat oder schmerzhafte Beschwerden, die durch eine Minderdurchblutung am Herzen verursacht werden. Durch Weitstellung der Gefäße kommt es zur Blutdrucksenkung – bei einer Überdosierung zu einem lebensgefährlichen Abfall des Blutdrucks. »Allein die Dosis macht's, dass ein Ding kein Gift sei«, sagte Paracelsus. In geringer Dosierung hilft das Medikament. In hoher Dosierung tötet es.

Hektik brach aus. Wir hatten keine Zeit zu verlieren. Ich riss eine Venenverweilkanüle aus dem Rucksack und reichte sie Lenny, der den Ärmel des teilnahmslosen Leo Roth bereits hochgekrempelt hatte. Dabei fielen einige Kanülen aus der Tasche und verteilten sich am Boden. Ein venöser Zugang musste her, bevor das Venensystem aufgrund eines zu niedrigen Blutdruckes zusammenbrach. Ohne zu desinfizieren, punktierte Lenny eine große Vene in der Ellenbeuge. Treffer. Jetzt das Blutentnahmeset auseinandergerissen. Röhrchen für Röhrchen füllte sich mit Blut, damit später in der Klinik sofort die Blutwerte im Labor bestimmt werden konnten. Daneben steckte ich eine Infusion zusammen, zog den Adapter von der Kanüle und schloss sie an. Zügig platschten die Tropfen in die Tropfenkammer. Ich hoffte, dass die Infusion den Blutdruck etwas anheben konnte. Leo Roth reagierte aber nicht.

»Er muss auf den Boden«, rief ich Lenny zu, trat hinter Herrn Roth, packte ihn im Rettungsgriff, zerrte ihn vom Stuhl herunter und bettete ihn auf den Boden.

»Wie ist der Blutdruck?« Ich sah zu Lenny, der in diesem Moment die Manschette aus dem Rucksack riss. Ein Klingeln an der Tür – der Notarzt trat ein. Ich übergab die Situation.

»Männlicher Patient, Ende 40, Suizidversuch mit 15 Kapseln Adalat, eingenommen vor ungefähr 20 Minuten. Patientenname ist Leo Roth. Und der Blutdruck ist …« Ich sah zu Lenny, dessen Stirn in Falten lag.

»Der obere Wert ist 50 … mit gutem Willen.« Die Luft zischte aus dem Messgerät. Der Notarzt sah Tania Roth an, die längst begriffen hatte, wie es um ihren Mann stand.

»Das Problem ist: Wir können ihm jetzt geben, was wir wollen …«, sagte der Notarzt.

»… es würde nichts helfen«, beendete ich den Satz. Ich sah Lenny an, der nur nickte.

»Einpacken und los. Ich melde an.« Der Notarzt griff zum Telefon, wählte die Nummer des internistischen Dienstarztes und hatte kurze Zeit später jemanden in der Leitung. Er kündigte eine laufende Reanimation an. Obwohl mir die Situation völlig klar war, erschrak ich – wir hatten gerade noch mit Leo Roth gesprochen.

Der Kittel des Internisten flatterte im Wind, als Lenny direkt vor der großen Glasschiebetür anhielt. Er sah nicht überrascht aus, als ich ihm zurief, dass Leo Roth keinen Puls mehr hätte. Es überrascht Sie sicher auch nicht, dass Leo Roth keine zehn Minuten später für tot erklärt wurde und eine völlig fertige Ehefrau zurückblieb.

Vor der Notaufnahme zündete sich Lenny einen Zigarillo an. Ich trank einen Schluck aus meiner Wasserflasche. Wir waren fassungslos darüber, dass jemand seinem Tod so sicher entgegengesehen und es einfach durchgeführt hatte.

Klar – sich Tabletten einzuwerfen ist nicht gerade hochkomplex und passiert oftmals als Kurzschlusshandlung. Aber wie muss Leo Roth sich gefühlt haben, als er die todbringenden Gelatinekapseln bei vollem Bewusstsein und mit dem Wissen eines Apothekers eingeworfen hat? Wissend um die Wirkung und darum, dass wir niemals in der Lage sein würden, in der kurzen Zeit ein entsprechendes Gegenmittel herzuschaffen? Und im Angesicht seiner Frau zu sterben, die er doch so geliebt hatte? Als wir die Wohnung mit unserem ganzen Kram bepackt betraten, war ihm längst klar gewesen, dass er sein hoffnungsloses Leben keine 30 Minuten später verlassen haben würde.

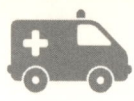

Roter Halbstern

Jedes Mal, wenn ich während des Dienstes zum Einkaufen fuhr, sah ich sie auf einem grünblau angemalten Stein in der Nähe des Einkaufscenters sitzen, dessen Parkplatz so groß wie drei Fußballfelder war. Der Stein lag auf einem schmalen Grünstreifen, der die Hauptstraße vom Parkplatz trennte.

»Sie nehmen es mir weg«, sagte sie, als ich einmal direkt vor ihr parkte. »Die machen das Scheißding einfach zu.«

»Scheiß… was?«

»Na, das Einkaufscenter. Sie wollen es abreißen.«

»Wie alt bist du denn?«, fragte ich sie direkt. Die Kleidung wirkte so verlottert, als würde sie auf der Straße leben. Schwarzes, langes Haar umrahmte das ungeschminkte Gesicht, das die Form eines auf dem Kopf stehenden Hühnereies besaß. Ihre schmalen Lippen grinsten schelmisch, wobei sie einen Mundwinkel höher zog als den anderen.

»Was schätzt'n, hm?«

»Na ja … 18?«

»Gar nicht so schlecht. Bin noch 17. Noch genau einen Monat.«

»Dann gibt's wohl bald was zu feiern.«

»Ich bin übrigens Kim«, sagte sie, nahm ihren olivgrünen Rucksack und ging in Richtung Bahnhof.

Als ich mir einige Tage später dort etwas zu essen holen wollte, erkannte sie mich, winkte und lief zu mir. Auch wenn ich zum Einkaufen kam, begrüßte sich mich ab jetzt. Ihretwegen parkte ich seitdem meist in Nähe dieses Steins. Eines Tages standen wir zusammen am Pommesstand. An einem Stehtisch erzählte sie mir einen Teil ihrer Geschichte.

Eigentlich hätte sie es als Tochter stinkreicher Eltern nicht nötig gehabt, in Abrissklamotten hier am Parkplatz herumzulungern und Menschen um Geld anzuschnorren. Aber sie hatte sich eben nicht zur Juristin formen lassen wollen, nur weil das eine lange Familientradition hatte. Kim beabsichtigte, etwas Bodenständiges zu lernen. Als sie ihren Eltern eröffnete, dass sie nach der Schule eine Ausbildung zur Erzieherin machen wolle, rasteten diese völlig aus. Ob sie denn noch ganz bei Trost sei, oder sie dies nur mache, um ihren kleinen Dickschädel durchzusetzen. Aber Kim ließ sich nicht davon abbringen. Sie mochte Kinder sehr, was sicherlich keine schlechte Grundlage für ihren Berufswunsch war. Als sie ihren Eltern eröffnete, die Schule noch vor dem Abitur verlassen zu wollen, drehten sie ihr den Geldhahn zu. Der Druck sollte Kim letztlich doch noch zum Abitur und anschließendem Jurastudium bewegen. Dass Kim sich dieser absurden Forderung nicht unterwerfen würde, damit hatten die beiden nicht gerechnet. Zwei Monate vor ihrem achtzehnten Geburtstag hatte sie eines Nachts ein paar Klamotten zusammengepackt und war in die Dunkelheit verschwunden.

»Was hast du da?« Etwas Rotes blitzte auf ihrem Handgelenk.

»Ein halber Stern. Selbstgestochen. Mit roter Tinte«, lächelte sie. Eine kindliche Ader trat ganz kurz hervor. »Meine beste Freundin hat die andere Hälfte.«

»Wo ist deine Freundin?«

»Tot. Aber es ist schon drei Jahre her.« Am Stehtisch kehrte Stille ein, die mir unangenehm war. Kim wirkte in diesem Moment derart kaputt, wie man es jemandem aus so einer Familie niemals zutrauen würde. Ich dachte an mein eigenes, im Vergleich unbeflecktes Leben. Irgendwie schämte ich mich dafür, hier zu stehen und alles haben zu können, was ich brauchte, und mich eben dafür *nicht* verstellen oder verbiegen zu müssen. Ich ließ mir nichts anmerken und unterbrach das Schweigen kurze Zeit später.

»Du solltest mal was essen«, sagte ich mit einem Blick auf ihre magere Erscheinung, die durch die schlabbernde Jeans unterstrichen wurde. So gab ich ihr eine Tüte Pommes und eine Cola aus. Das zarte, ovale Gesicht strahlte bis über beide Ohren.

»Du bist echt in Ordnung.«

Nachdem sie den letzten Krümel aus der Tüte gepickt und die Cola leer getrunken hatte, verschwand sie.

Ich überlegte, ob ich etwas unternehmen oder mich lieber distanzieren sollte. Stand es mir zu, hier einzugreifen, oder nicht? Ich wusste es nicht. Aber was sollte ich machen? Das Jugendamt informieren oder der Polizei einen Tipp über Kims Aufenthaltsort geben, falls ihre Eltern sie überhaupt als vermisst gemeldet hatten? Vielleicht, ja, obwohl ich ihren Nachnamen nicht einmal kannte. Ich wusste es nicht genau. Nach dieser Begegnung habe ich sie an dem Parkplatz nicht mehr gesehen.

Als ich Kim das nächste Mal traf, war sie achtzehn Jahre alt und der Sommer längst vorüber. Schneeflocken bedeckten die Straße und sahen aus wie Watte, als wir mit dem Rettungswagen zum Bahnhof gerufen wurden. Alkoholvergiftung.

»Hallo Christian. Ich hab' euch gerufen. Meinem Kumpel geht's echt beschissen.« Ich erschrak. Kim stand mir gegenüber. Ich erkannte sie fast nicht wieder. Die mangagestylten, kurzen Haare blondgefärbt, dunkles Kajal und helles Make-up. Und noch dünner als damals, als ich sie kennengelernt hatte. »Tut mir leid, dass ich auf einmal weg war.«

Sie begleitete ihren rastagelockten Kumpel ins Krankenhaus, und so hatten wir etwas Zeit zu quatschen. Sie hatte mir schon an der Pommesbude erzählt, dass sie gelegentlich Zeug rauchte. Aber seit einigen Wochen war sie auf härteres Dope umgestiegen. »Ich brauchte was, das mein Hirn ausschaltet«, sagte sie und sah zum Seitenfenster heraus. Ihre Eltern hatte sie nicht mehr gesehen.

»Was ist mit dem da hinten drin? Dein Freund?«

»Der Typ ist Dealer.«

»Und du?«

»Er hat meinen Stoff dabei, den ich haben will … haben muss.«

»Schöner Scheiß.«

»Ich weiß.«

Kim hatte mir noch lange nicht alles erzählt. Auf der Fahrt erfuhr ich so ganz nebenbei, dass ihr eigener Onkel sie regelmäßig vergewaltigt hatte, seit sie zehn gewesen war. Mit vierzehn machte sie dem Martyrium ein Ende. Sie drohte ihm damit, alles zu verraten, und drehte so den Spieß einfach um, nachdem ihr Onkel ihr zuvor immer gedroht hatte, sie würde ihren Eltern weggenommen und in ein Internat gesteckt werden, wenn sie irgendjemandem davon erzählte. Ihre Mutter hatte es die ganze Zeit geahnt, aber nichts unternommen. Vermutlich hatte sie Angst vor dem Onkel. Ein schwerer Bruch entstand zwischen Mutter und Tochter. In diesem Moment war es mir ein Rätsel, wieso Kim nicht schon viel früher abgehauen war.

Später verabschiedete sie sich mit den Worten: »Wir sehen uns wahrscheinlich eh bald wieder. Mach's gut.«

Lenny und ich gaben den alkoholvergifteten Junkie-Dealer in der Notaufnahme ab. An meine Begegnung mit Kim dachte ich einige Tage später so gut wie nicht mehr.

Bis zu jenem Tag Anfang November, genau ein Jahr darauf, an dem es nichts als regnete. Die orangefarbene Tür des Klos in der weiß gestrichenen Tiefgarage mit Betonboden stand weit offen, als Lenny und ich am Einsatzort eintrafen. Daneben lehnte ein heruntergekommener Typ in ausgefransten Jeans, gelbem Shirt und mit verfilzten Rastalocken in Handschellen am Streifenwagen. Er kam mir irgendwie bekannt vor.

»Die hat mich eingeladen, Mann. Nur eingeladen …«, hörte ich den Typen im Vorbeilaufen zu einem Polizisten sagen. *Nur eingeladen.* Das sollte heißen, dass der andere bewusstlos am Boden liegende Junkie einen Schuss ausgegeben hatte. So eine Behauptung ist schwer zu widerlegen, und das bedeutete, dass ein Richter den Typen mit den Rastalocken nicht wegen des Besitzes von oder des Handelns mit Drogen verknacken konnte, falls der andere Junkie über die Wupper ging. Der Polizist schrieb, verzog keine Miene und sah auch nicht hoch.

In der letzten Toilettenkabine, die nicht größer war als ein Quadratmeter, lag sie mit dem Gesicht im Eck zwischen Schüssel und Wand auf dem verschmierten Boden, die Beine seltsam verdreht. Ein Arm lag auf der verdreckten Kloschüssel, die Staubinde gelöst. Eine Spritze steckte in der Ellenbeuge. Der Kolben war komplett hinuntergedrückt. Ich erkannte die Mangafrisur und die zarte, ovale Gesichtsform. Vorsichtig und zügig drehte ich sie und zog sie an den Füßen aus der Toilette heraus. Lenny hatte den Beatmungsbeutel samt Sauerstoff schon bereitgelegt. Kein Puls mehr. Das EKG zeigte ein feinschlägiges Kammerflimmern. Als ich den halben Stern an ihrem Handgelenk hervorblitzen sah, fror ich.

Irgendwann traf der Notarzt ein und übernahm die Position am Kopf.

»Wie lange reanimieren wir jetzt schon?« Der Notarzt guckte über seinen Brillenrand und prüfte gleichzeitig, ob Lennys Herzdruckmassage als Pulswelle an der Halsarterie ankam.

»Achtzig Minuten«, sagte ich. Wir alle wussten, dass das zu lange war. Der Stein in meinem Magen wurde immer schwerer, und als der Notarzt die Anweisung zum Stopp der Maßnahmen gab, hallten seine Worte noch einige Zeit nach.

Kim lebte nicht mehr. Sie starb, weil sie sich eine zu hohe Dosis gespritzt hatte. Der verdammte Junkie-Dealer hatte so lange mit dem Notruf gewartet, bis es zu spät gewesen war. Ironie des Schicksals, denn Kim hatte ihm ein Jahr zuvor durch ihren Notruf das Leben gerettet. Und jetzt ließ er sie hier krepieren wie einen angefahrenen Hund im Straßen-graben.

Auch einige Zeit danach war Kims Tod für mich noch im-mer unbegreiflich. Ich tat etwas, das man als professioneller Retter niemals tun sollte: Ich besuchte sie auf dem Friedhof. Ich konnte nicht verstehen, dass ein junges charakterstarkes Mädchen mit einer derart klaren Vorstellung vom Verlauf seines Lebens an einem goldenen Schuss sterben musste. Hatten die Eltern durch ihr Verhalten alles in diese schlimme Bahn gelenkt? Vielleicht ist es auch nur so vorgesehen, dass ein gewisser Anteil an Menschen die Welt wieder verlassen muss, bevor das Leben für sie überhaupt angefangen hat. Schade, dass mir diese Frage niemals jemand schlüssig be-antworten wird.

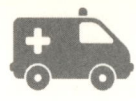

Kamera ab!

Fernsehserien über riskante Einsätze von Rettungskräften jeglicher Art existieren im deutschen Fernsehen zur Genüge. Alle diese Serien haben eines gemeinsam: Sie sind allesamt frei erfunden und entspringen der Vorstellungskraft diverser Autoren, die nur ein Ziel verfolgen: hohe Einschaltquoten zu erreichen.

Nicht nur deutsche Serien wie *Medicopter 117* bieten Rettungs-Action fernab jeglicher medizinischer Realität, auch das amerikanische Fernsehen hat in dem Bereich einiges zu bieten. Zwar gibt es ein paar Serien, die großen Wert auf Authentizität legen, aber die wenigsten werden diesem Anspruch wirklich gerecht.

Das stellte ich wieder einmal fest, als ich mir eine Folge der amerikanischen Krankenhausserie *Emily Owens M.D.* ansah. Gleich zu Beginn: ein Notfall. Ein junger Patient regt sich über irgendetwas auf. Eine Hyperventilation ist die Folge. Sieht dramatisch aus, ist aber ungefährlich. Bereits in rettungsdienstlichen Grundkursen lernen die Teilnehmer, dass bei einer Hyperventilation eines im Überfluss im Organismus vorhanden ist: Sauerstoff. Durch die Verstärkung der Atemtätigkeit, die oft psychisch bedingt ist, kommt es zu einer starken Anreicherung dieses Elements im Blut und einer verstärkten Abatmung von Kohlendioxid. Dadurch kommt es zu einer Störung des Elektrolythaushalts. Das kann dann sogar zu einem Verkrampfen der Hände führen. Dieser komplizierte medizinische Sachverhalt ist eigentlich ungefährlich, da der Körper diesen Zustand selbst regulieren kann. Blöderweise kann es dabei irgendwann zum Bewusstseinsverlust kommen, sofern man vorher nicht reagiert. Auch dies stellt kein Problem dar, da sich dann die Atmung von selbst normalisiert. Gefährlich sind die Verletzungen, die durch einen Sturz entstehen können, wenn die Lichter ausgehen. Am besten für den Patienten ist es, sich zu beruhigen, sich auf eine langsame Atmung zu konzentrieren und in eine kleine Plastiktüte von der Größe eines Brotzeitbeutels hineinzuatmen. Diese geschlossene Tüte bewirkt, dass sich der Sauerstoffgehalt zügig einpendelt.

In der TV-Serie wird im Fall der Hyperventilation jedoch die Protagonistin Emily Owens höchstpersönlich aktiv. Sie eilt an das Bett des Patienten und gibt die Anweisung: »Der Patient hyperventiliert. Er braucht sofort Sauerstoff.« Dann legt die Krankenschwester dem Patienten die Sauerstoffmaske an. Kurz darauf bessert sich der Patientenzustand tatsächlich – Emily Owens hat wieder ein Leben gerettet. Als medizinischer Fachmann fühlt man sich bei dieser Szene allerdings schlichtweg veräppelt.

Medizinische Fauxpas am laufenden Band lieferte auch immer die Serie *Baywatch – die Rettungsschwimmer von Malibu*. Spätestens wenn der gerade noch unter größtem Einsatz reanimierte Patient aufsteht und mit den Rettern Arm in Arm einen Kaffee trinken geht, ist es an der Zeit, das Programm zu wechseln.

Bei *Der Bergdoktor* sieht es schon anders aus. Hier bekam man mehr zu sehen als eine halbherzige Wiederbelebung eines Patienten, der es vermutlich nicht einmal nötig gehabt hatte. In einer Folge legt der Protagonist Dr. Thomas Burgner einem atemgestörten Notfallpatienten mal eben eine sogenannte Thoraxdrainage. Das ist ein Schlauch, der in den Zwischenraum zwischen Lungenoberfläche und dem Rippenfell positioniert wird. Dieses Verfahren wird unter anderem dazu eingesetzt, um bei einer Verletzung der Lunge

Blut rauszubefördern. Wie Sie sich vielleicht vorstellen können, erfordert diese Maßnahme nicht nur entsprechendes Know-how, sondern auch die nötige medizinische Ausrüstung. Das hat Dr. Burgner natürlich alles in seinem kleinen Köfferchen parat, das für das Material für die Thoraxdrainage hoffnungslos unterdimensioniert ist …

Manchmal können Sie in Filmen sehen, wie jemand plötzlich Atemnot bekommt. Die Luftwege schwellen zu – eine allergische Reaktion. Wenn dies zum Beispiel in einem Flugzeug passiert, kommt von der Flugzeugbesatzung die Ansage: »Wenn ein Arzt an Bord ist, soll sich dieser bei der Crew melden.« Ein junger, smarter Typ springt auf. Er erkennt folgerichtig, dass der Patient ein schwerwiegendes Atmungsproblem hat. Ohne weitere Untersuchung nimmt der Typ einen Kugelschreiber und baut fix das Innenleben raus. Dann rammt er die Kugelschreiberhülle in den Kehlkopf des Patienten, dessen Allgemeinzustand sich daraufhin schlagartig bessert.

Bevor Sie diese Maßnahme in Ihr persönliches Erste-Hilfe-Repertoire aufnehmen, testen Sie den Erfolg dieses Märchens bitte gerne selbst. Nein, ich meinte damit nicht, dass Sie sich oder Ihrem Partner eine Kugelschreiberhülle in den Hals rammen sollen! Nehmen Sie eine Kugelschreiberhülle und atmen Sie mit dem Mund nur noch durch dieses Stück Plastik hindurch. Anschließend gehen Sie damit einmal um den Block. Merken Sie etwas? Richtig: Der Durchmesser dieses Kugelschreibers ist viel zu klein, als dass man dadurch genug Sauerstoff bekommen könnte.

In Russland sieht die Sache mit den Notfall- und Rettungseinsatzserien schon anders aus. Hier ist der Bürger keineswegs darauf angewiesen, sich fiktive Arzt- oder Krankenhausserien anzusehen. Jeden Sonntagnachmittag läuft eine Reality Show namens *СЛУЖБА СПАСЕНИЯ* – Ret-

tungsdienst, die die Arbeit der Retter eines russischen Rettungsdienstes hautnah und ohne Zensur jeglicher Art wie Retusche zeigt. Ob Selbstmord, eine feststeckende Katze in der Waschmaschine oder ein Verkehrsunfall – die russischen Sanitäter sind schnell vor Ort. Und sie haben eine Kamera dabei. Oder besser gesagt, gleich ein ganzes Kamerateam. Stellen Sie sich vor, Sie verunfallen in Moskau und warten sehnsüchtig auf professionelle Hilfe. Die kommt natürlich, und das sogar nach relativ kurzer Zeit. Der Konkurrenzkampf zwischen den einzelnen Rettungsdiensten ist in Moskau schließlich sehr groß. Wer zuerst ankommt, kassiert die Patienten ab. Da in dem maroden Gesundheitssystem keinerlei finanzielle Mittel für das Rettungswesen übrig sind, helfen sich die Organisationen selbst: Sie haben ihr Filmteam dabei. Dieses ist mit einem eigenen Wagen, der Dienstkleidung der Sanitäter und einem Blaulicht ausgestattet, und manchmal ist es sogar als Erstes an der Einsatzstelle. Nicht, dass das für den Patienten von Vorteil wäre: Das Kamerateam darf das Fahrzeug nicht verlassen, solange die echten Sanitäter nicht da sind.

Eine der ersten Folgen der Show verlief folgendermaßen: Die Besatzung fährt zu einer Brücke, die über die Moskwa führt. Ein junger Mann hat seinen Selbstmord angedroht und möchte in die Tiefe springen. Die Retter versuchen, ihn durch Zureden zur Vernunft zu bringen. Der Mann hängt schon am Brückengeländer. Das Filmteam macht seinen Job und filmt, was das Zeug hält. Eine Großaufnahme vom jungen Mann für die Nachmittagsshow – natürlich völlig unverpixelt. Den dazugerufenen Polizisten wird es langsam zu blöd. Sie wollen, dass die Sanitäter sich etwas beeilen, da der Premierminister die Brücke bald überqueren wird. Dann stürzen sich die Retter und Polizisten auf den jungen Mann zu und zerren ihn zurück auf die Brücke. Aber glauben

Sie nicht, dass der Rettungsdienst den Patienten nun in eine Psychiatrie bringen würde. Die Polizisten legen dem Mann Handschellen an und verfrachten ihn in den Streifenwagen.

Die Episode über die Frau, die Opfer ihres eigenen Rottweilers geworden war, zählt zu den erfolgreichsten Beiträgen der Sendung. Das Rettungsteam tötet den Hund mit einer Eisenstange. Die Patientin wird medizinisch versorgt, stirbt jedoch in einem Blutbad an ihren Verletzungen – natürlich vor laufender Kamera. Zuletzt wird auch das Leid der Tochter schonungslos zur Schau gestellt, die die Szenerie betritt und weinend unter Rufen nach der toten Mutter zusammenbricht. Großes Kino, oder?

Das Einzige, was man in der Sendung leider nicht sieht: eine gründliche medizinische Versorgung der Patienten. Die medizinischen Rettungsmaßnahmen scheinen die Sanitäter vom Moskauer Rettungsdienst auf den zügigen Abtransport der Patienten zu beschränken. Ein Beispiel: Nachdem zwei Menschen in einen Tankauflieger gefallen sind, der mit Teer angereichert ist, möchte man meinen, dass zumindest eine Sauerstoffgabe angebracht wäre – zumal hier hochkonzentriertes Kohlendioxid auf die Patienten eingewirkt hat. Aber nein. Stattdessen wird einer der beiden im Anschluss an die Rettungsaktion interviewt. Allerdings kann es niemanden verwundern, dass der Patient aufgrund seines Sauerstoffmangels keinen vernünftigen Satz herauszubringen vermag.

Die Sendung stellt allerdings nicht ausschließlich blutrünstige Einsätze zur Schau. Ein Ehemann hatte sich das Ende seiner Liebesbeziehung zu seiner Geliebten anders vorgestellt. Weil er seine zu früh heimgekommene Ehefrau aus guten Gründen nicht in die Wohnung lassen wollte, rief sie den Rettungsdienst. Die Männer sollten die Situation klären. Vor laufender Kamera ruft die Ehefrau ihrem Mann zu, sie werde die Türe aufbrechen lassen, sollte er nicht schleunigst öffnen – was er zugunsten seiner Haustür auch tut. Der Mann versucht, seinen vermutlich nicht ersten Ausrutscher dadurch zu erklären, dass seine Frau schließlich eine Woche weggeblieben sei. Die Szene endet damit, dass die Ehefrau die unverpixelte Geliebte vor laufender Kamera und etlichen Zuschauern aus der Wohnung jagt und ihren Noch-Ehemann als Sumpfschwein bezeichnete.

In einer anderen Episode wiederum bewiesen die Männer des russischen Rettungsdienstes echtes Herz: Eine Katze war in einen Trockner geklettert und hatte das kleine Köpfchen durch ein viel zu enges Loch gesteckt. Selbst herauskommen: unmöglich. Auch diese Situation ist für die russischen Retter kein Problem – in mühevoller Kleinarbeit wird das Gerät zerlegt und die Katze befreit. Nur der Trockner nahm dabei irreparablen Schaden.

Nach meiner kleinen Entdeckungstour durch die rettungsdienstliche Fernsehlandschaft ist mein Bedarf an solchen Darbietungen gedeckt. Medizinisch und fachmännisch gesehen können Sie die allermeisten Sendungen vergessen. Die Russen bieten hier zwar den größten Realismus, aber die miserabelste medizinische Leistung. Lernen werden Sie weder bei der fiktiven noch bei der russischen Variante. Besuchen Sie besser einen Erste-Hilfe-Kurs oder machen Sie gleich eine Sanitätsausbildung, anstatt sich so einen Käse anzusehen und am Ende noch zu glauben, dass man einen Menschen mit zwei abisolierten Elektrokabeln aus der Steckdose defibrillieren kann.

Vielleicht wollen Sie aber auch gar nichts dabei lernen, sondern einfach nur unterhalten werden – dann empfehle ich Ihnen Filme, die diesem Anspruch auf höchster Ebene gerecht werden können: *Bringing Out The Dead – Nächte der Erinnerung, Kammerflimmern, Komm, süßer Tod* oder *Drei Patienten*.

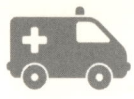

Warteschleife

Als Rettungsassistent bin ich trotz meiner 45 Wochenstunden ja nicht immer im Einsatz. An meinen freien Tagen unternehme ich vorzugsweise wenig. Dann sitze ich gerne in meinem Garten und genieße einfach mein Leben.

An jenem Samstag im Sommer war ich shoppen gegangen und hatte in einer Kaufhaus-Fundgrube einige tolle Schnäppchen gemacht. Endlich konnte ich die gesäßlange dunkelblaue Winterjacke mit einem schön hohen Kragen, die ich schon so lange gesucht hatte, mein Eigen nennen. Da es Sommer war, ging die Jacke auch noch zum halben Preis über den Tisch. Als ich nach Hause fuhr, dachte ich an nichts außer an meine neuen Sachen. Ich ließ den Blick in die Landschaft schweifen und genoss den warmen Tag und den Duft der Wiesen.

Ich sah schon die Kreuzung, an der ich rechts abbiegen musste. Nur noch ein paar Kilometer bis nach Hause. Vor meinem geistigen Auge saß ich bereits in meinem Liegestuhl im Garten unter dem Sonnenschirm, hatte einen Thriller aufgeschlagen und mich in das erste Kapitel vertieft.

Ich weiß bis heute nicht, wie ich so schnell reagieren und auf die Bremse treten konnte, als der Mann zufällig genau vor mir auf die Straße sprang. Mein Bremsmanöver kostete mich Reifen-Gummi und Bremsbeläge für einige Tausend Kilometer. Auf der Straße waren ein paar Menschen unterwegs. Die Leute blieben stehen und guckten, aber niemand schien dem Mann bislang zu Hilfe gekommen zu sein. Er stand völlig aufgelöst auf der Straße, kam auf mich zu und stützte sich dann auf meiner Motorhaube ab. »Hilfe, Hilfe«, flehte er. Diese Worte werden mir ewig im Gedächtnis bleiben. Der Mann hatte sie in purer Verzweiflung herausgeschrien. Mittlerweile war ich aus meinem Wagen gestiegen.

»Sie sind beide tot!« Der Mann ließ sich auf die Knie fallen, weinte und vergrub seinen Kopf in die Hände.

»Wer ist tot? Und warum beide?« Ich dachte zuerst an einen Selbstmord.

»In der Küche … sie bewegen sich nicht«, schrie der Mann.

»Wie? In der Küche? Wann ist das passiert?«

Ich bekam keine Antwort und zog meine private Notfalltasche aus meinem Kofferraum. Der Mann packte mich und zog mich am Ärmel ins Haus. In der überdimensionalen Küche sah ich die beiden: Eine ältere Frau saß zusammengesunken auf einem Küchenstuhl. Ein junges Mädchen lag vor dem Herd auf dem Boden. Sie war vielleicht 14 oder 15 Jahre alt. Gas konnte nicht ausgeströmt sein. Ich roch überhaupt nichts. Alle Fenster der Küche standen offen. Eine Vergiftung? Unwahrscheinlich, das wäre nicht so schnell gegangen. Könnte es einen Stromunfall gegeben haben? Der Herd schien sehr alt zu sein. Ich hörte ein Surren. Meine eigene Sicherheit fiel mir ein. Ich stürzte hinaus. Der Sicherungskasten war direkt hinter der Haustür. Ich drehte die Schmelzsicherungen für Herd und Küche heraus und eilte zurück zur Unfallstelle.

Ich brauchte unbedingt weitere Unterstützung. Dazu riss ich mein Telefon aus der Hosentasche und wählte die 112. In diesem Moment dachte ich nicht daran, dass jemand anderer den Notruf hätte übernehmen können. Was ich am anderen Ende der Leitung hörte, machte mich nervös: »Dies ist die integrierte Leitstelle – alle Leitungen sind zurzeit belegt – bitte legen Sie nicht auf …« Lautsprecher an, Telefon beiseitegelegt. Warteschleife. Mist. Ich drehte das Mädchen am Boden auf den Rücken. Hemd aufgerissen. Mit hoher Frequenz drückte ich den Brustkorb ein.

Kennen Sie das Gefühl, wenn Sie am liebsten alles auf einmal machen möchten, obwohl das nicht möglich ist? Ich wollte in diesem Moment gleichzeitig den Notruf absetzen, zwei Menschen wiederbeleben und die Situation unter Kontrolle bekommen. Natürlich konnte ich das alles nicht gleichzeitig. Niemand von den Menschen draußen schien in diesem Moment zu begreifen, welches Drama sich in der Küche dieses Hauses abspielte. Nur der Mann, der mich gerufen hatte, und der war handlungsunfähig. Ich hörte mich selbst um Hilfe rufen.

Ein junger Typ in Sportoutfit reagierte auf mein Rufen und kam herein. Ich ließ von dem Mädchen ab und sprang auf. Er half mir, die Dame auf den Boden zu legen. Von draußen drang das Weinen des Mannes herein.

»Haben Sie einen Erste-Hilfe-Kurs gemacht? Wissen Sie, wie man eine Herzdruckmassage durchführt?«, fragte ich den jungen Mann.

»Ich bin mir nicht sicher. Was ist denn hier passiert?« Der Typ schien wie versteinert.

»Keine Fragen. Machen Sie. Die Frau braucht Sie jetzt.«

»Okay. Was soll ich tun?«

»Machen Sie es mir nach. Drücken Sie schnell und tief.« Ich beugte mich wieder über das Mädchen und drückte weiter. Als ich das Mädchen zwischendrin mit meinem Beatmungsbeutel beatmete, fragte mich der Typ, ob er das nicht auch machen müsse und dass er nicht mehr wisse, wie die Mund-zu-Mund-Beatmung gehe. In so einem Fall unterlässt man die Beatmung. Das wichtigste ist eine möglichst unterbrechungsfreie Herzdruckmassage. Der Sauerstoffgehalt im Blut reicht einige Zeit aus, um auch ohne Beatmung überbrücken zu können.

»Dies ist die integrierte Leitstelle — alle Leitungen sind zurzeit belegt — bitte legen Sie nicht auf ...«, klang es weiterhin aus meinem Telefon.

Hätte mich der junge Mann nicht unterstützt, hätte ich mich entscheiden müssen, welche der beiden Patientinnen ich zuerst wiederbeleben sollte. Sie werden jetzt vielleicht sagen, dass die Entscheidung doch klar sein müsste. Natürlich müsse ich das junge Mädchen reanimieren, das sein Leben noch vor sich hat. Aber so einfach ist das nicht. Ich hatte nur unbewusst mit der Wiederbelebung des jungen Mädchens begonnen und mich nicht aufgrund objektiver Faktoren dazu entschieden. Evolutionär bedingt kam mein Impuls vermutlich daher, dass das junge Mädchen noch Nachfahren bekommen könnte und so unseren Fortbestand sichert. Trotzdem ist es meine ethische Grundannahme, dass jedes Leben gleich wertvoll ist. Aus meiner Sicht gibt es kein gutes oder weniger gutes Leben. Ich könnte schließlich selbst auch mal in eine Situation geraten, in der mein eigenes Leben als weniger wertvoll angesehen wird und so vielleicht in Gefahr gerät. Bis zu dem Zeitpunkt, als mir der junge Sportler zur Hilfe geeilt war, hatte ich mich schrecklich dabei gefühlt. Vielleicht war die ältere Frau die Mutter des Mädchens, die nun aus der Familie gerissen wurde. Vielleicht war sie die Geliebte des Mannes, der weinend vor der Tür stand. Oder es war jemand, der überhaupt nichts mit dieser Familie zu tun hatte und der einfach zufällig da war.

»Rettungsdienst- und Feuerwehrnotruf, guten Tag?« Endlich. Ich kam gleich zum Punkt.

»Ich brauche zwei RTW und zwei Notärzte an folgende Adresse: Rohrbachstraße 15, Feilnbach. Zwei Mal Reanimation, vermutlich nach Stromunfall.«

»Hab ich das richtig verstanden? Zwei Mal?«

»Richtig. Für den Ehemann brauche ich zusätzlich ein Kriseninterventionsteam zur Betreuung.«

»Kräfte sind alarmiert.« Klick. Aufgelegt.

Die Situation erschien mir surreal. Im Rettungsdienst passiert es eigentlich öfter mal, dass zwei oder sogar mehr Menschen gleichzeitig reanimiert werden müssen. Denken Sie nur an meinen Einsatz beim Tunnel-Unfall auf der Autobahn, über den ich berichtet habe. In der Regel ist ein Rettungswagen zuerst am Einsatzort. Die Besatzung muss entscheiden, welcher Patient zuerst Hilfe bekommt und wiederbelebt wird. Eine im Grunde alltägliche Situation für uns Retter, in der wir wissen, was zu tun ist. Aber an diesem Samstag war ich als Privatperson auf dem Weg nach Hause gewesen. Da gab es keine Einsatzmeldung als psychische Vorbereitung auf das, was mich jetzt erwartete. Ich war ohne meinen Rettungswagen unterwegs, der mit intensivmedizinischem Equipment ausgestattet ist. Ebenso trug ich nicht meine Dienstkleidung, die mir viel Autorität verleiht. Als ich den Notruf veranlasst hatte, hatte meine Uhr Viertel nach zwei gezeigt. Als der erste Rettungswagen eintraf, war es fast halb drei. Ich musste also insgesamt 14 Minuten warten, die mir so unendlich lang vorkamen wie ein zäher Albtraum, aus dem man nur noch erwachen will. Währenddessen trieb ich den jungen Helfer an, er möge einfach nicht aufhören.

Dann trafen beide Rettungswagen beinahe gleichzeitig ein. Die Kollegen schienen überrascht, als sie die Szenerie erblickten. Dann endlich die erste Defibrillation. Der Körper des jungen Mädchens zuckte zusammen, der EKG-Monitor piepte. Ein Herzrhythmus. Das EKG zeigte regelmäßige Ausschläge. Dann der venöse Zugang und Medikamente. Ich hoffte so sehr, dass ihr Herzstillstand nicht zu lange gedauert hatte war und sie es schaffen würde.

Bei der älteren Patientin tat sich nichts. Das EKG zeigte eine Nulllinie. Das Herz stand still. Während das Mädchen längst zur Klinik gebracht worden war, stellten die Retter die Reanimation der Frau ein.

Das Mädchen hatte Glück gehabt. Offenbar hatte ich sehr kurze Zeit nach dem Stromschlag mit der Herzdruckmassage begonnen, wodurch das Gehirn keinen oder nur minimalen Schaden genommen hatte. Sie überlebte den Unfall und konnte später befragt werden. Die Nachbarin hatte sich um sie gekümmert, die beiden wollten zusammen kochen. Vermutlich war der Herd defekt gewesen. Als das Mädchen den steinalten Ofen anschaltete und an den Kochtopf griff, kam es zu einem Stromschlag. Einen Schutzschalter gab es nicht. Das Mädchen brach mit lebensbedrohlichem Kammerflimmern zusammen. Die Nachbarin selbst bekam überhaupt keinen elektrischen Schlag. Sie hatte ein vorgeschädigtes Herz und regte sich vermutlich so sehr über den Zusammenbruch des Mädchens auf, dass es zu einem ausgedehnten Herzinfarkt und in der Folge zu einem Herzstillstand kam.

Ich für meinen Teil bin übrigens Rettungsassistent geworden, weil ich zu Beginn meiner beruflichen Laufbahn gehofft hatte, in solchen, sehr seltenen Situationen da zu sein und Wunder bewirken zu können. Rettungsassistent geblieben bin ich, weil mir das manchmal gelungen ist.

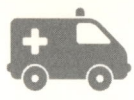

Auf Reise

Als wir das Altenheim betraten, wehte uns der Geruch entgegen, den ich mir aufgrund meiner Erfahrungen schon auf der Anfahrt hatte vorstellen können. Die Fähigkeit, etwas Imaginäres riechen zu können, beruht übrigens auf einem sehr komplexen Zusammenspiel von verschiedenen Bereichen des Gehirns. Eine große Rolle spielt der Bulbus Olfaktorius, auch Riechkolben genannt. Auch die Amygdala, besser bekannt als Mandelkern, und das basale Vorderhirn sind daran beteiligt. Die Fäden laufen schließlich im olfaktorischen Cortex zusammen – dem Riechhirn, das der Wahrnehmung und der zentralen Verarbeitung von Gerüchen dient. Diesen Gehirnarealen verdanken Sie es, dass Sie den Duft einer Alpenrose riechen können, wenn Sie ihn sich nur intensiv genug vorstellen – und das, obwohl Sie sich nicht einmal in der Nähe einer Alpenrose befinden.

Als ich die Glastür passierte, strömte ein Duft in meine Nase, der mir Streifen in meine Nasenschleimhaut ritzte. Desinfektionsmittel. Tränen stiegen mir in die Augen, als hätte ich zu scharf gegessen. Dazwischen mengten sich unterschwellig die Reste des Mittagessens: fades Schnitzel, Kartoffeln und Rosenkohl. Ein Wäschewagen stand im Eingangsbereich. Der Geruch der schlafmuffligen Wäsche mischte sich unter die restlichen Düfte.

»Sie ist nicht ansprechbar.« Die Pflegerin blockierte für uns die Aufzugtür. Die Taste für den dritten Stock hatte sie schon gedrückt. Wir schoben unsere Geräte auf der Trage in die Kabine. In der Ferne hörten wir das Notarzteinsatzfahrzeug. Robert und Notarzt Wilhelm – ein gutes Team.

Die Türen schlossen sich mit dem Tempo einer herabfallenden Feder – in Altenheimen ist das so üblich. Vermutlich, damit keiner der älteren Menschen durch die Türen verletzt wird.

Wir werden häufig in Heime gerufen. Nachvollziehbar, da der Altersdurchschnitt bei ungefähr 75 liegt. Das Leben ist nicht unbegrenzt. Regelmäßig haben wir es mit Herzschwächen, Schlaganfällen, Infarkten, plötzlichen Todesfällen oder gar Reanimationssituationen zu tun. Als sich die Aufzugtüren öffneten, stand eine Pflegerin, die ich unter dem Namen Doreen kannte, davor und erwartete uns.

»Vorhin habe ich noch mit ihr gesprochen«, sagte sie. »Jetzt bewegt sie sich nicht mehr.« Unser Ziel war das hinterste Zimmer. Eine weitere Pflegerin stand vor der Zimmertür. Sie weinte.

»Es ging ihr heute Morgen schon nicht gut«, sagte Pflegerin Rosa. »Vorhin klagte sie über plötzliche Atemnot.«

»Gibt es eine Patientenverfügung?« Ich kramte im EKG.

»Sie wollte keine Wiederbelebung.« Doreen stand in der Zimmertür.

»Gibt es das schriftlich? Es wäre wirklich wichtig«, sagte ich und klebte der Patientin die Elektroden auf die Haut. Ohne Verfügung sind uns die Hände gebunden. Wir müssten mit der Reanimation beginnen – egal, wie alt oder krank die Patientin ist. Die Pflegerinnen sind gelegentlich darüber erbost. Was uns denn einfalle, auf einem so alten Patienten herumzudrücken oder eine Krebspatientin im finalen Stadium einfach nicht sterben lassen zu wollen. Es hat aber nur ein approbierter Arzt das Recht, einen Menschen für tot zu erklären. In meinen Augen ist das auch gut so. Ich frage mich nur, weshalb uns jemand überhaupt benachrichtigt, wenn man dann bei unserer Ankunft möchte, dass wir nichts unternehmen und den Menschen sterben lassen.

Der Medikamentenplan war so lang wie ein Tourplan von Metallica. Die alte Dame hieß Elli Blumenthal. 1920 geboren, über 90 Jahre alt. Die ehrenamtliche Betreuerin Saskia erzählte später unter Tränen, dass Elli in dieses Heim gezogen war, nachdem ihr Mann einem Krebsleiden erlegen war. Elli Blumenthal war in einem Ordenskrankenhaus nahe der deutsch-polnischen Grenze geboren worden. Ihr erster Mann, ein Pole, geriet 1944 in einen deutschen Hinterhalt. Die Deutschen erschossen ihn an der Front zu Brest-Litowsk. Die Behörden teilten ihr den Tod in Form einer Postkarte mit. Weil Nachbarn sie anschwärzten, musste sie sich verstecken. Die Gestapo erwischte sie und deportierte sie ins Konzentrationslager nach Dachau. Im Lager erlebte sie das Kriegsende. Die Nazis hatten noch etliche Menschen erschossen, bevor die Amerikaner das KZ stürmten und Elli Blumenthal und die übrigen Gefangenen befreiten. Sie schlug sich zunächst als Näherin, und später als Schneiderin durch. 1950 lernte sie ihren zweiten Ehemann kennen. Als die beiden heirateten, schien das Glück vollkommen – bis ihr Mann zwei Jahre zuvor starb.

»Nur noch ein bisschen. Dann komme ich auch«, hatte sie damals am Grab gesagt, während sie eine Rose auf den Sarg bettete. Die alte Dame entschied sich, ihre späten Tage nicht allein, sondern unter Menschen zu erleben. Das Pflegeheim zur Linde schien perfekt dafür. Ihren geblümten Ohrensessel hatte sie sich extra so aufstellen lassen, dass sie ihren Blick über das angrenzende Waldstück schweifen lassen konnte. Sie hatte Wald schon immer geliebt. Nun, da sie selbst nicht mehr darin herumstreifen konnte, musste ihr der Ausblick darauf genügen. Oft saß Saskia bei ihr und redete mit der alten Frau Blumenthal über das Leben. »Willst du dich denn immer nur mit alten Schrullen wie mir beschäftigen?«, hatte diese sie im Scherz gefragt. Saskia hatte nie einen Zweifel daran gelassen, dass sie Freude an ihrer Aufgabe und den Gesprächen mit Elli Blumenthal hatte. Sie sprachen auch über das Sterben. Elli Blumenthal war darauf vorbereitet. Sie hoffte, dass es nur einen kurzen Moment Atemnot bedeutete, bevor sie ins Licht gehen und ihren geliebten Ehemann wiedersehen konnte. Ein wenig Angst hatte sie vor dem Moment gehabt.

Wie jeden Tag war Saskia auch an diesem Tag zur gleichen Zeit wie immer ins Zimmer gekommen. Sie hatte etwas Gebäck mitgebracht, um das sie Frau Blumenthal gebeten hatte. Elli Blumenthal saß im Ohrensessel. Ihr Gesicht war blau angelaufen. Sauerstoffmangel. Der Grund war Minderfunktion des Herzmuskels. Das Drücken in der Brust hatte sie morgens noch nicht ernst genommen. Das würde schon wieder vergehen. Es war ja nicht das erste Mal. Saskia sah das anders. Man musste Frau Blumenthal angesehen haben, dass der Tod an der Tür kratzte.

»Ich hol' den Notarzt«, sagte Saskia und drückte den roten Rufknopf, um zusätzlich eine Pflegerin zu alarmieren und zu melden, dass gleich der Rettungswagen kommt.

»Nein, lass mal, Kindchen. Das wird schon. Ich bin doch nicht aus Zucker.«

»Ich hole dir Hilfe.« Saskia drückte die Tasten des Telefons fast in das Gehäuse hinein.

»Rettungsdienst- und Feuerwehrnotruf.«

»Wir brauchen Sie im Pflegeheim zur Linde.«

»Worum geht es?«

»Die Bewohnerin heißt Frau Blumenthal. Dritter Stock, Zimmer 313.«

»Was genau liegt vor?«

»Sie ist blau im Gesicht und hat ein Drücken in der Brust.«

Der Disponent sicherte einen Notarzt und den Rettungswagen zu, der mit Lenny und mir besetzt war, und legte auf.

»Meine Zeit ist wohl abgelaufen. Ich fühle mich so.«

»Die sind gleich da. Du wirst wieder gesund.«

Stille. Nur das angestrengte Ausatmen der alten Dame war zu hören, deren Blick auf den Wald gerichtet war. Sie drehte ihren Kopf mit einer langsamen Bewegung zu Saskia.

»Ist das hier jetzt Sterben?«

Saskia antwortete nicht. Sie wusste nicht, was sie sagen sollte. Kurz darauf sank Elli Blumenthal in sich zusammen.

Als wir sie auf den Boden gelegt hatten, zeigte das EKG eine Nulllinie. In diesem Moment kamen Wilhelm und Robert zur Tür hinein. Ich schilderte die Lage. Wilhelm entschied, keine weiteren Maßnahmen durchzuführen. Als ich mir die Geschichte vor Augen hielt, die ich von Doreen zu hören bekam, verstand ich ihre Reaktion und die der übrigen Pflegerinnen bestens. Während wir Retter einen Patienten im Schnitt eine Stunde betreuen, pflegen die Mitarbeiter eines Altenheimes ihre Bewohner mitunter Jahre. Kein Wunder, dass sich hier viel engere Beziehungen aufbauen. Für mich wäre dieser Job absolut nichts.

Für Lenny und mich blieb nicht mehr viel zu tun. Wie so oft räumten wir unseren Kram zusammen, während die alte Frau Blumenthal tot in der Zimmermitte neben ihrem geblümten Ohrensessel lag. Erst, nachdem die Spuren der Behandlung beseitigt waren, betteten wir ihren Leichnam auf das Bett und deckten ihn mit einem Laken ab. Wilhelm saß am Tisch und schrieb sein Protokoll. Die Stimmung war gedrückt.

»Möchten Sie eine Kerze anzünden?«, fragte ich in die Stille hinein und sah Saskia dabei an. Ich wusste nicht, wie sie reagieren würde. Als sie mit dem Kopf nickte, war ich erleichtert.

»Es tut mir leid, aber wir müssen. Auf Wiedersehen.« Diesmal wäre ich gerne länger dageblieben. Jeder Heimbewohner hat eine individuelle und interessante Geschichte geschrieben. Aber die von Elli Blumenthal hatte mich wirklich beeindruckt. Ich sah Saskia an und streifte auch kurz die übrigen Gesichter. Dann verließ ich mit Lenny das Zimmer 313 des Altenheims zur Linde.

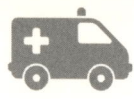

Das Recht zu schweigen

Üblicherweise arbeiten Rettungsdienst, Feuerwehr und Polizei Hand in Hand zusammen. Wenn einer nicht weiterweiß, ruft er den anderen. Wenn wir Rettungsdienstler einen Erkrankten eine steile Treppe nicht hinuntertragen können, weil dieser zu schwer ist, können wir auf die Kollegen der Feuerwehr zählen. Bekommen wir mit einem unzurechnungsfähigen oder gewalttätigen Patienten Ärger, können wir die Polizei zu Hilfe rufen. Das ist zum Beispiel dann der Fall, wenn ein Patient im Rahmen einer akuten Selbst- oder Fremdgefährdung in ein geschlossenes psychiatrisches Krankenhaus eingewiesen werden muss und das verständlicherweise nicht möchte. Umgekehrt arbeitet auch die Polizei mit dem Rettungsdienst zusammen. Nach der Regelung einiger Bundesländer darf die Polizei einen Menschen, der seinen Selbstmord angekündigt hat, nicht selbstständig in eine Psychiatrie transportieren. Die Gesetzeslage besagt, dass hierzu der Einsatz qualifizierter medizinischer Fachkräfte erforderlich ist. Polizei, Rettungsdienst und Feuerwehr arbeiten daher also sehr häufig zusammen.

Dabei kommt es natürlich auch zu Interessenkonflikten. Es gibt Tage, an denen Ordnungshüter und Retter an der Einsatzstelle absolut nicht einer Meinung sind. Bei Verkehrsunfällen ist das sogar ziemlich häufig der Fall. Während wir Rettungsassistenten in erster Linie das Wohl und die schnelle medizinische Versorgung des Patienten im Auge haben, steht für die Ordnungshüter die Strafverfolgung im Vordergrund. Für den Polizisten ist deshalb jede erdenkliche Information von Interesse, die eine Straftat aufdecken könnte. Die Polizisten reden hier nicht um den heißen Brei. Sie fragen uns direkt »Was hat denn der Patient?«, und sind verärgert, wenn wir keine Auskunft erteilen. Leider verstehen sie in diesen Momenten nicht, dass wir absolut gar nichts über den Patienten aussagen dürfen. Das Stichwort heißt Schweigepflicht, denn das vertrauensvolle Verhältnis zwischen Patient und Rettungsdienst oder Arzt ist gesetzlich abgesichert. Unsere Pflicht zu schweigen soll das Vertrauen der Bevölkerung in die medizinische Versorgung aufrecht erhalten – ob es nun den Obdachlosen in einer Bahnhofsunterführung, einen Millionär, die Büroangestellte oder den drogensüchtigen Messie betrifft. Die Schweigepflicht gilt sogar bei Straftaten. Ruft uns ein Junkie, dessen Kumpel wegen einer Überdosis gerade einen Atemstillstand erleidet, so dürfen wir das nicht anzeigen – auch nicht, wenn es sich um einen schwerwiegenden Verstoß gegen das Betäubungsmittelgesetz handelt. Von der Schweigepflicht entbunden sind wir nur in ganz seltenen Fällen: nämlich wenn eine akute Gefährdung für uns selbst oder jemand anderen besteht. In anderen Fällen muss die Polizei informiert werden, weil wir sie zur Durchsetzung einer Maßnahme benötigen. Denn nur sie darf unmittelbaren Zwang ausüben, um zum Beispiel einen suizidgefährdeten, aber unkooperativen Patienten ins Krankenhaus zu befördern. In Fällen wie diesen müssen wir den Gesundheitszustand des Patienten bekannt geben. Die letzte Ausnahme gilt im Falle geplanter schwerwiegender Straftaten.

Was aber, wenn wir nun mitbekommen, dass ein Patient in eine rechtlich schwierige Situation gerät und sich in seinem Schock möglicherweise um Kopf und Kragen redet – wie es beinahe während eines Verkehrsunfalls im Winter passiert wäre. Ein Fahrzeug war von der Straße abgekommen und hatte sich überschlagen. Nachdem es gegen einen Leitpfosten gedonnert war, stieß es gegen einen am Randstreifen geparkten BMW. Der Fahrer war ein 19-jähriger Mann, der sich offensichtlich gerade auf dem Heimweg befunden hatte. Wir legten dem scheinbar nur leichtverletzten Patienten eine Halskrause an und setzten ihn in den warmen Rettungswagen. Kurz bevor wir die Einsatzstelle wieder verlassen wollten, riss ein Polizist die Schiebetür unseres Wagens auf und stieg mit seinem Kollegen zu uns in den Rettungswagen. Wie üblich, ohne mich zu fragen.

Möglicherweise war der junge Mann am Steuer eingeschlafen. Die Strafen dafür sind drakonisch. Allerdings besagt einer unserer wichtigsten rechtstaatlichen Grundsätze, dass man sich als Beschuldigter einer Straftat grundsätzlich niemals selbst belasten muss. Aber das muss man erst mal wissen, um von seinem Recht Gebrauch machen zu können. Als Rettungsassistent bin ich in besonderem Maße dafür verantwortlich, dass dem Erkrankten oder Verletzten kein Schaden widerfährt. Dies gilt natürlich insbesondere für den gesundheitlichen Aspekt, aber nicht ausschließlich.

»Guten Tag. Führerschein und Fahrzeugpapiere, bitte.« Der Polizist, den ich unter dem Namen Marco kannte, kritzelte etwas auf seine Unterlage. Der junge Mann kramte in seinem Geldbeutel. »Was ist passiert?«, fragte Marcos Kollege Kevin. Ich blickte Marco an, dann den jungen Mann. Er hielt die Papiere hin, zögerte und erwiderte meinen Blick.

»Was ist jetzt?« Marco drängelte auf eine Antwort.

Auch Polizist Kevin legte wieder los. Von Freundlichkeit keine Spur. »Du bist eingeschlafen, oder?« Er lehnte an unserer Vakuummatratze und hatte die Arme verschränkt. »Du kannst es ruhig zugeben. Wenn nicht, wird die Strafe wahrscheinlich höher ausfallen.«

»Wir legen ein gutes Wort beim Staatsanwalt für dich ein. Könnte sein, dass die ganze Sache dann fallen gelassen wird«, grinste Marco.

Der junge Mann schluckte. Er hatte die Rechnung ohne den psychischen Druck gemacht, der durch die beiden Polizisten ausgeübt wurde. Ich ergriff das Wort und richtete es direkt an den jungen Mann.

»Du weißt, dass du nichts sagen musst, oder?«, sagte ich. Polizist Marco guckte irritiert. Auch Polizist Kevin sah mich fragend an.

»Was soll das denn heißen? Ich will nur wissen, wie der Unfall passiert ist.« Marco klang verärgert über meine Einmischung.

»Der Patient steht meiner medizinischen Einschätzung nach so unter Schock, dass er sicher zu keiner Aussage imstande ist. Deshalb empfehle ich ihm auch, nichts zu sagen. Noch dazu haben Sie ihn ja sowieso schon zum Verdächtigten einer Straftat gemacht. Schon aus diesem Grund ist es besser, die Klappe zu halten.« Lenny guckte sich das Spektakel durch die geöffnete Trennscheibe vom Fahrersitz aus an. Er musste so grinsen, dass er sich wegdrehte.

»*Das* glaube ich nicht«, versuchte Marco entgegenzuwirken.

»Dass Sie dem Patienten eine Strafmilderung aus dem Ärmel zaubern können, entspricht auch nicht ganz der Realität, oder?«, entgegnete ich.

Marco ignorierte mich und versuchte nochmals, dem jungen Mann Informationen zu entlocken: »Also — können Sie jetzt etwas dazu sagen oder nicht?«

»Nein, ich bin zu geschockt. Ich möchte vorher mit einem Anwalt sprechen«, sagte der junge Mann. Ich schrieb und grinste in mein Notfallprotokoll hinein.

»Na toll.« Kevin verließ missgestimmt den Rettungswagen.

»Ich muss noch einen Alkoholtest machen. Sind Sie damit einverstanden?« Marco schraubte bereits das weiße Mundstück auf den Alkomaten.

»Natürlich. Ich habe nichts getrunken.« Nachdem der junge Mann hineingeblasen hatte, zeigte das Gerät 0,0 Promille an. Marco setzte einen Haken auf sein Protokoll, reichte dem Patienten eine Visitenkarte und ging, ohne sich zu verabschieden.

Auf der kurzen Fahrt ins Krankenhaus fiel mir mein alter Freund Bert ein. Er war bei einem Verkehrsunfall gestorben. Ein tschechischer Lkw-Fahrer war eingeschlafen und hatte die Kontrolle über seinen 40-Tonner verloren, der mit Kühlschränken beladen war. Die Autos am Stauende wurden zermalmt, als hätte man sie mit einem überdimensionalen Mörser bearbeitet. Berts Auto war das erste, in den der Lkw rammte. Wenn ich an den Lkw-Fahrer denke, werde ich wütend. Hätte ich bei dem Fahrer genauso gehandelt wie im Falle des jungen Mannes? Ich bin mir sicher, dass ich das nicht getan hätte. Aber ich bin ja auch Rettungsassistent und kein Richter. Was für ein Glück. Vielleicht hätte ich verhindern können, dass der junge Mann noch einmal am Steuer einschläft, wenn ich ihn ins offene Messer hätte laufen lassen. Vielleicht aber auch nicht.

Als ich einige Monate später mit Lenny einen Tagdienst schob, trafen wir die beiden Polizisten wieder. Während ich unserem wissbegierigen Praktikanten zeigte, wie man ein Medikament in eine Spritze aufzieht, fiel Lenny eine Geschichte ein. Er und ich waren einmal einem Scherz unter Kollegen zum Opfer gefallen — sie hatten uns Lasix in den Kaffee gekippt, ein hochpotentes Schleifendiuretikum, das Sie binnen kurzer Zeit pinkeln lässt wie eine grönländische Seekuh. Auf unserem Weg zum Einsatz hatte es uns damals mehrfach an den Straßenrand gezwungen. Lenny erzählte unserem Praktikanten die Geschichte so schön plastisch, dass Sie vor Lachen unter dem Tisch liegen würden. Er untermalte die Erzählung mit den entsprechenden Handgriffen. Lenny nahm die Spritze, zog eine Ampulle mit Lasix auf und entleerte die Spritze in eine Tasse Kaffee, die auf dem Küchentisch herumstand. Wir bogen uns vor Lachen. In dem Moment platzte die Tür auf.

»Tagchen. Ist der Robert da?«, fragte Marco und trat ungefragt in die Wache. Bei seinem Anblick froren Lennys Gesichtszüge ein. Auch ich hatte Marco gleich wiedererkannt.

»Nein. Der ist gerade auf einem Einsatz.« Lenny schmiss die Spritze in den Mülleimer.

»Oh. Doktorspiele?«, fragte Marco abschätzig und grinste zu seinem Kollegen.

»Kann ich euch sonst noch helfen?« Ich wollte die grüne Fraktion zügig wieder loswerden.

»Das ist aber nett. Da hat jemand einen Kaffee für den lieben Marco bereitgestellt«, sagte Marco, griff sich die Tasse und stürzte den schwarzen, lauwarmen Wachmacher hinunter. »Danke dafür und noch einen schönen Tag zusammen.«

Das hätte er mal besser lassen sollen …

Verstehen Sie mich nicht falsch: Wir sind keine verfeindeten Lager. Aber sowohl auf der einen wie auch auf der anderen Seite gibt es Kollegen, die man mag. Und es gibt die anderen. Auf diese Weise waren wir um eine Stammtischgeschichte reicher. Genau wie unsere Kollegen von der Polizei.

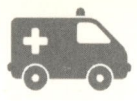

Betäubt

»Der RTW 1/83/1 ist einsatzbereit und schreibklar«, meldete sich Lenny. Schnell auf den Beifahrersitz, Tür zu, Gurt angelegt, Stift und Notizblock gezückt. Der Disponent ließ nicht lange mit der Durchsage auf sich warten.

»1/83/1, fahren Sie: Bornholmer Straße 27, erster Stock, bei Friedrich: Heroinintoxikation. Eigenschutz beachten – die Polizei kommt ebenfalls.« Ich wiederholte den Einsatzort. Mein angebissenes Käsebrötchen landete auch dieses Mal zunächst in der Ablage.

Bei derartigen Einsatzmeldungen ist für uns Retter eines sonnenklar: Der Patientenzustand ist in der Regel besonders kritisch. Heroin ist ein sehr stark schmerzstillendes Opioid. Es wäre das perfekte Schmerzmittel, besäße es nicht mehrere gravierende Nachteile. Der erste Nachteil ist die unerwünschte Nebenwirkung einer Atemdepression. Wenn zu viel von dem Zeug auf einmal in die Blutbahn gelangt, setzt die Atmung des Konsumenten aus. Das ist zugleich die gefährlichste aller Nebenwirkungen. Der Junkie stirbt an einem Atemstillstand und einer damit verbundenen Unterversorgung des Organismus mit Sauerstoff. Der zweite Nachteil ist das außerordentlich hohe Abhängigkeitspotenzial, das eine rasche Dosissteigerung notwendig macht. Und hieraus ergibt sich ein drittes Problem: Die optimale Dosierung des Zeugs ist extrem schwierig. Die benötigte Dosis ist abhängig vom Reinheitsgrad des Heroins sowie dem Abhängigkeitsgrad des Süchtigen. Das wird insbesondere dann gefährlich, wenn der Junkie aufgrund eines klaren Moments und Entzugswunsches einige Zeit enthaltsam bleibt und damit seine Toleranzschwelle senkt, aber dann doch wieder zum Rauschgift greift. Hat er sich zuletzt ein Gramm davon ohne Schaden injiziert, bewirkt dieselbe Menge nach der abstinenten Zeitspanne den gefürchteten Atemstillstand. Wenn der Junkie zudem an einen gnädigen Dealer geraten ist, der Stoff mit besonders hohem Reinheitsgrad versilbert, wird jede Injektion zum russischen Roulette. Das Resultat könnte ein »goldener Schuss« sein.

Sie fragen, wie jemand darauf kommt, so etwas Schreckliches als »goldenen Schuss« zu bezeichnen? Ich denke, dass das der Hang des Junkies zum Euphemismus sein dürfte. So wie alles in den Augen eines Junkies »nicht so schlimm« und er ja »gar nicht süchtig« ist. Eine der von einem Substanzabhängigen gewünschten Wirkungen ist das Vernebeln der eigenen Realität. Und somit auch das Verwischen der Gefahren eines Drogenkonsums.

An einer großen Kreuzung trafen wir mit den Polizisten zusammen, die von der Leitstelle benachrichtigt worden und ebenfalls zu diesem Einsatz unterwegs waren. Vermutlich waren diese aber weniger am Gesundheitszustand des Junkies und mehr an der Straftat des Betäubungsmittelkonsums interessiert. Nach einigen Minuten hielten der RTW und die Polizeistreife mit quietschenden Reifen vor einer Reihenhaussiedlung. Ich stieg aus und lief zur Haustür.

»Frag mal in der Leitstelle nach. Da gibt's keinen Friedrich«, rief ich. Lenny nahm den Funkhörer in die Hand und bat die Leitstelle darum, beim Anrufer zurückzurufen. Ich betätigte alle Knöpfe am Klingelbrett. Kurze Zeit später summte die Tür. Der Bewohner im Parterre links schien verwirrt.

»Bei mir is' aber nix passiert …«

»Das wissen wir. Wohnt in diesem Haus jemand mit Namen Friedrich?«, sagte ich in die Türsprechanlage hinein. »Friedrich? Nein, nie gehört.«

Lenny winkte und bedeutete, dass wir falsch seien. Der Einsatzort befände sich laut Leitstelle sich in einer komplett anderen Straße am anderen Ende der Siedlung. Also Rückzug. Wieder in den RTW und mit Blaulicht und Martinshorn zur neuen Adresse gefahren. Die Leute auf der Straße mussten meinen, wir hätten nicht mehr alle Latten am Zaun, nachdem wir zuerst mit Sondersignal vor dem Haus angehalten hatten und nun sofort ohne Patient, dafür mit eingeschalteter Signalanlage wieder abdampften. Sieben Minuten später bremsten wir vor dem nächsten Haus. Ein Hochhaus. Die Wohnung sollte sich im zweiten Stock befinden, was jedoch nicht der Fall war. Der Name »Friedrich« war auch hier nirgends zu lesen. Erneut baten wir die Leitstelle um Klärung. Zwei Minuten später kam der Rückruf auf unser Diensthandy. Ich meldete mich.

»Na endlich, wie sieht's aus?«

»Leitstelle, Melanie. Ihr habt den Namen natürlich nicht gefunden. Weißt du auch, warum?«

»Blöde Frage – nein.«

»Weil ihr wieder verkehrt seid. Der Anrufer ist ein Freund des Patienten und so aufgeregt, dass er anscheinend nicht in der Lage ist, die korrekte Anschrift zu nennen. Die Straße heißt nun Marktstraße 2. Altstadt.« Klick – aufgelegt.

Die Zeit wurde immer knapper. Wenn schon ein Atemstillstand eingetreten war, hatte der Patient jetzt mieseste Karten. Erfahrungsgemäß rufen Junkies den Rettungsdienst erst, wenn die Karre im tiefsten Schlamm steckt und der Drogenkonsument bereits bewusstlos geworden ist.

Bei der dritten Wohnung, deren Tür anscheinend schon einmal gewaltsam eingetreten worden war, hatten wir mehr Glück. Ein junger Typ öffnete uns die Tür und deutete auf das Wohnzimmer.

Die Lippen der Patientin waren aufgesprungen. Sie reagierte auf nichts. Atembewegungen: Fehlanzeige. Wir

erwischten sie quasi im allerletzten Moment. Sauerstoffsättigung: 60 anstatt der normalen 98 Prozent. In der
heruntergekommenen Wohnung befanden sich noch zwei
Typen und eine junge Frau. Alle maximal 25 Jahre alt und
völlig zugeballert. Kein Wunder, dass hier kein vernünftiger
Notruf zustande gekommen war. Da mein Notfallrucksack
hervorragend auf den kleineren Teil der Couch passte und
der Rest des Zimmers zu eng war, staubte ich einen lang-
haarigen Typen von dem Möbelstück herunter. Acht freund-
liche Polizistenhände unterstützten mich dabei.

Wir begannen mit der Beatmung mit reinem Sauerstoff.
Die Blaufärbung verschwand. Zugang: unmöglich. Klar – wir
hatten es auch mit einem Junkie zu tun. *Die* Herausforderung für jeden Notarzt oder Rettungsassistenten. Während
Lenny es am Fußrücken probierte, gab ich ihr schon einmal eine Ampullenhälfte des Mittels gegen Heroin in den
Muskel. Es funktionierte – die Patientin bewegte sich und
begann, Grunzlaute von sich zu geben. Die zweite Hälfte
sollte später ihren Weg durch die Vene finden.

Das Mädchen, das wir hier nur mit Ach und Krach vor
dem goldenen Schuss retten konnten, war keine Unbekannte für mich. Während wir sie in die Klinik brachten, musste
ich an meine erste Begegnung mit der 24-Jährigen denken.
Ich hatte sie bei einem Einsatz einige Monate zuvor in einem
unserer heruntergekommenen Technoschuppen im Gewerbegebiet zum ersten Mal aufgelesen. Sie litt an einer durch
Amphetaminkonsum ausgelösten Drogenpsychose, hatte
den Barkeeper bespuckt und getreten und ihn als großen,
grünen Feldmarschall bezeichnet. Ihr Name war Anna. Auf
die schiefe Bahn war sie drei Jahre zuvor geraten, als sie das
zweite Mädchen, Leonie, und die beiden zwielichtigen Typen
Walter und Jeff kennenlernte. Angestachelt von den drei-
en, begann sie aus purer Abenteuerlust zuerst nur mit Dope,

das ihr jedoch schnell zu langweilig wurde. Dann kamen Koks, Speed, LSD und Heroin dazu. Anna rutschte in die Polytoxikomanie – sie konsumierte alles, und alles gleichzeitig. Ein derartiger Mischkonsum ist immer lebensgefährlich, da sich die Wirkungen der eingenommenen Stoffe gegenzeitig verstärken.

So trafen wir Anna in der folgenden Zeit häufiger. Immer wieder redeten wir während der Einsätze auf sie ein wie auf ein tollwütiges Kamel. Natürlich bekamen wir von Anna dieselben wirren Sachen zu hören wie von den meisten Drogennutzern. Sie sei überhaupt nicht süchtig, sie könne jederzeit aufhören, und ihre Freunde passten auf sie auf. Nichts davon stimmte. Süchtig war sie ohne jeden Zweifel, und ein Junkie würde die eigene Uroma auf dem Jahrmarkt verschachern, um an Stoff zu gelangen. Immer wieder zeigt sich auf Einsätzen mit Junkies, dass deren »Freunde« in erster Linie an sich selbst denken. Von wegen Hilfe! Der Notruf wird nur dann angewählt, wenn es wirklich nicht mehr anders geht.

Acht Wochen nach unserem Einsatz in der kleinen Wohnung hatten Lenny und ich Nachtdienst. Es war schon längst dunkel geworden, als uns die Leitstelle zu einem Kreislaufkollaps in eine völlig kaputte Gegend schickte. Ich kannte die gelben, mehrstöckigen Plattenbauten. Sie erinnerten mich an einen lange zurückliegenden Einsatz, bei dem ich an meine Grenze gestoßen war. Die Polizei hatte die Wohnung öffnen lassen, weil eine Krankenschwester mehrfach nicht zur Arbeit erschienen war und sich auch nicht bei der Stationsleitung abgemeldet hatte. Wir hatten das Treppenhaus betreten, das stechend nach Urin roch. Das Treppengeländer und der Boden waren klebrig gewesen wie geschmolzener Süßkram. Vor der Wohnung hatte eine Neonröhre im Sekundentakt geflackert und grelles Licht auf die Wand geworfen, auf der ein geistiger Tieffieger seinen abstrakten Ergüssen freien Lauf gelassen hatte. Neben der Wohnungstür standen stumm zwei Polizisten. Ich erinnerte mich, wie der eine fast unmerklich den Kopf schüttelte. Als wir die Wohnung betraten, verschlug es mir die Sprache. Ein serbischer Familienvater hatte seiner Frau und seinen zwei Kinder mit einem Messer die Kehlen durchgeschnitten und sich selbst an einer Türklinke erdrosselt.

Und jetzt standen wir mit dem Rettungswagen vor dem Haus, in dem damals diese schreckliche Tat passiert war. Ein Mädchen wurde auf dem Gehweg vor der Haustür von einem Typen festgehalten und schrie. Er schien sie davon abhalten zu wollen, in den Hausflur zu laufen. Als sie uns sah, kam sie auf uns zu.

»Ich will diesen Scheiß nicht mehr. Aussteigen. Ich will aussteigen.«

»Beruhigen Sie sich. Wovon aussteigen?«, sagte ich und stellte den Rucksack auf den Boden. Der Typ faselte, dass sie ins Krankenhaus solle, dass sie sich selbst verletzt habe und wir sie deshalb ins Krankenhaus bringen sollten.

»Kommen Sie mit, wir untersuchen Sie bei uns im Rettungswagen. Sie müssen ins Warme.« Das Mädchen folgte Lenny und mir und berichtete, weshalb sie bei dieser Dreckskälte eigentlich ohne Schuhe und nur im Hemd und Slip auf der Straße stand. Sie erzählte uns, dass sie Leonie heiße und ihre Freundin Anna mit dem Klein-Dealer und Zuhälter Walter noch oben in der Wohnung sei. Er habe Anna mehrfach misshandelt und vergewaltigt. Walter habe ein Messer dabei und sei auch bereit, dieses zu benutzen.

So weit, so schlecht. Nur befanden wir uns jetzt in einer völlig neuen Situation. Junkie Leonie, die bei uns im RTW saß, war überhaupt nicht der Patient, sondern Junkie-Freundin Anna, die sich mit dem bewaffneten Dealer Walter oben in der Wohnung befand. Wenn dieser Anna wirklich bedrohte, hatten wir eine akute Gefahrenlage. Da Walter anscheinend auch noch Drogen zu sich genommen hatte, mussten wir von einer stark herabgesetzten Toleranzschwelle ausgehen. Natürlich kannten Lenny und ich alle Beteiligten – von dem Einsatz vor acht Wochen, bei dem Anna beinahe gestorben wäre.

Wir zogen die Polizei hinzu und stellten den Sachverhalt dar. Polizist Thomas entschied darauf, die Wohnung zu stürmen. Er ließ dazu ein ziviles Einsatzkommando anrücken. Es brauchte keine 15 Minuten, bis es vorfuhr. Dann ging's los. Wir hörten zuerst ein Scheppern. Vermutlich war dies die Wohnungstür, die von der Sondereinheit eingetreten wurde. Dann hörten wir Folgendes:

»Polizei, Polizei … hinlegen! Auf den Boden legen! Polizei!« Geschrei und Poltern. »Polizei!«

»Zimmer 1 sauber.«

»Zimmer 2 sauber.«

»Zimmer 3 sauber.«

Offenbar waren nun alle Räume gesichert und alle Beteiligten festgenommen worden.

Einige Minuten später war der Käse gegessen. Polizeiliche Routine. Klein-Dealer Walter wurde in Handschellen abgeführt und in einen Streifenwagen gepackt. Der Einsatz war gelaufen. Wir nahmen Anna und Leonie mit in die Klinik, wo Anna hinsichtlich einer möglichen Vergewaltigung untersucht und Leonies Unterkühlung behandelt werden sollte.

Wie auf jeder unserer vielen Fahrten ins Krankenhaus fragte ich Anna auch an diesem Tag, wie sie weitermachen wolle. Was daraus werden solle – aus ihr und ihren heruntergekommenen Junkie-Freunden. Ihre Antworten blieben dieselben. Sie lallte mir nichts als Lügen ins Gesicht, wie jeder Junkie auf Heroin vor ihr, und sah gleichzeitig aus dem Seitenfenster hinaus. Auf den Hinweis, dass sie gerade eben

fast jämmerlich abgeschrammt wäre, antwortete sie mit Lachen, das sei Quatsch. Ich Sani hätte ja keine Ahnung. Ich
wiederum entgegnete, dass sie an dieser Scheiße elendig
krepieren werde. Dass sie es irgendwann nicht mehr schaffen und an ihrer eigenen Kotze ersticken würde.

Nur wenige Monate später war es wieder so weit. Wir
stapften wieder dieselben Treppen im selben versifften Flur
hinauf. Im Erdgeschoss des Sechsparteienhauses steckte ein
Typ seinen Kopf durch den Spalt. »Schon wieder«, sagte
er, schüttelte den Kopf und schloss seine Wohnungstür. Ich
schrammte mit dem EKG an der Wand entlang und hinter-
ließ schwarze Spuren. Mein Ellbogen knallte ans Treppengeländer. Ich fluchte und sah den Klein-Dealer Walter im
Türrahmen stehen. »Kommt schnell. Sie atmet nicht.« Im
Vorbeigehen fielen mir die beiden Näpfe mit Wasser und
Katzenfutter ins Auge, die zwar immer wieder befüllt, aber
noch nie gereinigt worden waren. Schnell waren wir an Walter vorbei und traten in das Zimmer.

Anna lag auf dem Rücken, die Augen halb geöffnet. Ich erschrak. Sie war abgemagert und hatte sich das ursprünglich
blonde Haar grün und blau gefärbt. Aus ihrem Mund quoll
braunes Erbrochenes heraus, lief die blasse Wange hinunter
und verlor sich in Annas Haaren und im Teppich. Aussichtslos, war meine erste Einschätzung. Die Zeitspanne, seit der
Kreislaufstillstand eingetreten war, war uns unbekannt. Je länger sie keine Behandlung bekommen hatte, desto schlechter
standen ihre Chancen. Ich kniete mich neben ihrem Kopf
auf den siffigen Teppich. In dem Moment kamen NEF-Fahrer
Ralf und Notarzt Thomas herein.

»Absauger. Ralf? Den Absauger«, forderte ich von Ralf.
Das Erbrochene musste abgesaugt werden.

»Absauger kommt …« Ralf nestelte an dem Gerät und
stellte es kurze Zeit später neben mich.

»Drücken«, sagte ich zu Lenny, der die Herzdruckmassage längst begonnen hatte.

»Spatel und Tubus«, raunzte ich Ralf an, der im Rucksack kramte. Thomas war schneller.

»Größe 3?«

»Ja. Und einen Tubus. « Da ich an Annas Kopf kniete, versuchte ich sie zu intubieren. Zuerst überlegte ich zwar, mit dem Notarzt zu tauschen, jedoch wollte ich Anna die dadurch entstehende Verzögerung ersparen.

»Größe 8?«

»Ja.« Ich schob den Tubus in den Hals und presste die Luft aus der Blockerspritze in den Cuff, der dafür sorgen sollte, dass der Sauerstoff während der Beatmung nicht an der Seite entweichen konnte. Lenny drückte weiter. Mit jeder Herzdruckmassage spritzte Erbrochenes aus dem Tubus und besprenkelte meine Klamotten, den Teppichboden und einen Stuhl, der danebenstand. Der Schweiß lief mir den Rücken herunter. Ich hatte den Eindruck, dass die Heizung trotz Hochsommers angeschaltet war.

»Scheiße. Ich bin nicht drin.« Ich hatte die Lungengeräusche noch nicht abgehört, war mir aber sicher, den Tubus in die Speiseröhre gelegt zu haben.

»Stethoskop?«

»Ja.« Thomas klemmte mir das Otofon ins Ohr und hielt die andere Seite auf den Magen. Es blubberte. Ich lag tatsächlich falsch. Der Tubus musste aus der Speiseröhre schleunigst wieder entfernt werden. Ich zog ihn raus und ließ nun Thomas an den Kopf. Mit Mühe platzierte er den Tubus in der Luftröhre.

»Sollten wir noch einen Zugang legen?« Thomas sah in die Runde. »Ich bin mir unschlüssig.«

»Die Chancen stehen ziemlich mies, oder?« Ich fand gut, dass Thomas uns vollständig in diesen Einsatz einband. Sogar wenn es darum ging, ob weitere Maßnahmen durchgeführt werden sollten oder nicht.

»Ich glaube, den können wir uns sparen.« Ich übernahm die Herzdruckmassage. Wir beschlossen, die Wiederbelebung so lange fortzuführen, bis die Polizei eingetroffen war. Hätten wir die Reanimation früher abgebrochen, hätte die Situation durch die zugedröhnten Junkies in der Wohnung eskalieren und das gesamte Team in Gefahr geraten können. Während ich auf Annas Brustkorb auf und ab wippte, sah ich mich um. Dreck, Kotze, Müll. Dazwischen gebrauchte Spritzen. Die Wand war mit Graffiti beschmiert. Deutlich gebrauchte Unterhosen und Socken bedeckten einen Teil des Teppichbodens, der aussah, als hätte ihn jemand als Fußabstreifer vor einem Kohlekraftwerk missbraucht. Essensreste klebten auf der Tischplatte. Walter saß teilnahmslos auf der Couch und redete leise vor sich hin, den Blick starr auf Anna gerichtet. Orangensaft lief aus einem umgekippten Glas und tropfte stetig auf einen der noch sauberen Flecken des hellblauen Teppichs. Aus dem Nebenzimmer hörte ich Leonie. Sie weinte und erklärte den soeben eingetroffenen Polizisten vergeblich, nichts damit zu tun zu haben.

»Aufhören.« Einen kurzen Moment hörte ich kein einziges Geräusch mehr in der Wohnung. Thomas stand auf und kritzelte etwas in das Notarzt-Protokoll. »Zeitpunkt des Todes: 21 Uhr 30.« Walter stand planlos in der Wohnung herum, die Arme in die Hüften gestemmt. Die Polizisten durchsuchten die Bude nach Stoff.

Über das Verhalten von Drogenabhängigen kann man als Außenstehender nur spekulieren. Anna tat mir sehr leid. Sie hätte den größten und schönsten Teil ihres Lebens noch vor sich gehabt. Niemand hatte sie gezwungen, zum Stoff zu greifen. Klein-Dealer Walter hatte ihr die harten Drogen verschafft und somit in meinen Augen einen nicht unerheblichen Teil der Schuld an der Misere. Leonie war genau so arm dran wie Anna. Mir war klar, wo es mit ihr hinführen würde. Ich verabschiedete mich knapp, packte den Rucksack und verließ mit Lenny die Szene.

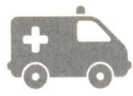

Gebrochenes Herz

Sophie fühlte sich, als stünde sie unmittelbar vor dem Eingang zur Hölle. Mit ihren 16 Jahren konnte das schlanke, blasse Mädchen mit den schwarzen Haaren weiß Gott nicht auf die Erfahrung eines Erwachsenen zurückgreifen, um mit dem Tod eines geliebten Menschen umgehen zu können. Es traf sie so plötzlich wie ein Boxhieb.

Ihr Freund hatte gerade die Schwelle zur Volljährigkeit überschritten und die Führerscheinprüfung bestanden. Die erste Karre hatte ihn kaum mehr als ein nettes Lächeln gekostet. Seine Oma schmolz dahin vor Stolz auf ihren Enkel und überließ ihm ihren rostigen blauen Fiat Uno mit 300.000 Kilometern auf dem Tacho. Nur die Querlenker waren hinüber. Ein Kumpel konnte sie für ein paar Kröten in seiner eigenen Werkstatt leicht austauschen. Dann ging es los.

Sophie erinnerte sich noch genau, wie er sie zur ersten Fahrt abgeholt hatte. Er hatte zwei Mal gehupt. Sie wusste, dass er vor der Haustür stand. Das Auto bot ihnen eine Unabhängigkeit, die sie von Anfang an genoss. Im Radio spielte die Band Incubus »Make Yourself«. Der Motor brummte willig, als die beiden auf die Landstraße abbogen. Ein Prachtwetter. Die Laubbäume flogen vorbei, und es fühlte sich an, als führen die beiden mit der Geschwindigkeit eines Formel-1-Autos. Ihr Freund sah nur die Landstraße. Durch den Tunnelblick registrierte er nicht, was um ihn herum geschah. Der Tacho zeigte 100 Kilometer pro Stunde an. Ein Wunder, dass die Karre das Tempo überhaupt halten konnte.

Sophie sah den Motorradfahrer auf seiner Maschine an der Kreuzung stehen, bevor ihr Freund ihn registrierte. Sie wusste nicht, worauf er in dem Moment geachtet hatte. Aber sicher nicht auf den komplett schwarz gekleideten Motorradfahrer mit seiner pechschwarzen Ninja. Sie konnte sich später sogar an den dazu passenden Helm und das dunkle Visier erinnern. Der Kradfahrer blickte noch in die Richtung, aus der der Fiat Uno angefahren kam. Dann gab er Gas. Er wollte anscheinend die Landstraße überqueren und dachte, dass er es locker vor den beiden schaffen würde. Aber er hatte sich verschätzt. Sophies Freund trat die Bremse durch. Er zerrte am Lenkrad und rutschte so knapp an dem Motorrad vorbei, dass noch nicht einmal ein Blatt Papier dazwischen gepasst hätte. Sie schrie auf. Der Wagen kam ins Schleudern. Erst links, dann rechts, dann wieder links. Der Motoradfahrer hatte Glück. Er kam mit dem Schrecken davon. Das Auto rutschte quer über die Gegenspur mit der Fahrerseite gegen eine steinalte Eiche.

Ich habe den Unfall deshalb so gut im Gedächtnis, weil mich der Blick des toten Autofahrers an eine Szene aus dem Film *Kammerflimmern* erinnerte. Gleich am Anfang des Streifens haben die Eltern des Protagonisten einen Verkehrsunfall. Sie prallen gegen einen Baum. Der kleine Junge überlebt nahezu unverletzt und steht neben der Fahrertür des Autos. Der blutige Kopf der Mutter lehnt gegen die Scheibe. Ihre glasigen Augen sehen ins Leere – genau wie die Augen des jungen Mannes am Steuer. Ich stand am Seitenfenster und kam zunächst gar nicht an ihn heran. Der Uno war zu deformiert, als dass wir die Tür einfach hätten öffnen können. Das Blech hatte sich einen tödlichen Weg durch den Bauch des Jungen gebahnt. Er schien förmlich zerteilt worden zu sein. Wir deckten ihn ab, obwohl Sophie ihn längst gesehen und registriert hatte, was passiert war.

Sie schrie nicht, sagte nichts und sah nur ins Leere. Die Feuerwehr hatte sie aus dem Uno befreit, und wir hatten uns nach allen Regeln der Traumaversorgung um sie gekümmert. Letztlich brachten wir sie in den Schockraum eines Krankenhauses. Körperlich war sie nahezu unverletzt. Aber der Schock saß tief. Ich weiß noch, dass sie nicht einmal mehr eine simple Frage beantworten konnte. Sie schien wie paralysiert. Nichts konnte sie in dem Moment ins Hier und Jetzt des Lebens zurückholen, welches an diesem Punkt eine schlagartige Wendung erfahren hatte. Eine Wendung, für die ihre junge Psyche nicht gerüstet war.

Vier Wochen nach diesem furchtbaren Ereignis begegnete ich Sophie erneut. An diesem Tag hatte sie einen Termin beim Zahnarzt. Die Schmerzen hatten ihr fast den Verstand geraubt. Nicht umsonst gehörten Manipulationen an den Zähnen zu den grausamsten Foltermethoden des Mittelalters. Als der Zahnarzt Sophie die Spritze in den Unterkiefer verpasste, wusste niemand, was plötzlich mit ihr geschah. Sie griff sich an die Brust. Es drücke so unendlich, sagte sie. Der Zahnarzt nahm ihre vermeintlichen Beschwerden zunächst nicht ernst. »Geben Sie ihr ein Plättchen Tavor«, sagte er zu seiner Helferin. Er hoffte, dass das Medikament Sophie fix beruhigen würde. Bei Tavor handelt es sich um ein eigentlich sehr wirksames Benzodiazepin, das nicht nur muskelentspannend und hypnotisch, sondern auch angstlösend wirkt. Das angelegte Pulsoxymeter maß die Pulsfrequenz. 150 Schläge pro Minute. Auch das beunruhigte den Zahnarzt nicht. Diesen Wert hatten aufgeregte Patienten öfter mal. Er nahm sein Instrumentarium zur Hand und wollte gerade mit der Behandlung beginnen, als Sophie sich erneut an die Brust griff und langsam blau anlief. »Schnell – rufen Sie den Rettungsdienst«, rief der Arzt seiner Helferin zu.

Sophie saß noch immer im Behandlungsstuhl, als wir in der Praxis eintrafen. Der Zahnarzt hatte ihr mittlerweile eine Sauerstoffmaske angelegt. Sie griff sich immer wieder an die Brust. Sie sprach von einem Engegefühl, so als hätte man ihr einen Gürtel umgelegt und zugezogen. Die blaue Gesichtsfärbung war trotz der Sauerstoffzufuhr nicht verschwunden. Lenny begann damit, den Blutdruck zu messen und ein EKG anzulegen.

»Ich habe keine Ahnung, was hier vor sich geht. Sie hat sich an die Brust gegriffen«, erklärte der Zahnarzt.

»Dann ist sie blau angelaufen«, ergänzte die Helferin.

»Ich dachte noch, sie hätte Angst vor der Behandlung. Meine Helferin gab ihr ein Plättchen Tavor auf die Zunge. Es half aber nichts – im Gegenteil.«

»Bekannte Allergien?«, fragte ich.

»Keine bekannt«, sagte der Arzt.

Es blieb rätselhaft. Eine 16-Jährige konnte doch keinen verdammten Herzinfarkt haben. Der Zahnarzt begann, in Sophies Unterlagen zu blättern.

»Mir ist so schlecht.« Sophie rupfte an Lennys Jacke. Dessen Blick wechselte zwischen ihr und dem EKG-Monitor. Dann surrte der Drucker und spuckte den rosafarbenen Streifen aus.

»Das glaubst du nicht …«, krächzte Lenny.

»Was? Warum?« Ich versuchte, einen Blick auf den Streifen zu werfen.

»Hinterwandinfarkt.«

»Ein Herzinfarkt?« Ich konnte es kaum glauben und betrachtete das Mädchen. Als der Notarzt eintraf, begrüßte ich ihn mit den Worten, er könne sich auf eine Überraschung gefasst machen. Sophies Blutdruck fiel in die Tiefe. 80 zu 40, Frequenz: 35. Viel zu wenig. Sie wäre in einen kardiogenen Schock gefallen, wenn wir nicht zur Stelle gewesen wären. Über eine angeschlossene Spritzenpumpe gaben wir ihr Dopamin, bis sie sich stabilisiert hatte. Das EKG piepte rhythmisch vor sich hin. Ich bot Sophie an, jemanden zu benachrichtigen. Sie hatte das aber bereits von uns unbemerkt per SMS erledigt. Offenbar liegen die Prioritäten bei Jugendlichen heutzutage woanders als bei meiner Generation. Hätte ich akute Brustschmerzen und Atemnot, hätte ich anderes zu tun, als irgendwem eine Kurzmitteilung zu schicken.

Was Sophie geschrieben hatte, konnte ich mir ungefähr vorstellen. Einige Minuten später stürmte die Mutter in die Praxis. Wir taten uns schwer mit der Erklärung, ihre 16-jährige Tochter habe einen akuten Herzinfarkt erlitten.

Wir mussten Sophie in den RTW bringen. Laufen durfte sie jedoch nicht mehr. Jede unnötige Belastung des Herzens kann bei einem Herzinfarkt zu einem lebensbedrohlichen Zustand führen. Also blieb nur das Tragetuch — ein stabiles Tuch aus Lkw-Plane mit sechs Tragegriffen. Lenny verließ die Praxis, um den Transport vorzubereiten. Insgeheim hoffte ich, dass uns jemand beim Tragen helfen würde, und kniete neben dem Behandlungsstuhl nieder, die Hand an Sophies Puls. Als ich durch das große Praxisfenster blickte, sah ich nichts als Wolken. Die ersten Regentropfen schlugen an das Glas.

Das EKG-Gerät piepte rhythmisch vor sich hin. Ich blickte auf den Monitor und die sich wie in Zeitlupe bewegende orangefarbene Linie auf schwarzem Hintergrund. Die Linie verlief von links nach rechts und bildete Sophies elektrische Herzaktion ab. Zuerst die erste, kleine Welle als Zeichen einer elektrischen Erregung der Vorhöfe, gefolgt von einer kurzen Pause von 120 Millisekunden. Dann die große Zacke. Diese zeigt die elektrische Erregung der Herzkammern. Die anschließende, letzte flache Welle zeichnet die Entspannung der Herzkammern nach. Wenn Sie als Retter ein derartiges EKG-Bild in die Hände bekommen, ist sofort höchste Alarmstufe angesagt. Wie hier bei Sophie.

Dann folgten zwei Warntöne, die mich aus meinen Gedanken rissen. »Patienten prüfen«, warnte die männliche

Stimme aus dem Gerät. Eine Sekunde zuvor hatte ich noch gesehen, wie die wohlgeordnete Linie durch irgendeinen Impuls getroffen wurde, der nicht dorthin gehörte. Er zerstörte die ganze Ordnung. Plötzlich sah ich kein systematisch ablaufendes Muster, sondern nur noch die wirren Linien. Wellen, die sich schnell ausbreiteten. Als würde jemand ein Schlangenlinienmuster aus schmalen, ungleich hohen Amplituden von links nach rechts auf ein Blatt Papier malen.

Kammerflimmern.

Ich stockte. Sophie redete noch, hatte aber keinen stabilen Kreislauf mehr. Damit das Blut aus dem Herzen in den Kreislauf gepumpt werden kann, müssen sich alle Herzmuskelzellen gleichzeitig zusammenziehen. Beim Kammerflimmern jedoch ist alles völlig durcheinander. Jede einzelne Zelle schlägt für sich allein. Der Sinusknoten, der normalerweise den Ton angibt, ist abgemeldet. Nur ein Stromstoß mittels eines Defibrillators kann die Herzzellen wieder auf »reset« setzen. Andernfalls wird der Patient 10 bis 15 Sekunden nach Beginn des Kammerflimmerns bewusstlos. Ohne Reanimation stirbt das Gehirn vier bis fünf Minuten später und somit auch das, was den Menschen ausmacht.

»Entschuldigung, darf ich kurz unterbrechen?«, sagte ich. Mutter und Tochter sahen mich an. Ich drehte mich zu Sophie. »Wie geht es dir jetzt?« Ich versuchte, das EKG-Bild mit Sophies Zustand abzugleichen.

»Woher wissen Sie …? Ja … irgendwie wird mir ganz komisch …« Sophie schnappte nach Luft, verdrehte die Augen und sank in sich zusammen. Die Mutter sprang in Panik aus ihrem Stuhl und prallte mit dem Rücken gegen einen Schrank. Der Notarzt unterbrach sein Protokoll und blickte auf.

»Sie flimmert.« Ich griff zum EKG.

»Erst auf den Boden? Oder gleich schocken?«, fragte der Notarzt.

»Nein, sofort defibrillieren«, sagte ich, riss die Seitenta-sche auf und zog die weiße Packung heraus. Schnell auf-gerissen, Elektroden raus. Vor den Augen der geschockten Mutter hatte der Notarzt Sophies Shirt aufgeschnitten. Ich klebte die Elektroden auf den Brustkorb und steckte das Ka-bel mit dem EKG zusammen. Dann drückte ich die Analyse-Taste. Wieder erklang die Stimme aus dem Gerät: »Analyse läuft. Patienten nicht berühren.« Kurze Pause. Ein anschwel-lender Ton. Das Gerät lud den Strom in den Kondensator.

»Schock empfohlen«, drängte die Stimme aus dem Gerät. Zwei sich abwechselnde Töne, die sich entfernt wie ein be-schleunigtes Martinshorn anhörten.

Ich warnte vor dem Stromstoß, bevor mein Finger die rote Taste des Defibrillators berührte. Sophies Körper zuck-te unter der Spannung der Stromstärke. Einen kurzen Mo-ment hielten wir den Atem an. Dann war es wieder da – das gewohnt rhythmische Piepsen des Herzschlags. In dem Mo-ment betrat Lenny den Praxisraum. Er hielt das Tragetuch unter dem Arm. Seine Haare und Klamotten waren klatsch-nass. Die wenigen Tropfen hatten sich in der Zwischenzeit zu einem starken Regen entwickelt. Lennys überraschtes Gesicht sprach Bände. Fünf Minuten später befanden wir uns mit Sophie auf dem Weg ins Krankenhaus.

»Es ist erst vier Wochen her …«, stammelte ich. Das Ge-sicht … aufgrund der Schwere des Unfalls zusammen mit ihrem Freund konnte ich mich im RTW wieder an Sophie erinnern.

»Ja. Du warst einer der Sanitäter, oder?« Auch Sophie hatte mich wiedererkannt.

»Ja. Du nimmst alles Schlimme mit, was du bekommen kannst, oder?«

»Hätte ich es mir ausgesucht, läge ich jetzt am Strand in Las Palmas – gesund natürlich.«

»Hattest du vorher schon Beschwerden? Ein Drücken in der Brust oder Rückenschmerzen?«

»Gelegentlich. Seit vier Wochen. Es hat genau zwei Tage nach dem Unfall angefangen.«

Der EKG-Monitor piepste rhythmisch. So, als wäre nie etwas gewesen.

»Wie fühlst du dich?«

»Der Druck hat nachgelassen, aber ich spüre ihn noch.«

Eine Minute später hielt Lenny den RTW vor der Notaufnahme an. Der internistische Aufnahmearzt streckte seinen Kopf aus Raum Nummer sieben heraus.

»Da seid ihr ja. Ich dachte, ihr habt einen Herzinfarkt dabei.« Der Internist lachte und wollte sich gerade wieder seinem Patienten widmen.

»So ist es. Ich hoffe, ihr habt das Herzkatheter schon hochgefahren. Die Patientin ist 16 Jahre alt. Während eines Zahnarztbesuchs nahmen ihre Thoraxschmerzen zu, die schon seit einigen Wochen bestanden. Dann wurde sie zyanotisch. Das EKG zeigte einen akuten Hinterwandinfarkt. Während wir sie transportfertig machten, kam sie ins Flimmern.«

»Ist nicht wahr …«

»Doch. Nach einem Schock war sie wieder da. Sie hat keinerlei Vorerkrankungen oder Risikofaktoren.«

»Pille? Rauchen?«, fragte der Internist ungläubig.

»Weder das eine noch das andere«, sagte Sophie.

»Hast du das ausgedruckte EKG?« Der Notarzt sah mich an.

»Nein. Es muss im RTW liegen. Ich hatte es nie in der Hand.«

»Ist egal. Wir schreiben ihr jetzt sowieso ein 12-Kanal-EKG.« Der Internist nickte in Richtung des EKG-Geräts. Die Ambulanzschwester verstand sofort. Ein Pfleger legte Sophie Blutdruckmanschette und Pulsoxymeter an und hängte die Infusion an den Ständer. Nach kurzer Zeit kam das Ergebnis. Zwei Blätter im DIN-A3-Format.

Der Internist starrte wortlos darauf. Er schüttelte den Kopf. Sah kurz zum Notarzt, dann zu mir. Wieder suchte er etwas auf dem Ausdruck.

»Nichts.«

»Was?«, fragte ich.

»Nein ... nichts. Kein Infarkt. Das EKG ist so lupenrein, wie man es von einer Jugendlichen in dem Alter erwarten würde.«

»Das gibt's doch nicht.«

»Sieh es dir selbst an.« Er hielt mir den Ausdruck vor die Nase.

»Aber wir haben sie defibrilliert.«

»Bist du sicher?« Kurzes Schweigen. Ich hatte das Gefühl, dass mein Notarzt kurz davor stand zu explodieren. Der Internist aber wirkte dem entgegen. »Natürlich glaube ich Ihnen«, sagte er. »Aber die Patientin hat laut EKG definitiv keinen Infarkt.«

»Wir können hier noch länger debattieren«, schaltete ich mich ein, »dann bekommt sie vielleicht noch einmal Kammerflimmern.«

»Wer kommt ins Flimmern?« Der kardiologische Chefarzt steckte seinen Kopf in den Ambulanzraum. Der Internist schilderte die Lage, wobei er unsere Verdachtsdiagnose abwertend darlegte. Anscheinend glaubte er uns nach wie vor nicht, dass wir Sophie hatten defibrillieren müssen. Genau wie der Notarzt kam ich mir wie ein Idiot vor. Lenny schüttelte nur den Kopf. Eine hitzige Diskussion entbrannte über den vermeintlichen Herzinfarkt. Sophie sah mitgenommen aus. Mir war es unangenehm, dass wir die Diskussion vor ihr austragen mussten. Da wandte sich der Chefarzt uns zu und erkundigte sich nach Sophies Stressbelastung. Ich erzählte ihm, was Sophie vier Wochen zuvor erlebt hatte.

»Ich möchte eine Kontrastmitteluntersuchung vom Herzen durchführen«, sagte er.

Ich verstand die Situation nicht. Weshalb eine derartige Untersuchung, wenn es hier doch um einen Infarkt ging? Und warum waren die Infarktzeichen verschwunden? Auch wenn ein Herz erfolgreich defibrilliert wurde, kann man einen vorangegangenen Infarkt an einer deutlich veränderten EKG-Linie sehen. Der Chefarzt und sein Team verließen mit Sophie den Ambulanzraum und ließen uns zurück.

Einige Stunden später trafen Lenny und ich den Kardiologen auf dem Weg zum Röntgenraum und fragten ihn nach der Diagnose. Sophie hatte weder verengte Herzkranzgefäße noch Defekte am Herzmuskel oder Enzyme, die auf einen Infarkt hinwiesen. Sie hatte das Syndrom des gebrochenen Herzens: das Broken-Heart- oder auch Tako-Tsubo-Syndrom. Es entsteht durch extreme Stressbelastung, wie es bei Sophie der Fall gewesen war. Der Tod eines lieben Menschen, Trauma durch Vergewaltigung oder Überfall oder ähnliche Situationen sind dafür verantwortlich, dass besonders viele Stresshormone ausgeschüttet werden. Da diese Hormone auf den Herzmuskel wirken, kann das auch das Ergebnis des EKG beeinflussen. Dieses kann dann aussehen wie das eines echten Infarktpatienten, wobei die Unterscheidung an der Einsatzstelle nahezu unmöglich ist. Übrigens heißt Tako-Tsubo heißt nichts anderes als Tintenfischfalle. Das bauchige Aussehen des veränderten Herzens erinnert an die tonnenförmigen Tonkrüge, die von den Japanern zum Tintenfischfang genutzt wurden. Die Japaner haben das Krankheitsbild entdeckt.

Tako-Tsubo heilt normalerweise vollständig aus. Aber was heißt schon »normal«?

In Sophies Fall stießen wir wieder einmal auf eine Ausnahme, die mir wirklich zu denken gab. Man kann an einem gebrochenen Herzen sterben. So, wie es Sophie beinahe passiert wäre.

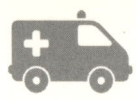

Seitenwechsel

Der Fahrer des blauen T4 war kräftemäßig am Ende, realisierte es aber nicht. Seit er mit dem Bau am eigenen Haus begonnen hatte, stand er zwölf, manchmal vierzehn Stunden pro Tag auf seiner Baustelle, um das zukünftige Heim bewohnbar zu machen. Er und seine Frau Helena sollten es dort gut haben. Die freien Tage waren jedoch begrenzt, und deswegen drängte die Zeit.

Jeder Eigenheimbauer weiß, wie leicht man sich selbst überfordert. Man denkt sich: »Armieren, Spachteln, Schleifen, Malern – kein Problem! Das kann ich selbst. Und die Böden sind auch gleich drin.« Zielsicher wird die alte Wohnung viel zu früh gekündigt. Denn für die Wohnung zu zahlen, wenn das Haus schon fertig ist, bedeutet schließlich eine finanzielle Doppelbelastung, die sich vermeiden lässt.

Dann kommt der erste Tag am Bau: Sie nehmen die Billigspachtel aus dem Baumarkt und die zuvor angemanschte Pampe zur Hand und beginnen in der ersten Raumecke mit Ihrer Arbeit. Nachdem Sie einen halben Arbeitstag später nicht mal die eine Wand mit Spachtelmasse versehen haben, überkommt Sie Panik. Sie kommen ins Rudern wie ein verheißungsvoller Olympiateilnehmer im Einer-Kanu direkt vor Erreichen seines Ziels. So wie es dem Fahrer des T4 einige Wochen zuvor ergangen war. Aber jetzt hatte er es geschafft. Der letzte Arbeitstag, den er zum Ausbau seines neuen Hauses genutzt hatte, lag nun erfolgreich hinter ihm. Morgen würde er zusammen mit seiner Frau Helena umziehen – mit diesem Gedanken machte er sich auf den Heimweg.

Beim Losfahren hatte sich der Fahrer nicht schlecht oder müde gefühlt. Für ihn war lediglich ein Arbeitstag zu Ende gegangen. Dann jedoch hatte er den Eindruck, die Straßen spiegelten. Und das, obwohl es an diesem Tag überhaupt nicht geregnet hatte. Die Fahrbahn reflektierte die Lichter der nächtlichen Stadt. Keine 500 Meter, bevor der Fahrer zu Hause angekommen wäre, tauchten tanzende und glitzernde Lichtpunkte vor seinem Sichtfeld auf und spielten ihr perfides Spiel, indem sie sich blitzschnell vermehrten und ihm die Sicht stahlen. Der Fahrer konnte sich nicht mehr konzentrieren, das Fahrzeug nicht mehr steuern. Der VW schlingerte gefährlich nahe am Bordstein entlang und konnte nur mit einem Ruck am Lenkrad wieder in die Bahn gebracht werden. Die Szene lief so rasend schnell ab, dass es ihm unmöglich war, den T4-Bus zu stoppen und in Richtung des sicheren Seitenstreifens zu lenken. Alles drehte sich vor seinen Augen. Und dann war das Bewusstsein erloschen. Der Bus steuerte über eine Verkehrsinsel, walzte ein Verkehrsschild nieder und fuhr frontal in einen an einer Kreuzung stehenden Volvo. An dessen Steuer: eine erschrockene junge Frau.

Sie stellen sich jetzt vermutlich vor, dass ich mit Lenny zu diesem Zeitpunkt wie gewohnt in der Rettungswache beim Essen saß und die Alarmmeldung der Leitstelle unserer Pause ein jähes Ende bereitete. Oder dass wir uns in diesem Moment auf der Rückfahrt von einem anderen Einsatz befanden und die Leitstelle uns geradewegs zum neuen Unfallort schickte. Glauben Sie mir: Die Version wäre mir wesentlich lieber gewesen. Denn blöderweise war der Verursacher dieses Verkehrsunfalles diesmal nicht irgendjemand. Einer, über den wir danach in der Wache schimpften. Vielleicht einer, der nicht aufgepasst und während des Fahrens an seinem Handy herumgespielt hatte oder durch sein Radio abgelenkt worden war. Oder ein Junkie, der sich kurz zuvor einen Joint genehmigt und anschließend zugedröhnt in den Gegenverkehr steuerte. Nein. Der Unfallverursacher war diesmal ich selbst.

Ich erwachte aus meinem Kollaps, als mich der Airbag mit einem lauten Knall und circa 250 Kilometer pro Stunde wie ein Boxhieb in die Visage traf. Es roch nach geplatztem Motor und einer stinkenden Mischung, die von dem Airbag stammen musste. Irgendwo stieg Rauch auf. Ich bemerkte nur verzögert, dass es mein eigenes Auto war, das aus dem Motorraum vor sich hin dampfte: Kühlerflüssigkeit. Mein Gesicht schmerzte vom Aufprall auf das rettende Kissen, das sich binnen eines Sekundenbruchteils aufgeblasen hatte, um meinen Einschlag abzumildern. Ich schmeckte das Blut, das aus meiner Nase lief. Überall blieben Menschen stehen und blickten auf das heillose Chaos und die Trümmerlandschaft. Jemand riss meine Tür auf.

»Komme rause – die Auto rauchte!« Ein Italiener zog an meinem Arm, ich rutschte vom Fahrersitz. Meine Beine gaben nach und waren margarineweich. Stehen schien mir unmöglich. Sprechen auch. Meine Zunge gehorchte mir nicht mehr. Ich war nicht in der Lage, auch nur einen vernünftigen Satz zu formulieren. Ich fürchtete schon, dass ich irgendeinen neurologischen Schaden haben könnte. Vielleicht war es sogar ein Schlaganfall.

Natürlich hörten auch die Umherstehenden, dass aus meinem Mund nur Unsinn kam.

»Was ist die Notrufnummer?«, fragte jemand.

»110.«

»Nein, 112«, korrigierte jemand.

»Schnell, macht was ...«, sagte ein anderer.

Polizisten kamen mit Blaulicht angefahren und sperrten die Straße ab. Das alles wirkte für mich surreal – wie in einem Film. Die rauchenden Motorhauben, die Scherben, zersplittertes Glas und die Betroffenheit der Umherstehenden. Einen der beiden Polizisten kannte ich vom Sehen.

»Nein, bitte keinen Rettungsdienst«, stammelte ich. Ich taumelte am Straßenrand, gestützt von dem Italiener. Fragende Gesichter. Die Dame mit dem Handy in der Hand legte wieder auf. Natürlich, die Menschen konnten nicht wissen, dass ich selbst Rettungsassistent war. Eigentlich hätte ich froh sein sollen, dass jemand so geistesgegenwärtig reagierte und Hilfe herbeiholen wollte. Mein einziger Gedanke jedoch war, dass mich meine Kollegen in einem derart jämmerlichen Zustand nicht sehen sollten und dass meine Autorität, die sich auf meine normalerweise sehr besonnene Erscheinung stützte, unwiderruflich in Mitleidenschaft gezogen worden wäre.

»Was ist passiert?«, fragte der Polizist einige der umstehenden Leute. »Haben Sie den Unfall gesehen?«

Die junge Frau, die den Volvo gefahren hatte, beschrieb daraufhin, wie sie den Unfall erlebt hatte, was sich für mich völlig schockierend anhörte.

»Er sah aus, als wenn er zusammengebrochen wäre. Er hing über dem Steuer und hatte die Augen verdreht. Ich stand nur da an der Kreuzung und wollte abbiegen. Verhindern konnte ich den Unfall nicht mehr.« Die junge Frau war augenscheinlich nicht verletzt. Der Polizist sah mich an.

»Ich kenn dich doch ... bist du nicht Sanitäter?«

»Ja.«

»Wie geht's dir? Brauchst du einen Rettungswagen?«

»Nein.«

»Aber du musst im Krankenhaus untersucht werden«, sagte er, »sollen wir keinen RTW rufen?« Er sah mich irritiert an.

Ich konnte nicht vernünftig antworten, und so deutete der Polizist seinem Kollegen, Hilfe anzufordern. Ich konnte noch immer keinen klaren Satz formulieren. Sogar in meinen eigenen Ohren hörte ich mich irgendwie knülle an. Dabei hatte ich nicht einen Tropfen Alkohol getrunken. Ich trinke nie Alkohol, wenn ich mit dem Auto unterwegs bin, und ich verurteile nach wie vor jeden, der das macht.

In einem Haus hinter mir hatte jemand die Musik auf volle Lautstärke aufgedreht. Aus dem offenen Fenster dröhnte der Song »Sad but True« von Metallica. Wie passend. Man konnte die Silhouette des Heavy-Metal-Freundes am Fenster sehen. Der Typ ergötzte sich vermutlich an der Show, die ihm direkt vor seiner Nase geboten wurde. Der Geruch von verbranntem Holz strömte mir in die Nase. Jemand musste seinen Ofen angeheizt haben. Es war ein Tag Mitte März. Und ein kalter noch dazu.

Nachdem sich der Polizist wieder von mir abgewandt hatte, rief ich meine Frau Helena in Panik an und bat stotternd um Beistand. »Ich komme gleich zu dir. Bleib ruhig – ich bin gleich da«, sagte sie am Telefon. Der Unfall hatte ja fast vor meiner Haustür stattgefunden. Das ist übrigens nicht selten der Fall. Etliche Unfälle passieren, kurz bevor der Fahrer sein Ziel erreicht – das Entspannungssyndrom schlägt zu. In Gedanken ist der Fahrer nämlich schon zu Hause angekommen und beginnt zur Ruhe zu kommen. Im Geiste sitzt er schon auf dem heimischen Sofa und hat die Glotze angeschmissen. Und dann – zack – lässt die Konzentration nach. Helena brauchte nur aus der Haustür zu treten, und schon sah sie das blaue Blitzen des Streifenwagens, den Menschenauflauf und schließlich zwei Auto-Wracks. Ich hatte mich an den Zaun gelehnt, dreckig vom Matsch der Straße, auf der ich gerade noch gesessen hatte. Der Anruf bei Helena war das Beste, das ich in diesem Moment hatte unternehmen können. Meine Frau war da, und ich war nicht mehr allein.

Einige Zeit später traf der RTW ein. Kollege Toni sprang aus dem Wagen, schmiss die Beifahrertür zu und warf einen

Blick in die Runde. Den Blick, als Toni mich sah, werde ich niemals vergessen. Ihm froren regelrecht die Gesichtszüge ein. Geradewegs steuerte er auf mich zu.

»Chris? Was ist passiert? Ach du Scheiße …« Abwechselnd blickte er mich und den demolierten T4 an. Er versuchte offensichtlich, eine plausible Begründung für die Situation zu finden. Es gelang ihm nicht. In seinen Augen war ich doch der Kollege, der normalerweise mit ihm auf derartige Einsätze fährt und nicht selbst einen Unfall verursacht. »Du musst in den RTW«, sagte Toni dann bestimmt.

»Nein, es geht schon«, entgegnete ich. Aber nichts ging. Auch Helena packte mich unter dem Arm und half Toni, mich in den RTW hineinzuschieben. Komisches Gefühl, mal auf dieser Trage zu liegen, die für mich zu kurz war. Toni maß meine Werte. Blutzucker: 127 Milligram pro Deziliter, Herzfrequenz 103 Schläge pro Minute. Soweit alles normal. Aber mein Blutdruck machte Sorgen. 70 zu 40. Er bewegt sich ohnehin immer im unteren Bereich. Aber so niedrig war er noch nie. Der Kollaps am Steuer des geliehenen VW T4 war womöglich dadurch ausgelöst worden. Toni legte mir einen venösen Zugang und gab mir eine Infusion, die den Blutdruck wieder anheben sollte.

Es gibt einige Gründe, weshalb der Blutdruck in einen ungemütlich niedrigen Bereich sinken kann. Wenn man zu wenig trinkt oder zu viel schwitzt zum Beispiel. Dadurch kann es passieren, dass der Körper schlichtweg zu viel Salz ausscheidet. Zum Ausgleich genügen Mineralwasser oder auch sogenannte Iso-Getränke. Ein weiterer Grund für einen niedrigen Blutdruck kann eine Schilddrüsenunterfunktion sein. Auch bestimmte Medikamente können den Blutdruck in den Keller sinken lassen. Das alles aber traf bei mir nicht zu. Ich hatte tagsüber gesoffen wie ein afrikanisches Gnu an einem Wasserloch. Auch meine körperliche Konstitution konnte nicht dafür verantwortlich sein. Ich war zu diesem Zeitpunkt schlank und als Hobby-Sportler auch gut trainiert. Letztendlich hatte ich keinerlei Erklärung für den Kollaps. Ich wusste nur, dass mein Unglück zu einem Zeitpunkt eingeschlagen hatte wie eine Bombe in einem belebten Einkaufszentrum.

»Und was machen wir jetzt?«, fragte Toni. »Wenn wir dich jetzt ins Krankenhaus fahren, weiß es jeder.«

»Es geht mir besser.«

»Wirklich?«

»Ja. Ich dachte, es wäre ein Schlaganfall.«

»Und?«

»Nun … wie du siehst, kriege ich wieder normale Sätze raus.«

»Ja, die Infusion hat deinen Blutdruck wieder in den normalen Bereich gehoben. 140 zu 80. Wunderprächtig.«

»Fahr mich einfach um die Ecke … weg von hier.«

»Aber … eigentlich bist du mit dem ausgelösten Airbag ein Patient für den Schockraum.«

»Mir geht es gut. Es war nur der Blutdruck«, sagte ich. Ich wollte nur nach Hause.

»Hm«, Toni zögerte.

»Ich habe vielleicht zu wenig getrunken.« Ich musste Toni irgendeine schnelle Erklärung liefern.

»Scheiße.«

»Was?«, fragte ich.

»Scheiße. Wenn wir dich nach Hause fahren, und dir passiert dort was …«

»Quatsch.«

»… dann bin ich schuld.«

»Unsinn. Ich unterschreibe dir eine Verweigerung.«

»Also gut. Helena ist bei dir?«

»Klar«, versicherte ich.

»Ok. Du solltest noch blasen. Fürs Protokoll.«

»Was?«

»Alkohol. Du hast doch 0,0 Promille, oder?« Toni winkte dem Polizisten.

»Braucht ihr noch was?«, fragte Toni den Polizisten.

»Ja«, sagte dieser. »Wir brauchen noch einen Alkoholtest.« Der Polizist drückte mir meinen Führerschein in die Hand und hielt mir dann das Messgerät vors Gesicht. Es piepte – 0,0 Promille. Wie erwartet.

Toni bedeutete dem Fahrer des RTW, er solle sich in Bewegung setzen. Um keinen Verdacht zu erregen, fuhren wir eine Runde quer durch mein Viertel, bis wir außer Sichtweite der Unfallstelle waren. Ich denke, dass niemand verstanden hätte, warum ich mich nicht ins Krankenhaus fahren lassen wollte.

»Danke. Hast was gut bei mir«, sagte ich zu Toni, als ich aus dem Waagen stieg. Dann fuhr der RTW davon. Ich sah hinterher, bis ich das flackernde, defekte Rücklicht des 1/83/1 aus den Augen verlor.

Mir ist, wie meiner Unfallgegnerin glücklicherweise auch, bei dem Unfall nichts passiert. Wie es schien, stand Fortuna auf meiner Seite. Eigentlich hätte ich mir den Bus von meinem Kumpel gar nicht ausgeliehen, hätte die Karre meiner Frau Helena nicht einen Tag zuvor die Grätsche gemacht. Die festgefressene Wasserpumpe, die den Keilriemen zum Reißen brachte, erwies sich für mich als schicksalhafte Begebenheit. Denn andernfalls wäre ich anstatt mit dem sehr viel sichereren VW-Bus meines Freundes mit Helenas uraltem 1991er Audi 80 unterwegs gewesen, der weder mit ABS noch mit Airbags bestückt war. Sie können sich vorstellen, wie ich bei dem Unfall gegen den Volvo abgeschnitten hätte. Richtig: ziemlich mies.

Aus dem Unfall zog ich einige Erkenntnisse, von denen ich bei meinen Einsätzen zukünftig Gebrauch machte. Nachdem ich die Rolle des Patienten durchlebt habe, achte ich jetzt noch viel mehr darauf, wie ich mit Patienten spreche. Der Patient ist in einer Notfallsituation völlig hilflos und von uns Rettern abhängig. Mit unseren Entscheidungen und Maßnahmen beeinflussen wir maßgeblich sein Befinden – körperlich wie seelisch. Wir üben durch unsere Anweisungen Macht aus und dringen in Lebensbereiche von Menschen ein, die manchmal sogar engsten Angehörigen verwehrt bleiben.

Und ich habe eine weitere Einsicht gewonnen, was den alltäglichen eigenen Leichtsinn anbelangt. Kennen Sie das? Sie wenden die Augen von der Straße ab, wenn Sie am Steuer sitzen. Schrauben mal hier, mal da am Radio herum, nehmen das Mobiltelefon bald nicht mehr nur zum Telefonieren, sondern auch zum Schreiben von Kurzmitteilungen in die Hand – an der roten Ampel und auch während der Fahrt. Und irgendwann ist er da, der Tag, an dem Sie wegen Ihres Telefons fast einen schweren Unfall verursachen. Einige Sekunden im Anschluss an den Beinahe-Crash schießt das Gehirn Adrenalin aus, das in Ihre Blutbahn rauscht und Blutdruck wie Herzfrequenz einen Salto schlagen lässt. Danach sind Sie wieder geerdet. Nach diesem Erlebnis fahren Sie gewissenhafter und konzentrierter – eine Weile. Dann werden Sie wieder nachlässiger und der nächste Beinahe-Unfall tritt ein.

Meine nächste Erkenntnis ist, dass es jeden von aus dem Nichts heraus treffen und unser Dasein auslöschen kann. Manchmal reicht lediglich ein Augenzwinkern, um die Grenze zu einer Katastrophe exorbitanten Ausmaßes zu überschreiten

Meine Frau und ich haben jedenfalls noch etwas aus dem Vorfall gelernt: Sparen ist toll, zahlt sich aber nicht immer aus. Nämlich dann, wenn es um die eigene Sicherheit geht. Meine Frau hatte den alten Audi 80 für gerade einmal 500 Euro ergattert. Der T4 dagegen besaß zum Zeitpunkt des Unfalls einen Wert in dreißigfacher Höhe – eine Summe, die ich zahlen musste, da ich mir das Auto ja nur geliehen hatte. Wäre ich mit dem Audi gefahren, wäre der monetäre Schaden gering gewesen. Ich jedoch wäre vielleicht schwer verletzt worden oder hätte mein Leben verloren.

Mein Kumpel beklagte den Verlust seines Autos übrigens wenig. Er kaufte sich daraufhin einen nagelneuen Bus mit allen Extras und Schnickschnack, von dem ich nicht mal wusste, dass es ihn gibt. Es sei ihm gegönnt.

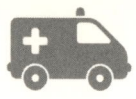

Über den Autor

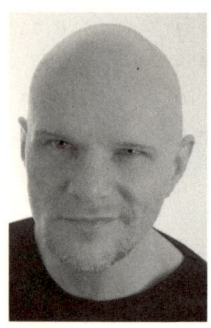

Christian Strzoda, Jahrgang 1974, leistet seit über 20 Jahren circa 2000 Stunden pro Jahr Rettungsdienst in einer Gegend, in der sich das Einsatzaufkommen innerhalb der letzten Jahre rapide erhöht hat. Er arbeitete zudem mehrere Jahre in einer deutschen Rettungsleitstelle und kennt auch diese Seite des Rettungseinsatzes.

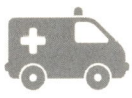

Dank

Eigentlich längst überfällig: mein Dank an Menschen, die an meiner Seite verweilen und mich ertragen – egal, welche Schandtaten ich auch immer unternehme. Ich habe jedem von euch nur ein paar kurze Worte zu sagen – natürlich in alphabetischer Reihenfolge:

Armin »Lenny« Maurer. Du bist nicht nur ein Freund, du bist mein bester Freund, der immer zur Stelle ist. Du machst mein Leben so viel leichter – dafür bin ich unendlich dankbar!

Denise Stalph: Applaus Applaus – der erste Dienst mit dir am 10. Mai 2013 wird mir für immer in Erinnerung bleiben. Verfolge deine Ziele konsequent und werde eine gute Rettungssanitäterin! Ich freue mich riesig darauf, wenn wir als Team zum Einsatz fahren. Danke für alles und dass es dich gibt!

Loni: Ohne dich würde überhaupt nichts von allem hier existieren. Nicht das Buch. Nicht das Haus. Nicht das Leben, das ich jetzt habe. Ich liebe dich!

Marcus »Nuke« Hübner. Danke, dass du damals im Cube-Chat unbedingt telefonieren wolltest und mir deine Nummer geschickt hast. Dich zu kennen bedeutet mir wirklich viel!

Martin »Cybo« Koch: Ich hoffe, es geht dir gut – wo auch immer du jetzt bist. Ruhe in Frieden.

Nadine Lerchl: Du machst mich stolz – nicht nur, weil du eine gute Rettungsassistentin geworden bist!

Sonja Jauch: Danke, dass ich mir im richtigen Moment meinen Ärger von der Seele schreien durfte.

Stefanie Bayer: Seit *Bryan Adams* ist mein Leben um etwas reicher geworden. Danke für alles!

Und mein Dank gilt sonst noch denen, die wissen, wofür.